Perfurações do Septo Nasal: Técnicas Endoscópicas de Reparo

Thieme Revinter

Assista a 8 vídeos *on-line* em MediaCenter.Thieme.com!

Visite a página MediaCenter.Thieme.com e, quando solicitado durante o processo de registro, digite o código abaixo.

8FXV-733V-ND3G-75Y4

	WINDOWS & MAC	**TABLET**
Navegador(es) Recomendado(s)	Versões mais recentes de navegador nas principais plataformas e qualquer sistema operacional móvel que suporte reprodução de vídeo HTML5. *Todos os navegadores devem estar habilitados para JavaScript*	
Plug-in Flash Player	*Flash Player* 9 ou Superior. *Para usuários de Mac: ATI Rage 128 GPU não suporta o modo de tela cheia com escalonamento do equipamento.*	Tablet, PCs com Android e OS suportam *Flash* 10.1.
Recomendado para melhor aproveitamento	Resoluções do monitor: • Normal (4:3) 1024 × 768 ou superior • Panorâmico (16:9) 1280 × 720 ou superior • Panorâmico (16:10) 1440 × 900 ou superior Conexão à internet de alta velocidade (mínima 384 kbps) é sugerida.	Conexão *Wi-Fi* ou dados móveis é necessária.

Conecte-se conosco nas redes sociais

Perfurações do Septo Nasal: Técnicas Endoscópicas de Reparo

Isam Alobid, MD, PhD
Professor
Rhinology and Skull Base Unit
Department of Otolaryngology
Hospital Clinic, University of Barcelona
Barcelona, Spain

Paolo Castelnuovo, MD, FRCSEd, FACS
Full Professor and Chairman
Division of Otorhinolaryngology
Department of Biotechnology and Life Sciences
Head and Neck Surgery & Forensic Dissection Research Center (HNS & FDRC)
University of Insubria
ASST Sette Laghi
Ospedale di Circolo e Fondazione Macchi
Varese, Italy

218 ilustrações

Thieme
Rio de Janeiro • Stuttgart • New York • Delhi

**Dados Internacionais de
Catalogação na Publicação (CIP)**

Alobid, Isam

Perfurações do Septo Nasal: Técnicas Endoscópicas de Reparo / Isam Alobid & Paolo Castelnuovo; tradução de Ricardo R. Figueiredo – 1. Ed. – Rio de Janeiro – RJ: Thieme Revinter Publicações, 2019.

212 p.: il; 19,5 x 27 cm.

Título Original: *Nasoseptal Perforations: Endoscopic Repair Techniques*

Inclui Índice Remissivo e Referências.

ISBN 978-85-5465-133-6

1. Nasal – Anatomia, Fisiologia, Etiologia. 2. Tratamento. 3. Técnica. 4. Reparo. 5. Retalho. I. Castelnuovo, Paolo. II. Título.

CDD: 617.51

CDU: 616.21:616-072.1

Nota: O conhecimento médico está em constante evolução. À medida que a pesquisa e a experiência clínica ampliam o nosso saber, pode ser necessário alterar os métodos de tratamento e medicação. Os autores e editores deste material consultaram fontes tidas como confiáveis, a fim de fornecer informações completas e de acordo com os padrões aceitos no momento da publicação. No entanto, em vista da possibilidade de erro humano por parte dos autores, dos editores ou da casa editorial que traz à luz este trabalho, ou ainda de alterações no conhecimento médico, nem os autores, nem os editores, nem a casa editorial, nem qualquer outra parte que se tenha envolvido na elaboração deste material garantem que as informações aqui contidas sejam totalmente precisas ou completas; tampouco se responsabilizam por quaisquer erros ou omissões ou pelos resultados obtidos em consequência do uso de tais informações. É aconselhável que os leitores confirmem em outras fontes as informações aqui contidas. Sugere-se, por exemplo, que verifiquem a bula de cada medicamento que pretendam administrar, a fim de certificar-se de que as informações contidas nesta publicação são precisas e de que não houve mudanças na dose recomendada ou nas contraindicações. Esta recomendação é especialmente importante no caso de medicamentos novos ou pouco utilizados. Alguns dos nomes de produtos, patentes e design a que nos referimos neste livro são, na verdade, marcas registradas ou nomes protegidos pela legislação referente à propriedade intelectual, ainda que nem sempre o texto faça menção específica a esse fato. Portanto, a ocorrência de um nome sem a designação de sua propriedade não deve ser interpretada como uma indicação, por parte da editora, de que ele se encontra em domínio público.

Tradução/Revisão Técnica:
RICARDO R. FIGUEIREDO
*Médico Otorrinolaringologista
Mestrado em Cirurgia Geral-ORL pela
Universidade Federal do Rio de Janeiro (UFRJ)
Professor Adjunto e Chefe do Serviço de ORL da
Faculdade de Medicina de Valença, RJ*

Título original:
Nasoseptal Perforations: Endoscopic Repair Techniques
Copyright © 2017 by Georg Thieme Verlag KG
ISBN 978-3-13-205391-5

© 2019 Thieme Revinter Publicações Ltda.
Rua do Matoso, 170, Tijuca
20270-135, Rio de Janeiro – RJ, Brasil
http://www.ThiemeRevinter.com.br

Thieme Medical Publishers
http://www.thieme.com

Impresso no Brasil por Gráfica Santa Marta Ltda.
5 4 3 2 1
ISBN 978-85-5465-133-6

Todos os direitos reservados. Nenhuma parte desta publicação poderá ser reproduzida ou transmitida por nenhum meio, impresso, eletrônico ou mecânico, incluindo fotocópia, gravação ou qualquer outro tipo de sistema de armazenamento e transmissão de informação, sem prévia autorização por escrito.

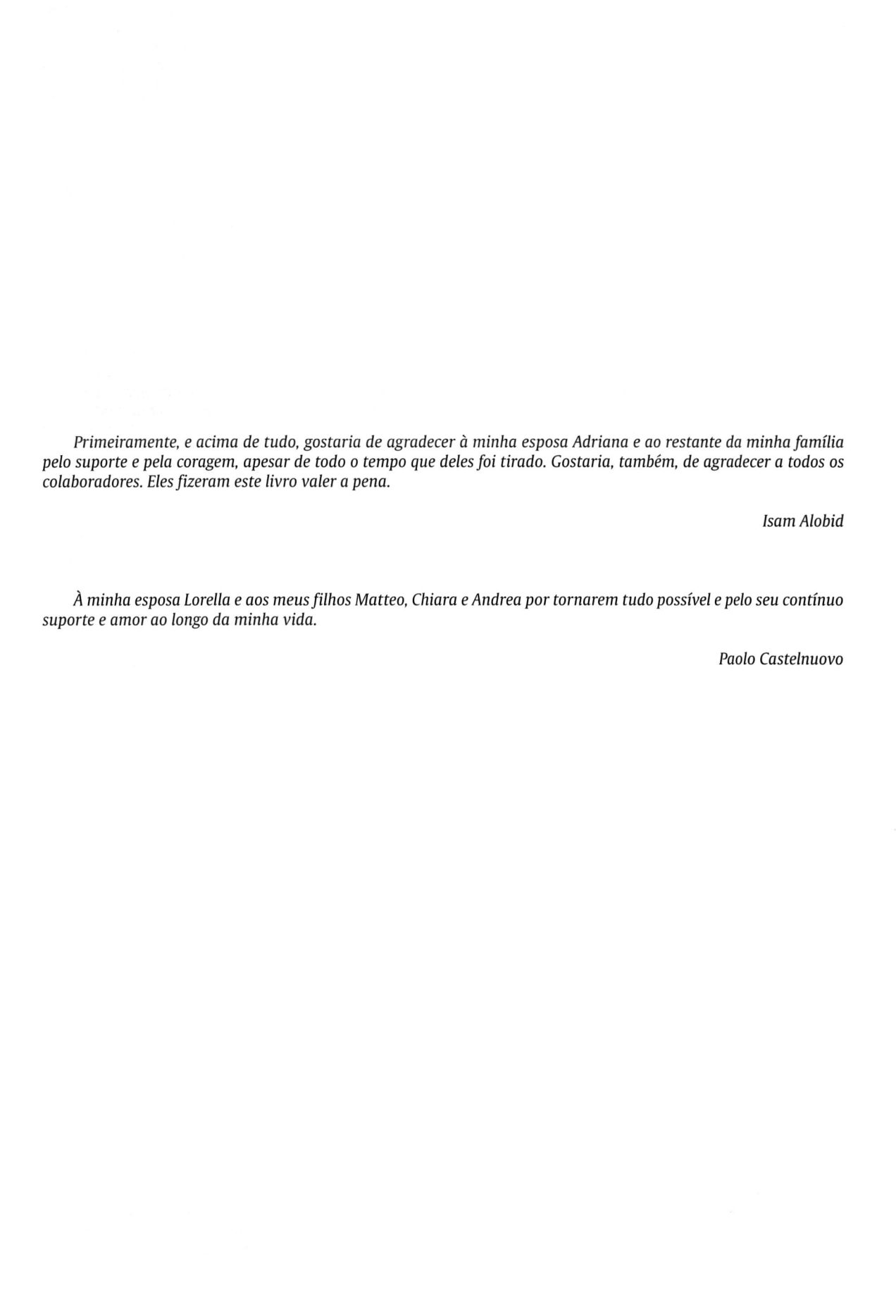

Primeiramente, e acima de tudo, gostaria de agradecer à minha esposa Adriana e ao restante da minha família pelo suporte e pela coragem, apesar de todo o tempo que deles foi tirado. Gostaria, também, de agradecer a todos os colaboradores. Eles fizeram este livro valer a pena.

Isam Alobid

À minha esposa Lorella e aos meus filhos Matteo, Chiara e Andrea por tornarem tudo possível e pelo seu contínuo suporte e amor ao longo da minha vida.

Paolo Castelnuovo

Sumário

Vídeos xiii

Introdução... xv

Prefácio xvii

Agradecimentos xix

Colaboradores xxi

1. Anatomia Nasal 3
Alfonso García-Piñero ▪ Eugenio Cárdenas ▪ Ariel Kaen ▪ Juan Antonio Simal-Julian

1.1	**Acesso Frontal à Cavidade Nasal** 3	1.3.2	Seio Maxilar 6
1.1.1	Abertura Piriforme..3	**1.4**	**Teto da Cavidade Nasal: Abóbada Nasal, Células Etmoidais e Seio Frontal**............... 7
1.1.2	Pirâmide Nasal..3		
1.2	**Parede Medial da Fossa Nasal: Septo Nasal**... 4	1.4.1	Células Etmoidais...7
		1.4.2	Seio Frontal 7
1.2.1	Cartilagem Septal 4	**1.5**	**Assoalho do Nariz**....................................... 8
1.2.2	Lâmina Perpendicular do Etmoide 4	1.5.1	Processo Palatino da Maxila 8
1.2.3	Vômer 4	1.5.2	Processo Horizontal do Osso Palatino 8
1.2.4	Cristas Septais dos Ossos Maxilares e Palatinos..4	**1.6**	**Abertura Posterior da Cavidade Nasal**...... 8
		1.6.1	Coana 8
1.3	**Parede Nasal Lateral** 5	1.6.2	Seio Esfenoidal...8
1.3.1	Parede Lateral da Fossa Nasal 5		

2. Fisiologia Nasal.. 13
Jonathan Frankel ▪ Emily Hrisomalos ▪ Steven M. Houser

2.1	**Fisiologia Nasal Normal** 13	2.2.3	Exposição a Agentes Ciliotóxicos 15
2.1.1	Tapete Mucoso e *Clearance* Mucociliar 13	**2.3**	**Testes de Fisiologia Nasal**........................15
2.1.2	Imunidade Inata da Mucosa................... 14	2.3.1	Rinomanometria..15
2.1.3	Sensibilidade/Inervação Nasal 14	2.3.2	Rinometria Acústica...15
2.1.4	Fluxo Aéreo Nasal 14	2.3.3	Transporte Mucociliar 15
2.2	**Fisiologia Nasal Anormal** 14	2.3.4	Atividade Ciliar..15
2.2.1	Distúrbios do Transporte Mucociliar 14	**2.4**	**Conclusão**...15
2.2.2	Infecção e Inflamação............................ 14		

3. Vascularização do Septo Nasal e da Parede do Nariz... 19
Juan R. Gras-Cabrerizo ▪ Juan Ramón Gras Albert ▪ Elena Garcia-Garrigós ▪ Humbert Massegur-Solench

3.1	**Introdução**...19	3.2.2	Artéria Alveolar Superior Posterior (*Arteria Alveolaris Superior Posterior*) 20
3.2	**Ramos da Artéria Maxilar** (*Arteria Maxillaris*) 19	3.2.3	Artéria Infraorbital (*Arteria Infraorbitalis*) 20
3.2.1	Artéria Esfenopalatina (*Arteria Sphenopalatina*) 19	3.2.4	Artéria Palatina Descendente e Artéria Palatina Maior (*Arteria Palatine Descendens e Arteria Palatine Major*)............21

3.2.5	Artéria do Forame Redondo..........................21		3.3.1	Artéria Labial Superior *(Arteria Labialis Superior)*................................22
3.2.6	Artéria do Canal Pterigóideo ou Artéria Vidiana *(Arteria Canalis Pterygoidei)*..21		3.3.2	Artéria Nasal Lateral *(Arteria Lateralis Nasi)*..................................22
3.2.7	Ramo Faríngeo ou Artéria Pterigovaginal *(Ramus Pharyngeus)*.......................................22		**3.4**	**Ramos da Artéria Oftálmica**
3.3	**Ramos da Artéria Facial** *(Arteria Facialis)* **22**			*(Arteria Ophthalmica)* **23**

4. Etiologia das Perfurações Nasais 29

Mauricio López-Chacón ▪ Arturo Cordero Castillo ▪ Cristobal Langdon ▪ Francesca Jaume ▪ Isam Alobid

4.1	**Introdução**..**29**		4.3.2	Uso Abusivo de Drogas Intranasais 30
4.2	**Patogênese**..**29**		4.3.3	Exposição Ocupacional 31
4.3	**Etiologia** **29**		4.3.4	Neoplasias 31
4.3.1	Causas Traumáticas 30		4.3.5	Doenças Sistêmicas 32
			4.4	**Conclusão**..**32**

5. Doenças Sistêmicas Associadas a Perfurações Septais............................. 35

Mauricio López-Chacón ▪ Arturo Cordero Castillo ▪ Cristobal Langdon ▪ Alfonso Santamaría ▪ Isam Alobid

5.1	**Doenças Infecciosas**................................**35**		5.2.1	Granulomatose com Poliangiíte..................37
5.1.1	Tuberculose 35		5.2.2	Granulomatose Eosinofílica com Poliangiíte..37
5.1.2	Lepra 35			
5.1.3	Sífilis 36		5.2.3	Sarcoidose 38
5.1.4	Vírus da Imunodeficiência Humana 37		5.2.4	Lúpus Eritematoso Sistêmico......................38
5.1.5	Infecções Fúngicas.......................................37		**5.3**	**Conclusão**..**38**
5.2	**Doenças Multissistêmicas (Vasculites e Doenças Autoimunes)** **37**			

6. Avaliação Clínica Pré-Operatória do Paciente 43

Fabio Ferreli ▪ Paolo Castelnuovo

7. Tratamento Conservador.. 49

Arturo Cordero Castillo ▪ Mauricio López-Chacón ▪ Cristobal Langdon ▪ Isam Alobid

7.1	**Introdução**..**49**		7.4.3	Tampões Nasais 51
7.2	**Patogênese**..**49**		7.4.4	Agentes Hemostáticos e/ou Reabsorvíveis .51
7.3	**Sintomas** **49**		**7.5**	**Tratamento com Base nos Sintomas** **51**
7.4	**Tratamento Conservador** **49**		7.5.1	Epistaxe 51
7.4.1	Irrigações com Solução Salina.....................50		7.5.2	Formação de Crostas e Congestão Nasal 51
7.4.2	Pomadas..50		7.5.3	Conclusão...51

8. Perfurações Nasais e Próteses Septais 55

Meritxell Valls ▪ Alfonso Santamaría ▪ Isam Alobid

8.1	Anatomia 55	8.6	Discussão 58
8.2	Indicações 55	8.7	Pontos de Dificuldades e Soluções Técnicas 61
8.3	Materiais 55		
8.3.1	Pré-Fabricadas *versus* Customizadas 55	8.8	Exemplo de Caso 61
8.4	Etapas Cirúrgicas 55	8.9	Dicas e Truques 61
8.5	Cuidados Pós-Operatórios 58		

9. Enxertos Livres 65

Hesham A. K. A. Mansour

9.1	Indicações 65	9.4	Complicações 67
9.2	Etapas Cirúrgicas 65	9.5	Dicas e Truques 68
9.3	Exemplo de Caso 67		

10. Reparo de Perfuração do Septo Nasal Utilizando Enxerto de Concha Nasal Média 71

Deniz Hanci ▪ Huseyin Altun

10.1	Introdução 71	10.4.1	Caso 1 73
10.2	Indicações 71	10.4.2	Caso 2 74
10.3	Etapas Cirúrgicas 72	10.5	Dicas e Truques 74
10.4	Exemplos de Casos 73		

11. Retalho da Concha Nasal Inferior 79

Cristobal Langdon ▪ Isam Alobid

11.1	Indicações 79	11.4.4	Cuidados Pós-Operatórios 81
11.2	Contraindicações 79	11.5	Exemplo de Caso 82
11.3	Anatomia 79	11.6	Discussão 82
11.4	Etapas Cirúrgicas 80	11.7	Conclusão 84
11.4.1	Preparação da Cavidade Nasossinusal 80	11.8	Complicações 84
11.4.2	Retalho da Concha Nasal Inferior de Base Posterior: Técnica Cirúrgica 80	11.9	Dicas e Truques 84
11.4.3	Retalho da Concha Nasal Inferior de Base Anterior 81		

12. Reparo com Utilização da Parede Nasal Lateral 89

Cristobal Langdon ▪ Mauricio López-Chacón ▪ Arturo Cordero Castillo ▪ Alfonso Santamaría ▪ Paula Mackers ▪ Isam Alobid

12.1	Indicações...89	12.5	Exemplo de Caso 91
12.2	Contraindicações 89	12.6	Discussão...92
12.3	Anatomia..89	12.7	Conclusões..92
12.4	Etapas Cirúrgicas 90	12.8	Complicações....................................92
12.4.1	Preparação da Cavidade Nasossinusal..........90	12.9	Dicas e Truques.................................93
12.4.2	Técnica Cirúrgica Detalhada 90		

13. Retalho Septal da Artéria Etmoidal Anterior 97

Paolo Castelnuovo ▪ Fabio Ferreli ▪ Pietro Palma

13.1	Anatomia Cirúrgica............................97	13.5	Exemplos de Casos 102
13.2	Fatores Analíticos Relevantes...........98	13.5.1	Caso 1..102
13.3	Etapas Cirúrgicas 99	13.5.2	Caso 2..103
13.4	Complicações e Soluções Técnicas 102	13.6	Dicas e Truques...............................103

14. Retalho Mucoso de Avanço Unilateral... 107

Jung Soo Kim ▪ Sung Jae Heo

14.1	Indicações.......................................107	14.2.4	Inserção de Lâmina de Silastic e Cuidados Pós-Operatórios 109
14.2	Etapas Cirúrgicas 107	14.3	Exemplo de Caso 109
14.2.1	Aspectos Gerais 107	14.4	Dicas e Truques...............................109
14.2.2	Técnicas de Sutura.......................................108		
14.2.3	Enxerto de Interposição..............................108		

15. Técnica para Retalho Bilateral *Cross-Over*.. 113

Shirley Shizue Nagata Pignatari ▪ Aldo Cassol Stamm ▪ Leonardo Balsalobre

15.1	Indicações.......................................113	15.4.1	Etapa 1: Criação dos Retalhos...................113
15.2	Considerações Pré-Operatórias.............113	15.4.2	Etapa 2: Posicionamento dos Retalhos 113
15.3	Instrumentação 113	15.5	Exemplo de Caso 114
15.4	Etapas Cirúrgicas 113	15.6	Dicas e Truques...............................114

16. Retalhos Mucosos Septais Bilaterais para Perfurações Septais 119

José J. Letort

16.1	Introdução......................................119	16.3.2	Técnica 120
16.2	Indicações.......................................119	16.4	Complicações 122
16.3	Técnica Cirúrgica 120	16.5	Exemplo de Caso 122
16.3.1	Instrumentação 120	16.6	Dicas e Truques...............................123

17. Retalho Unilateral do Assoalho do Nariz e Meato Inferior 127

Meritxell Valls Mateus ▪ Cristobal Langdon ▪ Isam Alobid

17.1	Anatomia..................................127	17.6	Discussão..................................130
17.2	Indicações................................127	17.7	Vantagens e Limitações 131
17.3	Etapas Cirúrgicas 127	17.8	Exemplo de Caso 131
17.4	Cuidados Pós-Operatórios 130	17.9	Dicas e Truques...................131
17.5	Complicações e Soluções Técnicas 130		

18. Retalho Musculomucoso da Artéria Facial 135

Tareck Ayad ▪ Philippe Lavigne ▪ Ilyes Berania

18.1	Introdução................................135	18.4.4	Colheita do Retalho 137
18.2	Indicações................................135	18.4.5	Preparação do Retalho Distal.................... 137
18.3	Anatomia..................................135	18.4.6	Inserção do Retalho................................. 138
18.3.1	Pedículo da Artéria Facial 135	18.4.7	Fechamento do Sítio Doador 138
18.3.2	Retalho Musculomucoso da Artéria Facial 135	18.4.8	Cuidados Pós-Operatórios 139
18.4	Técnica Cirúrgica 135	18.5	Contraindicações.................................139
18.4.1	Anestesia 136	18.6	Discussão.................................139
18.4.2	Desenhando o Retalho 136	18.7	Exemplo de Caso 140
18.4.3	Identificação da Artéria Facial 137	18.8	Complicações 140
		18.9	Dicas e Truques...................140

19. Técnica "*Slide and Patch*" 145

Michele Cassano

19.1	Indicações................................145	19.5	Dicas e Truques...................148
19.2	Etapas Cirúrgicas 145	19.6	Complicações e Soluções Técnicas 149
19.3	Vantagens e Desvantagens 148	19.7	Conclusão...................149
19.4	Exemplo de Caso 148		

20. Técnica Retrógrada de Extração-Reposição da Cartilagem Quadrangular 153

Ignazio Tasca ▪ Giacomo Ceroni Compadretti

20.1	Indicação 153	20.5	Complicações e Soluções Técnicas 155
20.2	Anatomia Cirúrgica e Implicações Cirúrgicas 153	20.6	Exemplos de Casos 155
20.3	Seleção dos Pacientes 153	20.6.1	Caso 1..................................... 155
20.4	Etapas Cirúrgicas 154	20.6.2	Caso 2..................................... 156
		20.7	Dicas e Truques...................157

21. Retalho de Pericrânio e Reparo Septal Endoscópico 161

Alfonso Santamaría ▪ Cristobal Langdon ▪ Mauricio López-Chacón ▪ Arturo Cordero Castillo ▪ Isam Alobid

21.1	Introdução 161	21.4	Etapas Cirúrgicas 162
21.2	Anatomia Cirúrgica 161	21.5	Complicações e Soluções Técnicas 163
21.2.1	Anatomia do Couro Cabeludo 161	21.6	Exemplo de Caso 165
21.2.2	Suprimento Vascular 161	21.7	Dicas e Truques 166
21.2.3	Inervação Sensitiva do Couro Cabeludo 162		
21.3	Indicações 162		

22. Qualidade de Vida 169

Fabio Ferreli ▪ Paolo Castelnuovo

22.1	Avaliação Objetiva 169	22.2	Avaliação Subjetiva 169

23. Reparo Endoscópico de Perfurações Septais: Algoritmo 175

Fabio Ferreli ▪ Paolo Castelnuovo

23.1	Introdução 175	23.2	Fatores Analíticos Relevantes 175

Índice Remissivo 179

Vídeos

12.1 Observação de uma integração perfeita da porção anterior do retalho PLNW ao septo nasal.

12.2 Cirurgia endonasal endoscópica. Liberando a inserção posterior do retalho PLNW e fechando a porção posterior do defeito septal.

13.1 Reparo de uma perfuração septal anterior de tamanho médio utilizando retalho septal da artéria etmoidal anterior.

13.2 Revisão de septoplastia endoscópica e fechamento de perfuração septal dupla utilizando retalho septal da artéria etmoidal anterior.

15.1 Reparo de perfuração septal utilizando retalho *cross-over* bilateral.

17.1 Reparo de perfuração septal utilizando retalho mucoso da concha nasal inferior unilateral (demonstração em cadáver).

17.2 Reparo de perfuração septal utilizando retalho mucoso da concha nasal inferior unilateral (demonstração cirúrgica).

20.1 Reparo de perfuração septal utilizando técnica de extração-reposição retrógrada da cartilagem quadrangular.

Introdução

Ao ser confrontado com o convite para escrever uma introdução para este livro, imaginei se isto seria realmente necessário.

Abordagens endonasais expandidas (EEAs) aumentaram a necessidade de reconstruções totais ou parciais do septo nasal para reduzir a morbidade após remoção cirúrgica de tumores da base do crânio, durante as quais ressecções parciais ou completas do septo precisam ser realizadas para se obter uma abordagem adequada ou reconstruir o defeito na base do crânio. Subsequentemente, perfurações septais e alterações estéticas podem ocorrer em alguns casos. Outras causas de perfurações septais incluem trauma, cirurgia, inflamações ou infecções, neoplasias e abuso de substâncias inaláveis.

Assim, por um lado, este tópico não necessita de nenhuma introdução. Todos os rinologistas encararam mais do que um defeito septal, ao longo de uma vida de trabalho, pequenos e grandes. Os primeiros foram bravamente abordados cirurgicamente, os últimos tratados com alguma pomada e duchas salinas para redução das crostas e sangramentos. Mas, até hoje, nenhuma abordagem cirúrgica bem-sucedida garante o fechamento de perfurações que incluam todo o septo, ou, em outras palavras, quando o septo se encontra totalmente ausente. Assim, este livro representa uma revisão abrangente das técnicas correntemente disponíveis para o fechamento de perfurações septais e oferece uma abordagem inovadora para a "reconstrução" de todo o septo, a qual, na minha modesta opinião, trata-se de uma revolução cirúrgica. Este livro cobre de forma abrangente e completa as etapas cirúrgicas de todas as diferentes abordagens endoscópicas para reparação de perfurações septais. Trata-se de um "*must*" para a biblioteca de qualquer rinologista.

Por outro lado, fico feliz em "introduzir" Paolo Castelnuovo, um dos "papas" da Rinologia e Cirurgia Endoscópica Estendida da Base do Crânio. Suas contribuições escritas são um "*must*" para aqueles que se iniciam neste campo – para que vejam como ele disseca com habilidade e total conhecimento da anatomia. É como assistir a um filme maravilhoso.

Isam Alobid estabeleceu a Unidade de Base de Crânio em nossa instituição há cerca de 10 anos, e abriu seu caminho para a vanguarda da Rinologia, publicando artigos extraordinários e organizando cursos de FESS e Base de Crânio desde então, sendo seu nome familiar em nossa subespecialidade.

Estou certo de que estes dois "pioneiros" preencheram as expectativas levantadas pelo título do livro. Esta obra tornar-se-á um grande sucesso.

Manuel Bernal-Sprekelsen

Prefácio

Ao longo das duas últimas décadas, houve uma drástica evolução na maneira com que o reparo de perfurações septais, por meio de técnicas endoscópicas, é abordado e administrado. Embora haja alguns capítulos sobre abordagens externas para reparo de defeitos septais incluídos em outros livros sobre rinoplastia, não existe nenhum livro que cubra de forma abrangente e completa as etapas cirúrgicas de todas as diferentes abordagens endoscópicas para o reparo de perfurações septais.

Este livro-texto representa o atual estado da arte em reparo de perfurações septais. Ele inclui uma exposição detalhada de todas as técnicas necessárias para uma completa e bem-sucedida reconstrução do septo nasal, escrita por muitos dos *experts* mundiais que possuem um papel importante na inovação e expansão deste campo.

Acreditamos que este livro, com uma série de fotos de dissecções em cadáveres frescos, desenhos explicativos e imagens radiológicas correlacionadas, e *follow-up* de curto e longo prazo, poderá atender às necessidades educacionais e referenciais do público-alvo.

Finalmente, gostaria de expressar os meus sinceros agradecimentos a todos os colaboradores por suas excelentes contribuições e pela vontade de compartilhar a sua experiência e conhecimento para promoção da arte e da ciência do reparo de perfurações septais, que se reflete positivamente na qualidade de vida dos pacientes aos quais servimos e estaremos eternamente em débito.

Agradecimentos

Os editores gostariam de agradecer pelas prestimosas contribuições de todas as pessoas envolvidas neste projeto e, mais especificamente, aos colaboradores que tomaram parte neste processo. Sem o seu suporte, este livro não teria se tornado uma realidade. Gostaríamos de agradecer aos nossos pares pelo *feedback*, cooperação e, claro, amizade. Agradecemos ao Sr. Stephan Konnry e sua equipe pelo suporte a este projeto.

Colaboradores

Juan Ramón Gras Albert, MD, PhD
Professor
Department of Otolaryngology-Head and Neck Surgery
Hospital Universitario de Alicante
Universidad Miguel Hernandez
Alicante, Spain

Isam Alobid, MD, PhD
Professor
Rhinology and Skull Base Unit
Department of Otolaryngology
Hospital Clinic, University of Barcelona
Barcelona, Spain

Huseyin Altun, MD
Consultant
Department of ENT
Yunus Emre Hospital
Istanbul, Turkey

Tareck Ayad, MD, FRCSC
Associate Professor
Department of Otolaryngology and Head Neck Surgery
Université de Montréal
Montréal, Canada

Leonardo Balsalobre, MD
PhD Student
Department of Otolaryngology and Head Neck Surgery
Federal University of Sao Paulo
ENT Center of Sao Paulo
Sao Paulo, Brazil

Ilyes Berania, MD
Consultant
Department of Otolaryngology and Head Neck Surgery
Université de Montréal
Montréal, Canada

Eugenio Cárdenas, MD, PhD
Neurosurgeon
Department of Neurosurgery
Hospital Universitario Virgen del Rocío y Virgen Macarena
Sevilla, Spain

Michele Cassano, MD
Consultant
Department of ENT
University of Foggia
Foggia, Italy

Paolo Castelnuovo, MD, FRCSEd, FACS
Full Professor and Chairman
Division of Otorhinolaryngology
Department of Biotechnology and Life Sciences
Head and Neck Surgery & Forensic Dissection Research Center (HNS & FDRC)
University of Insubria
ASST Sette Laghi
Ospedale di Circolo e Fondazione Macchi
Varese, Italy

Arturo Cordero Castillo, MD
Consultant
Rhinology and Skull Base Unit
Department of Otolaryngology
Hospital Clinic, University of Barcelona
Barcelona, Spain

Mauricio López Chacón, MD
Consultant
Rhinology and Skull Base Unit
Department of Otolaryngology
Hospital Clinic, University of Barcelona
Barcelona, Spain

Giacomo Ceroni Compadretti, MD
Consultant
Department of Otorhinolaryngology
Imola Hospital
Bologna, Italy

Fabio Ferreli, MD
Consultant
Division of Otorhinolaryngology
Department of Biotechnology and Life Sciences
Head and Neck Surgery & Forensic Dissection Research Center (HNS & FDRC)
University of Insubria
ASST Sette Laghi
Ospedale di Circolo e Fondazione Macchi
Varese, Italy

Jonathon Frankel, MD
Consultant
MetroHealth Medical Center
Department of Otolaryngology
Case Western Reserve University
Cleveland, Ohio

Elena Garcia-Garrigós, MD
Consultant
Department of Radiology
Hospital Universitario de Alicante
Universidad Miguel Hernandez
Alicante, Spain

Alfonso García-Piñero, MD, PhD
Consultant
Rhinology Unit
ENT Department
HUiP La Fe.
Valencia, Spain

Juan R. Gras-Cabrerizo, MD
Consultant
Department of Otolaryngology-Head and Neck Surgery
Hospital de la Santa Creu i Sant Pau
Universitat Autònoma de Barcelona
Barcelona, Spain

Deniz Hanci, MD
Consultant
Department of ENT
Okmeydani Education and Research Hospital
Istanbul, Turkey

Sung Jae Heo, MD
Assistant Professor
Department of Otorhinolaryngology-Head and Neck Surgery
Kyungpook National University
School of Medicine
Daegu, Republic of Korea

Steven M. Houser, MD, FAAOA
Director of Rhinology, Sinus and Allergy
MetroHealth Medical Center
Department of Otolaryngology
Case Western Reserve University
Cleveland, Ohio

Emily Hrismalos, MD
Consultant
MetroHealth Medical Center
Department of Otolaryngology
Case Western Reserve University
Cleveland, Ohio

Francesca Jaume, MD
Consultant
Rhinology and Skull Base Unit
Department of Otolaryngology
Hospital Clinic, University of Barcelona
Barcelona, Spain

Ariel Kaen, MD, PhD
Neurosurgeon
Department of Neurosurgery
Hospital Universitario Virgen del Rocío y Virgen Macarena
Sevilla, Spain

Jung Soo Kim, MD
Professor
Department of Otorhinolaryngology-Head and Neck Surgery
Kyungpook National University
School of Medicine
Daegu, Republic of Korea

Cristobal Langdon, MD
Associate Professor
Rhinology and Skull Base Unit
Department of Otolaryngology
Hospital Clinic, University of Barcelona
Barcelona, Spain

Philippe Lavigne, MD
Consultant
Department of Otolaryngology and Head Neck Surgery
Université de Montréal
Montréal, Canada

José J. Letort, MD
Professor
Department of ENT
Hospital Metropolitano
Pontificia Universidad Católica del Ecuador
Quito, Ecuador

Paula Mackers, MD
Consultant
Rhinology and Skull Base Unit
Department of Otolaryngology
Hospital Clinic, University of Barcelona
Barcelona, Spain

Hesham A. K. A. Mansour, MD
Professor of Ear, Nose and Throat
Cairo University
Cairo, Egypt

Humbert Massegur-Solench, MD
Consultant
Department of Otolaryngology-Head and
  Neck Surgery
Hospital de la Santa Creu i Sant Pau
Universitat Autònoma de Barcelona
Barcelona, Spain

Meritxell Valls Mateus, MD
Consultant
Department of Otorhinolaryngology
Hospital Clinic, University of Barcelona
Barcelona, Spain

Pietro Palma, MD, FACS
Consultant
Division of Otorhinolaryngology
Department of Biotechnology and Life Sciences
Head and Neck Surgery & Forensic Dissection
  Research Center (HNS & FDRC)
University of Insubria
ASST Sette Laghi
Ospedale di Circolo e Fondazione Macchi
Varese, Italy

Shirley Shizue Nagata Pignatari, MD, PhD
Associate Professor
Division of Pediatric Otolaryngology
Federal University of Sao Paulo
Sao Paulo, Brazil

Alfonso Santamaría, MD
Consultant
Rhinology and Skull Base Unit
Department of Otolaryngology
Hospital Clinic, University of Barcelona
Barcelona, Spain

Juan Antonio Simal-Julian, MD, PhD
Consultant
Endoscopic Skull Base Unit Coordinator
Department of Neurosurgery
HUiP La Fe
Valencia, Spain

Aldo Cassol Stamm, MD, PhD
Affiliated Professor
Department of Otolaryngology and Head and
  Neck Surgery
Federal University of Sao Paulo
Director
ENT Center of Sao Paulo
Sao Paulo, Brazil

Ignazio Tasca, MD
Chief of ENT Department
Department of Otorhinolaryngology
Imola Hospital
Bologna, Italy

Perfurações do Septo Nasal: Técnicas Endoscópicas de Reparo

Thieme Revinter

Capítulo 1
Anatomia Nasal

1.1 Acesso Frontal à Cavidade Nasal — 3

1.2 Parede Medial da Fossa Nasal: Septo Nasal — 4

1.3 Parede Nasal Lateral — 5

1.4 Teto da Cavidade Nasal: Abóbada Nasal, Células Etmoidais e Seio Frontal — 7

1.5 Assoalho do Nariz — 8

1.6 Abertura Posterior da Cavidade Nasal — 8

1 Anatomia Nasal

Alfonso García-Piñero ▪ Eugenio Cárdenas ▪ Ariel Kaen ▪ Juan Antonio Simal-Julian

Resumo

A cavidade nasal consiste em espaço entre as narinas e as coanas. No plano sagital, este espaço é dividido pelo septo nasal em duas fossas. No plano coronal, as fossas nasais se estendem desde o palato até a base do crânio, e do septo nasal até as paredes nasais laterais.

Com o objetivo de sistematizar a anatomia endoscópica cirúrgica do nariz, abordaremos cada fossa nasal como um hexaedro. As paredes anterior e posterior do cubo são as narinas e as coanas, respectivamente, a parede medial é o septo nasal, a parede lateral é a parte homônima do nariz, a parede inferior é o assoalho do nariz, e a parede superior o teto do nariz.

Os seios paranasais são adjacentes a estas paredes nasais. No teto da cavidade nasal, localizam-se os seios frontais, células etmoidais e seios esfenoidais, em direção anteroposterior. Os seios maxilares se localizam ao lado das paredes nasais laterais.

A anatomia da cavidade nasal e dos seios paranasais é exposta/discutida neste capítulo de forma similar à abordagem endoscópica, no que diz respeito à anatomia subjacente e a cada parede nasal.

1.1 Acesso Frontal à Cavidade Nasal

1.1.1 Abertura Piriforme

A abertura piriforme funciona como uma porta para as estruturas ósseas do nariz. Seus limites são: superiormente, a margem inferior de cada um dos ossos nasais; lateralmente, os processos nasais (ascendentes) da maxila; e, inferiormente, os processos horizontais dos ossos maxilares. A junção entre os últimos forma a espinha nasal anterior, uma protusão em forma de quilha à qual o septo nasal se encontra firmemente aderido (▶ Fig. 1.1).

1.1.2 Pirâmide Nasal

O arcabouço ósseo da abertura piriforme representa a inserção das estruturas cartilaginosas que dão suporte à pirâmide nasal: cartilagens laterais superiores (ULCs) a cartilagens laterais inferiores (LLCs). As ULCs possuem forma triangular. Suas inserções superiores se situam por baixo dos ossos nasais, aos quais se aderem firmemente. Medialmente, suas margens se fundem ao septo nasal e à ULC contralateral, na área de *keystone* (▶ Fig. 1.2). Essa união com o septo nasal forma um ângulo decrescente na fossa nasal, superoinferiormente (de 70 a 10-15 graus), que é de fundamental importância para a

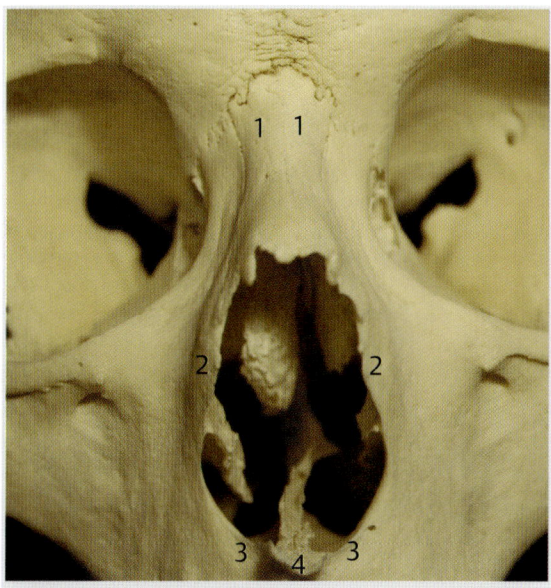

Fig. 1.1 Abertura piriforme.
Crânio: 1, ossos nasais; 2, processos ascendentes da maxila; 3, processos horizontais dos ossos maxilares; 4, espinha nasal anterior.

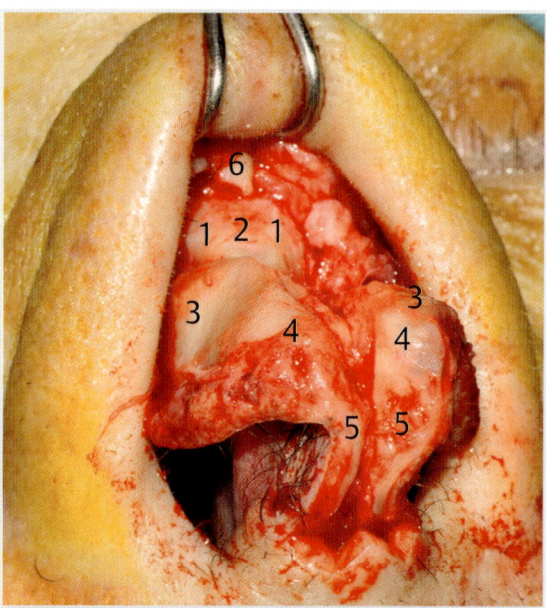

Fig. 1.2 Pirâmide nasal.
Acesso para rinoplastia aberta com exposição das cartilagens nasais: 1, cartilagens laterais superiores (ULCs); 2, área de *keystone*; 3, cruras laterais das cartilagens laterais inferiores (LLCs); 4, domos das LLCs; 5, cruras mediais das LLCs; 6, ossos nasais.

determinação do fluxo aéreo nasal. Neste ponto, entre o septo nasal, a ULC, a cabeça da concha nasal média e o assoalho da fossa nasal, a secção coronal é chamada "válvula nasal", uma vez que ela constitui o ponto de maior resistência ao fluxo aéreo nasal. Ângulos da válvula nasal inferiores a 10 graus podem resultar em obstrução nasal.[1] O *vertex* da ULC se insere lateralmente no processo frontal da maxila. As margens inferiores das ULCs se posicionam sob as margens superiores das *crus lateralis* das LLCs. As LLCs possuem forma de ferradura, possuindo três partes: *crus medialis, crus lateralis* e *crus* intermediária, ou domo. Estas cartilagens constituem o principal suporte para o vestíbulo nasal, que é a entrada natural das fossas nasais. Devido às suas inserções fibroelásticas no arcabouço ósseo da abertura piriforme e aos componentes musculocutâneos da pirâmide nasal, ele apresenta uma elasticidade significativa, o que facilita as manobras indispensáveis para os acessos endoscópicos ao nariz.

1.2 Parede Medial da Fossa Nasal: Septo Nasal

O septo nasal é constituído pela cartilagem septal e por quatro ossos: a lâmina perpendicular do etmoide, o vômer, os cristais septais do osso palatino e os ossos maxilares.

    Classicamente, o septo foi dividido por Cottle em cinco áreas, que correspondem às projeções das estruturas anatômicas localizadas na parede lateral do nariz: área I, desde o orifício externo da narina até a válvula nasal; área II, corresponde à válvula nasal; área III, desde a válvula nasal até o limite anterior da cabeça das conchas nasais inferiores; área IV, corresponde à projeção das conchas nasais e área V, desde a cauda das conchas nasais até as coanas. Esta classificação pode ser interessante para designar com precisão a localização anatômica das perfurações do septo nasal (▶ Fig. 1.3).

1.2.1 Cartilagem Septal

Sua margem anterossuperior articula-se à sutura entre os ossos nasais em sua porção mais superior; sua porção média constitui o ponto de inserção das ULCs do dorso nasal e seu terço inferior forma a "supraponta" do nariz, constituindo o principal suporte da ponta nasal. Sua margem anteroinferior é suspensa logo acima da *crus medialis* da LLC, dela separada pelo septo membranoso. A margem posteroinferior articula-se com a espinha nasal anterior, com as cristas septais de ambos os ossos maxilares (também conhecidas como *asas da pré-maxila*) e com a metade anterior do vômer. Interessantes nesta área são as junções fibrosas que mantêm a cartilagem septal firmemente aderida às suas inserções ósseas inferiores: fibras diretas e cruzadas do periósteo ao pericôndrio. A margem posterossuperior da cartilagem chega até a lâmina perpendicular do etmoide em uma linha oblíqua, anterossuperior e superoinferior. Essa área mostra uma clara mudança de consistência entre osso e cartilagem quando cirurgicamente exposta.

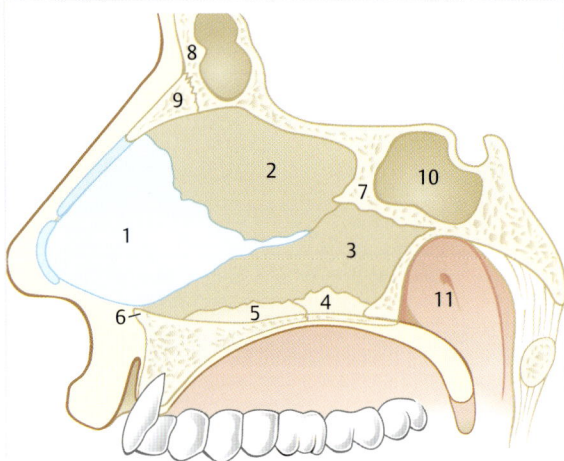

Fig. 1.3 Septo nasal.
Corte sagital da cabeça; visão do septo nasal:
1, cartilagem septal; 2, lâmina perpendicular do etmoide; 3, vômer; 4, crista septal do osso palatino; 5, crista septal da maxila; 6, espinha nasal anterior; 7, rostro do esfenoide; 8, osso frontal; 9, osso nasal; 10, seio esfenoidal; 11, tuba auditiva.

1.2.2 Lâmina Perpendicular do Etmoide

Sua margem superior encontra-se inserida na lâmina cribriforme, onde se continua para o interior do endocrânio como a *crista galli*. A margem anterossuperior da lâmina projeta-se anteriormente para se articular com a espinha nasal do osso frontal e com os ossos nasais. Como já mencionado, sua margem anteroinferior articula-se com a cartilagem septal. Sua margem inferior encontra-se com o vômer, frequentemente resultando em uma crista óssea lateral (▶ Fig. 1.4). Na margem posterior, articula-se com uma crista vertical localizada no meio do *rostrum sphenoidale*, entre ambos os óstios dos seios esfenoidais.

1.2.3 Vômer

O vômer possui forma de uma cunha apontando para a frente. Sua margem posteroinferior é o limite medial da separação entre as coanas. Seu limite posterossuperior articula-se com a crista média do *rostrum sphenoidale* através de um sulco em forma de "V". Sua margem anterossuperior é firmemente aderida à lâmina perpendicular do etmoide e à cartilagem septal. Sua margem inferior articula-se com cristas septais verticais dos ossos maxilares e palatinos (ver ▶ Fig. 1.3).

1.2.4 Cristas Septais dos Ossos Maxilares e Palatinos

As cristas septais destes dois ossos formam a faixa inferior do septo nasal. Elas possuem orientação vertical e se unem ao seu homólogo contralateral, criando um sulco no qual a lâmina perpendicular do etmoide e a cartilagem septal se inserem. Frequentemente, um esporão septal é observado, muitas vezes bilateral, na linha de união entre a cartilagem septal e a crista septal do

Anatomia Nasal

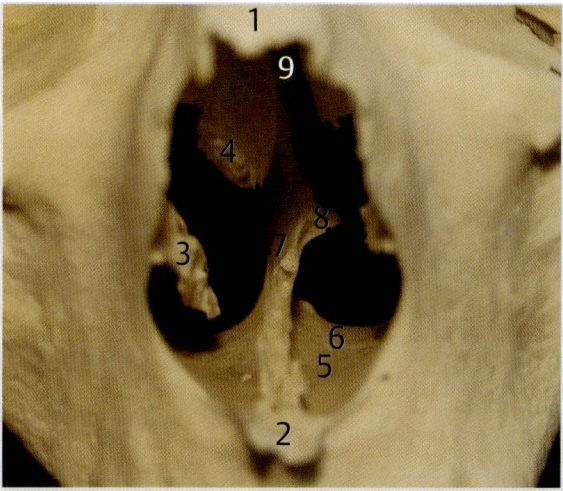

Fig. 1.4 Septo nasal ósseo.
Crânio; estruturas ósseas das fossas nasais: 1, ossos nasais; 2, espinha nasal anterior; 3, concha nasal inferior; 4, concha nasal média; 5, processo horizontal da maxila; 6, processo horizontal do osso palatino; 7, vômer; 8, crista septal óssea na junção entre a lâmina perpendicular do etmoide e o vômer; 9, margem posterior do vômer articulada ao *rostrum* do esfenoide.

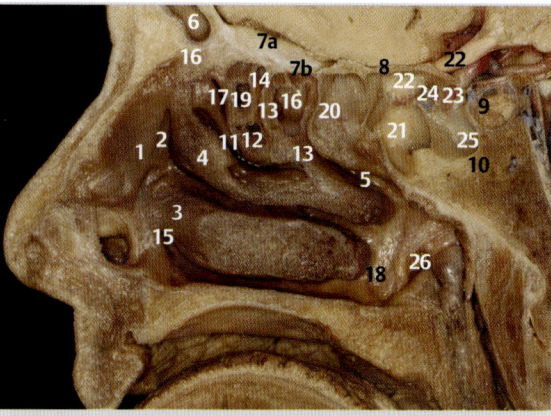

Fig. 1.5 Parede nasal lateral.
Dissecção em cadáver; fossa nasal direita em plano sagital. O septo nasal foi removido: 1, protuberância lacrimal constituída pelo processo ascendente da maxila; 2, osso lacrimal; 3, concha nasal inferior; 4, cabeça da concha nasal média; 5, concha nasal superior; 6, seio frontal; 7a, *crista galli*; 7b, lâmina cribriforme; 8, *planum sphenoidale*; 9, *sella turcica*; 10, clivo; 11, processo uncinado; 12, bolha etmoidal; 13, lamela basal da concha nasal média (fenestrada); 14, recesso retrobular; 15, drenagem do ducto nasolacrimal; 16, lâmina papirácea (através da fenestração da lamela basal); 17, hiato semilunar; 18, processo vertical do osso palatino; 19, células do etmoide anterior; 20, células do etmoide posterior; 21, seio esfenoidal; 22, nervo óptico; 23, artéria carótida interna (fenestrada); 24, recesso lateral óptico-carotídeo; 25, recesso do clivo; 26, tuba auditiva.

osso maxilar, o que impede a dissecção subperiosteal-subpericondral nessa área – e, ainda mais, por ser este o ponto no qual as fibras de aderência cruzam de um lado ao outro (ver ▶ Fig. 1.4).

1.3 Parede Nasal Lateral

1.3.1 Parede Lateral da Fossa Nasal

Descreveremos as diferentes estruturas e marcos anatômicos a serem encontrados na exploração endoscópica, do anterior para o posterior (▶ Fig. 1.5).

Processo Frontal do Osso Maxilar

A margem anterior do processo frontal ou ascendente do osso maxilar forma a abertura piriforme na sua porção inferior, e articula-se com os ossos nasais superiormente. O seu limite superior se une ao osso frontal. Sua superfície medial constitui a porção mais anterior da parede lateral do nariz, apresentando duas cristas horizontais para inserção das conchas nasais inferiores e médias. A margem posterior do processo frontal articula-se com o osso lacrimal, formando o que é endoscopicamente conhecido como *crista maxilar* ou *protuberância lacrimal*, um marco anatômico vertical de osso espesso que recobre medialmente o saco lacrimal (▶ Fig. 1.6).

Osso Lacrimal

O osso lacrimal (também conhecido como *unguis*) é um osso quadrangular, usualmente delgado, localizado posteriormente à protuberância lacrimal e anteriormente à lâmina papirácea do etmoide. Ele se estende desde o osso frontal, superiormente, até a concha nasal inferior, inferiormente. Sua superfície lateral possui uma crista vertical que o divide em um sulco posterior, correspondendo à parede orbital e *agger nasi*, e um sulco anterior, que forma o ducto nasolacrimal.

Ducto Nasolacrimal

O ducto nasolacrimal possui um trajeto inferior, drenando o conteúdo do saco lacrimal. O trajeto do ducto começa na parede medial da órbita, descende até o meato inferior, e terminando logo abaixo da cabeça da concha nasal inferior. Precauções devem ser tomadas ao se realizar retalhos mucosos reconstrutivos a partir da parede nasal lateral para se evitar danos ao ducto. A parede medial do ducto é formada pelo osso lacrimal e pela concha nasal inferior. Sua parede lateral é o processo frontal da maxila.

Células do Agger Nasi

O *agger nasi* é a porção mais anterior do etmoide. No exame endoscópico, é observado como uma proeminência na parede lateral do nariz, anterior à inserção da concha nasal média[2] (ver ▶ Fig. 1.5). Sua pneumatização é altamente variável, podendo estreitar consideravelmente o recesso frontal.

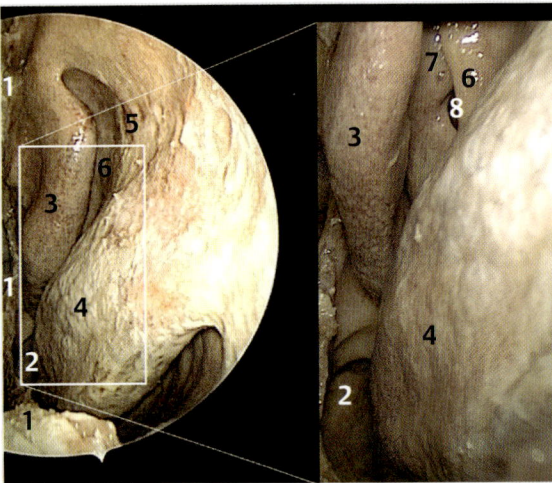

Fig. 1.6 Meato médio.
Dissecção em cadáver: fossa nasal esquerda, septo nasal desinserido (visão endoscópica). Na imagem em aumento, o meato médio está medializado: 1, septo nasal; 2, coana esquerda; 3, concha nasal média; 4, concha nasal inferior; 5, protuberância lacrimal; 6, processo uncinado; 7, bolha etmoidal; 8, óstio do seio maxilar.

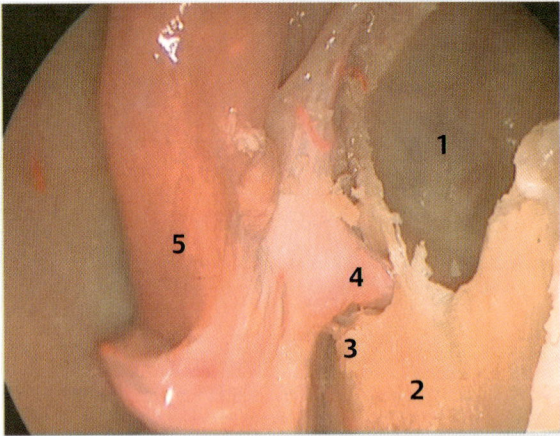

Fig. 1.7 Artéria esfenopalatina.
Fossa nasal esquerda (visão endoscópica). O seio maxilar foi largamente aberto: 1, parede posterior do seio maxilar; 2, processo vertical do osso palatino; 3, crista etmoidal (*pointer*); 4, artéria esfenopalatina (ramo turbinal); 5, cauda da concha nasal média.

Concha Nasal Inferior

Este osso independente possui forma arredondada e ligeiramente alongada, como uma concha, e encontra-se aderido à parede lateral do nariz através de três processos: o processo lacrimal, que se articula com a crista turbinal inferior do processo frontal da maxila; o processo etmoidal, que se articula com o processo uncinado; e o processo maxilar, que contorna o limite inferior do óstio do seio maxilar.

Concha Nasal Média

Em um plano sagital, o terço anterior da concha nasal média pode apresentar inserção superior na maioria dos casos, na base do crânio, entre a lâmina cribriforme e a lamela lateral do etmoide. Sua superfície medial é orientada para o septo nasal e sua superfície lateral para o meato médio. Quando esta parte da concha é pneumatizada (15 a 50% dos casos), é denominada *concha bullosa*.[3]

O terço médio da concha, ou *lamela basal*, está posicionado em um plano coronal, mas inclinado do teto ao assoalho, anteroposteriormente. Está inserido na *lamina papyracea*, separando as células etmoidais anteriores e posteriores.

O terço posterior é prioritariamente horizontal, e sua inserção na *lamina papyracea* e na crista etmoidal do processo vertical do osso palatino delimita a área na qual a artéria esfenopalatina penetra na fossa nasal (▶ Fig. 1.7).

Processo Uncinado

Trata-se de uma estrutura óssea bastante delgada, com forma do arco das pás de um trenó. Sua porção anterior tem orientação vertical e a posterior, horizontal, com trajeto no plano sagital. A extremidade anterossuperior se une, em mais da metade dos casos, à lâmina papirácea, embora seis tipos distintos de inserções tenham sido descritos,[4] incluindo inserções na concha média ou base do crânio. Sua extremidade posteroinferior usualmente articula-se com o processo etmoidal da concha nasal inferior e com o processo vertical do osso palatino. Anteriormente, ele se junta ao osso lacrimal, sendo a sua margem posterior geralmente livre, levando ao hiato semilunar inferior, localizado entre a bolha etmoidal e o processo uncinado. Sua superfície lateral constitui o limite medial do infundíbulo etmoidal (ver ▶ Fig. 1.6).

Lâmina Perpendicular do Osso Palatino

Sua margem anterior contribui para fechar a abertura do seio maxilar no limite posterior do óstio maxilar. Em sua superfície medial são observadas as cristas para inserções das conchas nasais médias e inferiores. Sua margem posterior se continua com a lâmina medial do processo pterigoide do esfenoide. Sua margem superior consiste em processos esfenoidal e orbital, contendo entre eles o forame esfenopalatino, logo abaixo do esfenoide. A margem anterior deste forame, pelo qual passam os vasos esfenopalatinos e o nervo nasopalatino, é observada endoscopicamente como uma elevação, conhecida como *crista etmoidal* (ver ▶ Fig. 1.7).

1.3.2 Seio Maxilar

O seio maxilar possui forma de uma pirâmide invertida. A parede medial do seio maxilar é formada pela parede lateral do nariz. Se os ossos da parede nasal lateral forem removidos, o que restará será um largo orifício ósseo, anteriormente denominado *antro de Highmore*. Este orifício é reduzido em tamanho às expensas do osso lacrimal, do processo uncinado, da concha inferior, do processo vertical do osso palatino e das células etmoidais (ver ▶ Fig. 1.5). Existem vários processos cônicos que se projetam no assoalho do seio, correspondendo às raízes dos primeiros e segundos molares. O teto do seio é formado pelo assoalho da órbita, sendo cruzado no sentido posteroanterior pelos vasos e nervos infraorbitais. A parede posterior do seio separa o antro da fossa pterigopalatina, medialmente, e da fossa infratemporal, lateralmente.

1.4 Teto da Cavidade Nasal: Abóbada Nasal, Células Etmoidais e Seio Frontal

O teto da cavidade nasal é formado por quatro ossos: os ossos nasais, o osso frontal, o etmoide e o esfenoide. A inserção da concha média na base do crânio divide a parede superior em porções medial e lateral, chamadas, respectivamente, *lâmina cribriforme* e *fóvea etmoidal* (▶ Fig. 1.8).

Os limites anteriores das lâminas cribriformes são a porção inferior do osso frontal (bico do frontal) e a margem posterossuperior do osso nasal. As fibras olfatórias passam através da lâmina cribriforme, desde a fossa olfatória até a fenda olfatória. O limite lateral consiste em superfície medial da concha média e o limite medial no terço superior do septo nasal, em correspondência com a concha média. A lâmina cribriforme termina posteriormente na parede anterior do osso esfenoide (*rostrum sphenoidale*), formando o recesso esfenoetmoidal entre a concha superior e o septo nasal, onde o óstio natural do seio esfenoidal se localiza[5] (▶ Fig. 1.9).

A lamela lateral da lâmina etmoidal estende-se lateral e superiormente na lâmina cribriforme. A altura da lamela lateral (e, portanto, a profundidade da fenda olfatória) foi classificada por Keros em três tipos: tipo 1 (1 a 3 mm), tipo 2 (4 a 7 mm) e tipo 3 (8 a 16 mm),[6] usualmente decrescendo no sentido anteroposterior[7] (ver ▶ Fig. 1.8).

1.4.1 Células Etmoidais

Entre as conchas médias e superiores, medialmente, e a lâmina papirácea, lateralmente, situa-se o complexo etmoidal, que é dividido pela lamela basal da concha média em etmoide anterior e posterior (▶ Fig. 1.9). A bolha etmoidal é a maior célula etmoidal anterior, e sua superfície anterior forma a margem posterior do hiato semilunar (entre a bolha e o processo uncinado). O infundíbulo etmoidal está localizado entre a lâmina papirácea e o processo uncinado, e o recesso frontal entre a bolha, a lâmina papirácea e o *agger nasi*. O recesso retrobular situa-se entre a face posterior da bolha etmoidal e a lamela basal, quando ambas se encontram separadas. O recesso suprabular é formado quando a bolha não se estende até o teto do etmoide, localizando-se entre a bolha e o recesso frontal. Este é o local em que se encontra mais facilmente a artéria etmoidal anterior, que atravessa o teto do etmoide no sentido posterolateral para anteromedial[7] (▶ Fig. 1.10). O etmoide posterior contém um número inconstante de células distribuídas desde a lamela basal até o rostro do esfenoide e desde a lâmina papirácea até a concha superior. Digna de menção é a célula de Onodi, que pode penetrar no osso esfenoide e envolver o nervo óptico. A artéria etmoidal posterior usualmente atravessa o teto do etmoide nesta área, anteriormente ao aspecto superior do *rostrum sphenoidale*.

O complexo ostiomeatal é um conceito funcional que compreende as vias de drenagem do meato médio, o complexo etmoidal anterior, os recessos suprabular e frontal e o infundíbulo etmoidal (ver ▶ Fig. 1.6).

1.4.2 Seio Frontal

É aceito que o recesso frontal seja a porção mais anterossuperior do etmoide, imediatamente inferior à abertura do seio frontal e superomedialmente às células do *agger nasi*. O seu limite posterior é a parede anterior da bolha etmoidal; lateralmente, é limitado pela lâmina papirácea e inferiormente pelo vértice do infundíbulo etmoidal.

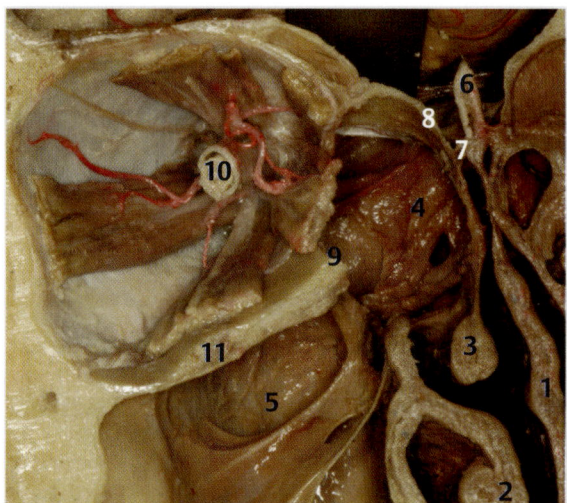

Fig. 1.8 Lâmina cribriforme.
Dissecção em cadáver; corte coronal através da órbita direita: 1, septo nasal; 2, concha nasal inferior; 3, concha nasal média; 4, lamela basal da concha média (após ressecção de células etmoidais anteriores); 5, seio maxilar; 6, *crista galli*; 7, lâmina cribriforme; 8, lamela lateral; 9, lâmina papirácea (ressecada); 10, nervo óptico; 11, nervo infraorbital.

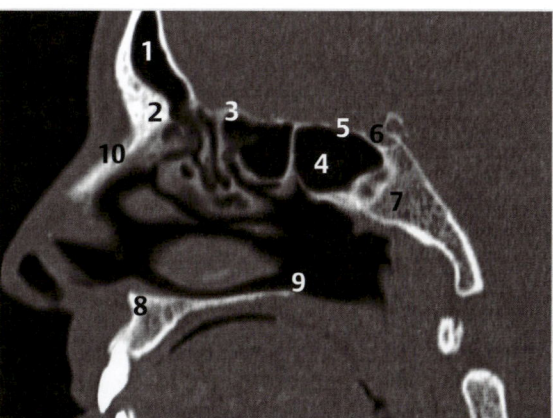

Fig. 1.9 Abóbada nasal.
Corte sagital de TC: 1, seio frontal; 2, "bico" do osso frontal; 3, lâmina cribriforme do etmoide; 4, seio esfenoidal; 5, *planum sphenoidale*; 6, *sella turcica*; 7, clivo; 8, espinha nasal anterior; 9, espinha nasal posterior; 10, ossos nasais.

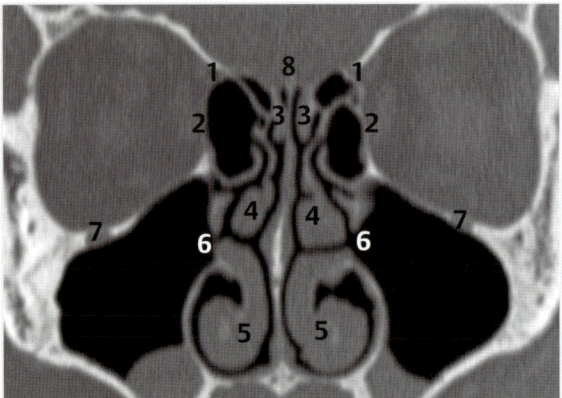

Fig. 1.10 Artérias etmoidais anteriores.
Corte coronal de TC: 1, artérias etmoidais anteriores; 2, lâmina papirácea; 3, concha nasal superior; 4, concha nasal média; 5, concha nasal inferior; 6, óstio maxilar; 7, nervo infraorbitário; 8, *crista galli*.

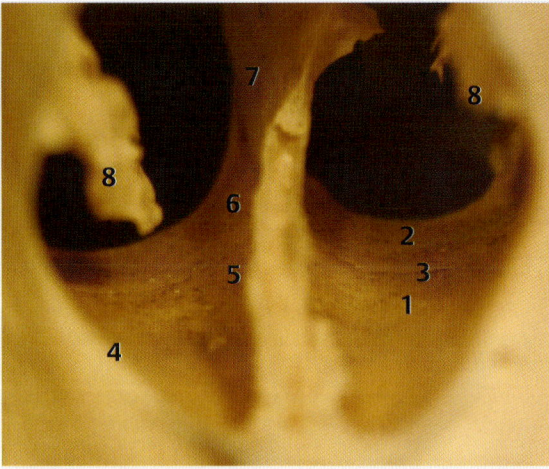

Fig. 1.11 Assoalho do nariz.
Crânio, estruturas ósseas das fossas nasais, visão anterior: 1, processo palatino da maxila; 2, processo horizontal do osso palatino; 3, sutura cruciforme; 4, abertura piriforme; 5, crista septal da maxila; 6, crista septal do osso palatino; 7, vômer; 8, conchas nasais inferiores.

Entre o recesso frontal e o seio frontal, uma série de células pneumatizadas pode ser observada estendendo-se a partir do *agger nasi*, da bolha etmoidal ou do recesso terminal do infundíbulo etmoidal. Elas são consideradas como *células etmoidais anteriores*, caso não se estendam até o seio frontal, ou *células frontoetmoidais*, caso o façam.

A abertura do seio frontal está localizada na porção inferior e pode ser drenado através de um óstio ou de um infundíbulo. A pneumatização deste seio é bastante variável, e variações consideráveis em formato, tamanho e posição do septo intersinusal e outras septações secundárias podem ser encontradas[8] (ver ▶ Fig. 1.5).

1.5 Assoalho do Nariz

É ligeiramente côncavo no sentido transversal, e possui uma superfície lisa, o que facilita a realização de retalhos reconstrutivos de mucoperiósteo. Consiste em ambos o processo palatino da maxila e o processo horizontal do osso palatino (▶ Fig. 1.11).

1.5.1 Processo Palatino da Maxila

O limite anterior é a porção inferior da margem da abertura piriforme, que possui uma orientação ascendente anteriormente. A margem medial, em uma disposição vertical, articula-se com sua homônima contralateral na crista septal. Logo atrás da crista piriforme medial e da espinha nasal anterior, encontram-se os orifícios de entrada do ducto palatino anterior (contendo os vasos e nervos nasopalatinos). A margem posterior do processo articula-se com a margem anterior do processo horizontal do osso palatino através de uma sutura (cruciforme), a qual é virtualmente não apreciável ao exame endoscópico.

1.5.2 Processo Horizontal do Osso Palatino

O limite não descrito anteriormente é a sua margem posterior, que forma a margem inferior da coana, onde se inserem os músculos do palato mole. A união de ambos os processos horizontais forma a espinha nasal posterior (▶ Fig. 1.12).

1.6 Abertura Posterior da Cavidade Nasal

1.6.1 Coana

A coana possui forma de quadrilátero, com cantos arredondados. O limite superior é o corpo do osso esfenoide. O limite medial é coberto pelo processo esfenoidal do osso palatino, lateralmente, e pelas asas do vômer, medialmente, inferiormente pelo processo horizontal do osso palatino, lateralmente pelo processo vertical do osso palatino e pela sua junção com a lâmina medial do processo pterigoide, e medialmente pelo vômer (ver ▶ Fig. 1.12).

1.6.2 Seio Esfenoidal

O seio esfenoidal constitui o arco da coana. Logo no topo, localiza-se o corpo do osso esfenoide. A pneumatização deste corpo forma os dois seios esfenoidais, frequentemente de tamanhos assimétricos e separados por um septo interssinusal (parede medial do seio). O septo interssinusal insere-se no rostro da *sella turcica* ou, frequentemente, mais lateralmente, nos tubérculos da artéria carótida interna ou do nervo óptico. Adicionalmente, septações parciais são frequentemente encontradas. Dependendo do grau de pneumatização, a forma do seio tem sido classificada como agenesia, conchal, pré-selar e selar.[9] Outra classificação proposta relaciona-se com a direção da pneumatização: corpo do esfenoide, clivo lateral, asa menor, anterior até o rostro, e combinada.[10] As paredes anteriores de ambos os seios esfenoidais se comunicam com suas respectivas fossas nasais através dos *ostia sphenoidale*, endoscopicamente observáveis na porção medial do *rostrum* esfenoidal, próximo ao sep-

Anatomia Nasal

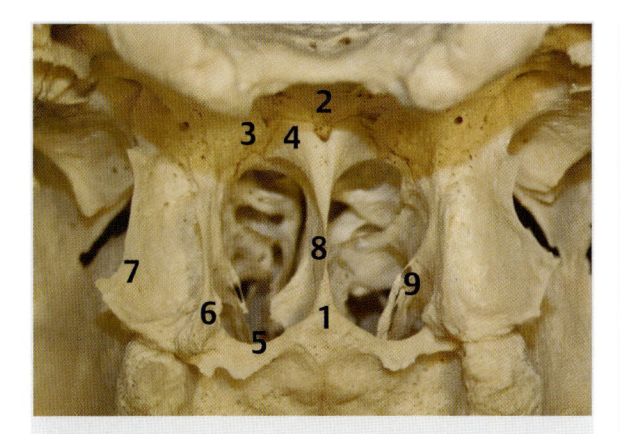

Fig. 1.12 Coanas.
Crânio, estruturas ósseas das coanas, visão posterior:
1, espinha nasal posterior; 2, corpo do esfenoide;
3, processo esfenoidal do osso palatino; 4, asa do vômer;
5, processo horizontal do osso palatino; 6, lâmina medial do pterigoide; 7, lâmina lateral do pterigoide; 8, vômer;
9, concha nasal inferior.

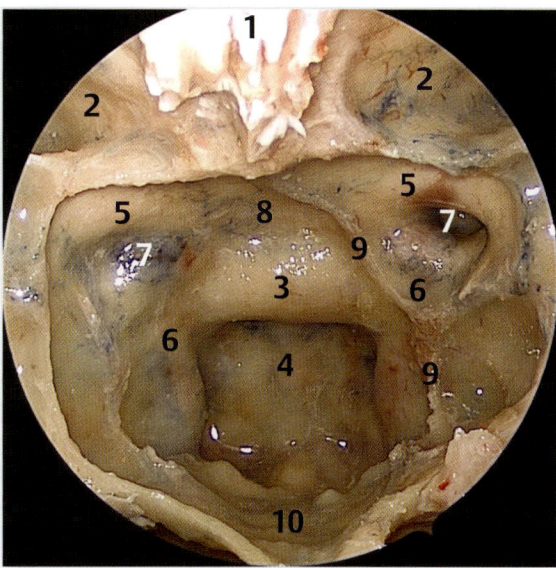

Fig. 1.13 Seio esfenoidal.
Dissecção em cadáver, o rostro do esfenoide foi ressecado e ambos os seios esfenoidais comunicados (visão endoscópica): 1, septo nasal; 2, células etmoidais posterossuperiores; 3, *sella turcica*; 4, recesso do clivo; 5, nervos ópticos; 6, protuberâncias das artérias carótidas internas; 7, recessos laterais ópticos-carotídeos; 8, *planum sphenoidale*; 9, septo interssinusal (note a inserção do septo na direção da artéria carótida esquerda); 10, assoalho do seio.

to nasal ósseo, e 15 a 20 mm acima do arco da coana. A artéria nasal posterior cruza de lateral para medial logo abaixo deste óstio, podendo ser lesada durante um alargamento cirúrgico endoscópico inferior deste óstio. O assoalho do seio pode ter como limite uma protusão do canal pterigóideo contendo o nervo vidiano. A parede lateral do seio esfenoidal do esfenoide constitui o limite medial do seio cavernoso, e protusões relacionadas aos nervos cranianos III, IV, V (primeiro e segundo ramos) e VI podem ser observadas. Esta parede possui elevações na porção posterior relacionadas ao canal do nervo óptico e à artéria carótida interna, do topo ao assoalho, criando um recesso entre ambas conhecido como *recesso lateral óptico-carotídeo*. Na parede posterior do seio observa-se a protusão do rostro selar, e, abaixo dela, dependendo do grau de pneumatização do osso esfenoide, localiza-se o recesso do clivo. Seguindo o sentido posteroanterior, no teto do seio, o *tubercullum sellae* separa a fossa pituitária do sulco pré-quiasmático, que consiste em projeção do quiasma óptico (ou *chiasma opticum*); acima deste sulco, o *limbus sphenoidale* determina a transição de vertical para horizontal, da localização do quiasma no sulco até o *planum sphenoidale*[11] (▶ Fig. 1.13).

Referências

[1] Méndez-Benegassi I, Maranillo E, Sañudo J. Anatomía de la nariz y de las fosas nasales. In: Suárez C, Gil-Carcedo L, Marco J, Medina J, Ortega P, Trinidad J, eds. Tratado de Otorrinolaringología Y Cirugía de Cabeza Y Cuello. 2nd ed. Madrid, Spain: Editorial Médica Panamericana, SA; 2007:437–463

[2] Stammberger H, Lund V. Anatomy of the nose and paranasal sinuses. In: Gleeson M, Browning G, Burton M, eds. Scott-Brown's Otorhinolaryngology, Head and Neck Surgery. 7th ed. London, UK: Hodder Arnold; 2008:1315–1343

[3] Hatipoğlu HG, Cetin MA, Yüksel E. Concha bullosa types: their relationship with sinusitis, ostiomeatal and frontal recess disease. Diagn Interv Radiol. 2005; 11(3):145–149

[4] Isobe M, Murakami G, Kataura A. Variations of the uncinate process of the lateral nasal wall with clinical implications. Clin Anat. 1998; 11(5):295–303

[5] Kim HU, Kim SS, Kang SS, Chung IH, Lee JG, Yoon JH. Surgical anatomy of the natural ostium of the sphenoid sinus. Laryngoscope. 2001; 111(9):1599–1602

[6] Keros P. [On the practical value of differences in the level of the lamina cribrosa of the ethmoid]. Z Laryngol Rhinol Otol. 1962; 41:809–813

[7] Lund VJ, Stammberger H, Fokkens WJ, et al. European position paper on the anatomical terminology of the internal nose and paranasal sinuses. Rhinol Suppl. 2014(24):1–34

[8] Martins C, de Alencastro L, Capel A, et al. Anatomy of the nasal cavity and paranasal sinuses. In: Stamm A, ed. Transnasal Endoscopic Skull Base and Brain Surgery. Tips and Pearls. 1st ed. New York, NY: Thieme Medical Publishers; 2012:15–35

[9] Elwany S, Elsaeid I, Thabet H. Endoscopic anatomy of the sphenoid sinus. J Laryngol Otol. 1999; 113(2):122–126

[10] Wang J, Bidari S, Inoue K, Yang H, Rhoton A, Jr. Extensions of the sphenoid sinus: a new classification. Neurosurgery. 2010; 66(4):797–816

[11] Cárdenas E. Orbitotomía superomedial: nuevos límites en el abordaje endonasal expandido transetmoidal. Doctoral thesis. Spain: Universitat de València; 2015

Capítulo 2
Fisiologia Nasal

2.1 Fisiologia Nasal Normal — 13

2.2 Fisiologia Nasal Anormal — 14

2.3 Testes de Fisiologia Nasal — 15

2.4 Conclusão — 15

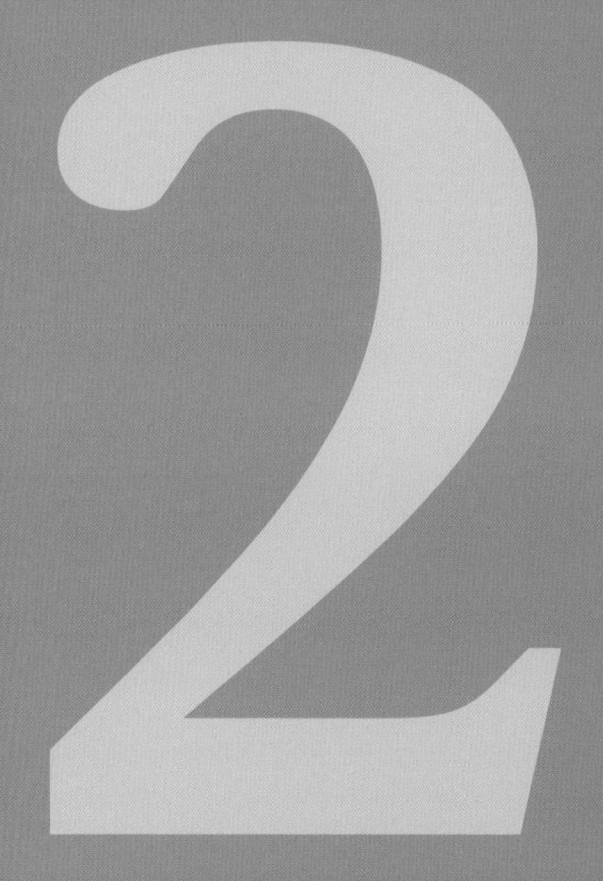

2 Fisiologia Nasal

Jonathan Frankel ▪ Emily Hrisomalos ▪ Steven M. Houser

Resumo

O reparo das perfurações septais não é fácil para o cirurgião. A compreensão minuciosa dos tecidos envolvidos na área cirúrgica é essencial para uma abordagem e cicatrização apropriadas. Este capítulo serve como fundamento para o cirurgião, visando um conhecimento mais amplo posteriormente. O tapete mucoso, incluindo seu funcionamento apropriado e anormal, é importante para essa compreensão, da mesma maneira que para fornecer meios de acessar a função nasal. Os autores discutem a fisiologia nasal normal e anormal, do mesmo modo que mecanismos para mensurar a fisiologia nasal.

2.1 Fisiologia Nasal Normal

2.1.1 Tapete Mucoso e *Clearance* Mucociliar

A mucosa nasal funciona para proteger as vias respiratórias inferiores da inalação de certas matérias, patógenos e alérgenos, através de mecanismos protetores de barreira e bioquímicos. O epitélio pseudoestratificado colunar ciliado das vias respiratórias nasais, também conhecido como *epitélio respiratório*, é composto por células colunares ciliadas e não ciliadas, células caliciformes e células basais. Este epitélio é encontrado nos dois terços posteriores das fossas nasais (posteriormente ao *limen nasi*), e produz um tapete de muco característico e vital para a função do trato respiratório superior (▶ Fig. 2.1).[1]

Características particulares, incluindo tamanho, forma e qualidades aerodinâmicas, determinam o grau de deposição. Partículas menores que 0,5 μm ultrapassam o filtro das vias respiratórias nasais e atingem o sistema respiratório inferior. Partículas maiores são aprisionadas pelos múltiplos mecanismos de filtragem da via respiratória nasal. Das partículas com 1 m, estudos demonstraram que aproximadamente 60% serão depositadas nas fossas nasais. Esta percentagem aumenta ainda mais com o aumento do tamanho da partícula.[1] Múltiplos estudos avaliaram a distribuição das partículas aprisionadas nas fossas nasais, e um sítio de deposição concentrado foi encontrado imediatamente posterior à válvula nasal e ao aspecto anterior da concha nasal média. A válvula interna constitui o ponto de transição do fluxo aéreo laminar para turbulento, após a qual o fluxo é direcionado posteriormente, na direção da concha nasal média.

A produção de mucina pelas células caliciformes deve ser apropriadamente regulada. Uma produção inadequada pode levar ao aprisionamento deficiente de partículas para o *clearance*, enquanto uma sobreprodução pode levar à obstrução nasal e alterar o *clearance*, o que pode, por fim, promover infecções respiratórias recorrentes e persistentes. Este epitélio repousa sobre uma membrana basal que, de forma única para esta localização na fossa nasal, é permeada por capilares, o que permite que fluidos passem diretamente através destes vasos para a superfície mucosa, alterando a consistência do muco.[2]

O tapete mucoso é direcionado pelo movimento ciliar para as paredes laterais da faringe e daí até a entrada do esôfago para ser deglutido. Os cílios batem em uma frequência de 1.000 batimentos por minuto e a velocidade média de transporte de partículas é estimada em 6 mm/min em condições fisiológicas normais.[3] O fluxo de muco constitui uma barreira contra microrganismos, substâncias irritativas e alérgenos. O tapete mucoso é descrito como possuindo duas camadas separadas, a camada interna, ou sol, delgada e movida pelo batimento dos cílios por ela envolvidos, e a camada gel externa, viscosa e rica em glicoproteínas. A delgada camada interna envolve os cílios e impulsiona a camada viscosa sobrejacente posteriormente, sobre a sua superfície. O tapete mucoso sai da fossa nasal, sendo reposto por novas secreções mucosas a cada 10 a 15 minutos, devido a este movimento ciliar.[3,4]

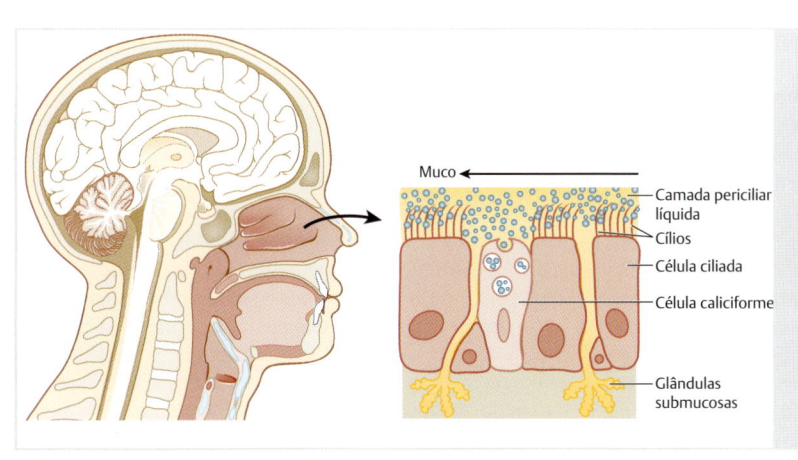

Fig. 2.1 Esquema da mucosa nasal.

2.1.2 Imunidade Inata da Mucosa

Junções firmes e secreções produzidas pelo epitélio respiratório do nariz provêm a proteção mecânica contra patógenos e debris.[5,6] Estes materiais exógenos são tipicamente limpos pelos cílios respiratórios. Entretanto, quando as defesas físicas provêm uma proteção ineficiente, as fossas nasais recorrem a reações inflamatórias. A imunidade inata da mucosa é composta por moléculas-gatilho, como receptores tipo *toll*, que reconhecem padrões moleculares nos patógenos.[6] A ativação dos receptores *toll* deflagra a liberação de citocinas, com subsequente indução de uma resposta imune adaptativa, bem como produção de óxido nítrico (NO).[6] Peptídeos antimicrobianos, incluindo defensinas e catelicidinas, são, então, ativados para destruir diretamente bactérias, vírus e fungos, e potencializar ainda mais a inflamação tecidual.[6,7] A imunidade inata da mucosa é especialmente importante quando a mucosa nasal é fisiologicamente anormal, e não consegue eliminar substâncias exógenas através do *clearance* ciliar.

2.1.3 Sensibilidade/Inervação Nasal

Os músculos da mímica envolvendo o nariz externo são inervados pelo nervo facial, enquanto a função sensorial é provida por ramos das divisões oftálmica e maxilar do nervo trigêmeo. A sensibilidade das fossas nasais e do septo nasal é largamente provida pela divisão maxilar do nervo trigêmeo, nomeadamente pelo nervo nasopalatino, ramo etmoidal anterior do nervo nasociliar, bem como pelo nervo alveolar anterior superior.[1] Ramos da divisão maxilar apresentam terminações nervosas livres difusamente dispersas pela mucosa nasal, provendo, também, o *input* sensorial pela inalação de irritantes, que pode, reflexamente, levar a mecanismos protetores, tais como esternutações, lacrimejamento e aumento das secreções.[8] Também digno de menção é a contribuição do controle autonômico do fluxo sanguíneo nasal. A estimulação simpática leva a uma redução do fluxo sanguíneo e descongestão, enquanto a atividade parassimpática aumenta o fluxo sanguíneo e a congestão.[1]

2.1.4 Fluxo Aéreo Nasal

O ar inspirado flui ao longo da mucosa nasal, que é, assim, exposta a quantidades variáveis de matéria em partículas. A anatomia nasal intricada e tortuosa das fossas nasais aumenta a área de superfície disponível para esta exposição, o que otimiza a olfação, aquecimento, umidificação e filtração do ar inspirado. O fluxo aéreo atinge sua velocidade máxima ao passar pela válvula nasal interna, na qual variados graus de colapso podem ser observados, com base no teorema do fluxo aéreo de Bernoulli, demonstrando aumento da velocidade e redução da pressão transmural em áreas de calibre reduzido.[4,8,9]

A turbulência aumenta mais ainda o contato com a mucosa nasal dos estimados 14.000 litros de ar inspirado que passam em média através das fossas nasais.[8,10]

Foi demonstrado que o ciclo nasal, primeiramente descrito por Kayser em 1895, está presente em aproximadamente 80% da população. O ciclo refere-se a alterações na resistência da via respiratória e no calibre da passagem nasal que alteram o fluxo aéreo nasal; o ingurgitamento vascular submucoso de um lado contrabalança a descongestão do outro lado. O ciclo ocorre a cada 0,5 a 3 horas.[11] Durante as alterações que levam a uma área transversal ciclicamente alterada, a resistência geral combinada da via respiratória nasal permanece importantemente inalterada. Por vezes, o ciclo nasal pode levar a uma obstrução próxima do total, tanto subjetivamente, quanto ao exame clínico e radiológico. Isso deve ser levado em conta ao se examinar pacientes com queixas de obstrução nasal.[4]

De forma importante, o fluxo aéreo nasal também é afetado por mudanças posturais, esforço físico e hormônios sexuais. O óxido nítrico, atuando como um neurotransmissor, também contribui significativamente para alterações no fluxo aéreo nasal, na frequência dos batimentos ciliares e na produção de muco. O aumento do fluxo aéreo leva à redução na concentração de óxido nítrico nas fossas nasais, a um aumento na concentração de óxido nítrico no trato respiratório inferior e a uma redução na frequência dos batimentos ciliares.[1]

2.2 Fisiologia Nasal Anormal

2.2.1 Distúrbios do Transporte Mucociliar

Existe uma grande variedade de causas congênitas e adquiridas de disfunções do transporte mucociliar. Disfunções ciliares podem ser herdadas, como na discinesia ciliar primária (PCD). Na PCD, os batimentos ciliares se encontram reduzidos ou ausentes, resultando em prejuízo da escada rolante mucociliar.[12] Pacientes com fibrose cística apresentam função e estrutura ciliar normais, mas anormalidades nos reguladores da condutância transmembrana na fibrose cística resultam em disfunção do transporte de sódio e cloreto, com subsequente desidratação do líquido pericelular. Neste ambiente desidratado, a função ciliar é prejudicada pelo aumento da viscosidade do muco, e os cílios são incapazes de remover suficientemente resíduos (*debris*) e patógenos infecciosos.[13]

2.2.2 Infecção e Inflamação

Agentes infecciosos e exposições ambientais também podem interferir no transporte mucociliar. Por exemplo, o edema inflamatório observado nas rinossinusites agudas prejudica o fluxo aéreo nasal normal e limita a drenagem pelo óstio sinusal.[14] O edema pode, assim, criar um ambiente no qual o muco se encontra estagnado e resíduos (debris) e patógenos não podem ser eficientemente removidos. Tipicamente, vírus são os patógenos desencadeadores das rinossinusites. Os agentes virais mais comuns causadores de rinossinusites incluem rinovírus, coronavírus, vírus influenza, vírus respiratório sincicial e vírus parainfluenza.[15] As consequentes vasodilatação e aumento da permeabilidade vascular causadas pela infecção viral resultam em obstrução nasal e rinorreia.[15] A remoção prejudicada de outros patógenos pode complicar o quadro do paciente, com o desenvolvimento de uma rinossinusite bacteriana.[16-18] Tipicamente, as bactérias responsáveis predominantes são *Streptococcus pneumoniae*, *Haemophilus influenzae* ou *Moraxella catharralis*.[18] Mais recentemente, acredita-se que o *Sta-*

phylococcus aureus contribua nas infecções agudas em 8 a 11% dos casos.[19] Infecções fúngicas também devem ser consideradas como um patógeno inicial ou concorrente em potencial.

2.2.3 Exposição a Agentes Ciliotóxicos

Demonstrou-se que drogas administradas sistemicamente e localmente no nariz apresentam efeitos ciliotóxicos, tais como betabloqueadores, anestésicos locais, anti-histamínicos e conservantes lipofílicos adicionados a medicamentos nasais.[20] Estes agentes limitam o *clearance* ciliar de *debris*, alérgenos e patógenos, podendo comprometer este tão importante mecanismo de defesa. Por outro lado, alguns fármacos, como drogas colinérgicas e beta-adrenérgicas podem, de fato, estimular a função ciliar.[20]

Não é surpresa que a exposição a vários agentes ambientais possa também inibir a função ciliar. A fumaça de tabaco, em particular, apresenta efeitos detrimentais no *clearance* mucociliar através de vários mecanismos. A fumaça do tabaco é diretamente ciliotóxica; ela aumenta a produção de muco devido à hiperplasia das células caliciformes, resultando em ativação de uma cascata inflamatória no trato respiratório.[21]

2.3 Testes de Fisiologia Nasal

2.3.1 Rinomanometria

A rinomanometria é o método mais comumente utilizado de medida do fluxo aéreo nasal. O fluxo aéreo é medido em um diferencial fixo de pressão, utilizando um sensor de pressão. O sítio de posicionamento do sensor, na narina anterior contralateral *versus* nasofaringe, distingue as técnicas anterior e posterior, respectivamente. Em uma outra técnica, conhecida como *rinomanometria pós-nasal*, o sensor é posicionado na orofaringe, medindo a resistência nasal combinada de ambas as passagens. O fluxo aéreo no lado testado é medido por um sensor de fluxo contido em uma máscara facial. Os resultados são apresentados em uma curva de pressão-fluxo. Estes testes são mais comumente realizados como medidas ativas, o que significa que as medidas tomadas correspondem aos esforços respiratórios do próprio paciente; entretanto, também existem testes passivos, conduzidos por uma bomba respiratória.[22]

2.3.2 Rinometria Acústica

A rinometria acústica, desenvolvida em 1989 por Hilberg *et al.*, permite a plotagem de um perfil bidimensional da anatomia nasal através da geração de reflexões de ondas sonoras, permitindo, assim, o acesso ao volume intranasal ou de uma área transversal.[22] As ondas acústicas são enviadas para o interior das fossas nasais através de uma peça nasal anterior e são refletidas de volta para um microfone, após entrar em contato com as estruturas nasais. Os resultados são mostrados em gráficos, em termos de distâncias a partir da peça nasal. Duas áreas distintas de interesse são incisuras que representam o ângulo da válvula e a cabeça anterior da concha nasal inferior. Como esperado, o nível de congestão nasal influencia significativamente estas medidas. De importante lembrança é a lei de Poiseuille, que determina que o fluxo aéreo é diretamente proporcional à quarta potência do raio, o que ilustra que alterações aparentemente mínimas no calibre da fossa nasal podem afetar profundamente o fluxo aéreo.[23] Variações de 10 a 16% no mesmo paciente indicam uma reprodutibilidade relativa.[4] Os resultados foram correlacionados com estudos radiológicos, sendo demonstrada a sua acurácia para a medida das fossas nasais anteriores, particularmente da válvula nasal.[23]

2.3.3 Transporte Mucociliar

O transporte mucociliar pode ser medido *in vivo* por uma variedade de testes clínicos. Estes testes apresentam um alto grau de sensibilidade, podendo ser utilizados para descartar PCD. Entretanto, eles têm uma especificidade relativamente baixa, e resultados anormais devem ser acompanhados por investigações adicionais. O teste da sacarina envolve a medida do tempo necessário para que o gosto da sacarina colocada sobre a cabeça anterior da concha nasal inferior seja sentido pelo paciente. A endoscopia nasal pode suplementar este teste corando-se a sacarina com azul de metileno e observando a migração da sacarina.[24,25] Partículas de tecnécio radioativo 99 m (^{99m}Tc) também podem ser colocadas na concha inferior ou no septo nasal e seguidas por uma câmera gama, para identificar o tempo que a radioatividade leva para ser eliminada da fossa nasal.[26] Testes nucleares para transporte mucociliar são mais caros e realizados por um número limitado de instituições.[27] A atividade ciliar também pode ser estudada *in vitro* através da observação de uma peça biopsiada da mucosa nasal com microscopia de contraste de fase, avaliando-se a presença e a coordenação dos movimentos ciliares.[27]

2.3.4 Atividade Ciliar

A função ciliar pode similarmente ser estudada *in vivo* e *in vitro*. A espectroscopia de dispersão a *laser* pode estudar diretamente a frequência e a sincronia dos movimentos ciliares através da medida do efeito Doppler da luz dispersa.[28] Escovados ou biopsias dos cílios, tipicamente coletados nas conchas inferiores ou médias, podem ser estudados com fotometria de alta velocidade para quantificar a frequência dos batimentos ciliares.[27] A medida do óxido nítrico nasal é uma técnica não invasiva que pode sugerir PCD, mas apresenta sensibilidade e especificidade relativamente baixas.[27] Adicionalmente, análises genéticas e avaliação de culturas de células não medem diretamente a atividade ciliar, mas podem ser utilizadas para detectar PCD.[27]

2.4 Conclusão

A fisiologia nasal é uma complexa interação entre elementos mucosos ativos. Aberrações na função da mucosa podem ocorrer, podendo ser estudadas através de vários testes. A compreensão minuciosa da fisiologia nasal irá beneficiar o cirurgião em sua preparação para realizar o reparo de uma perfuração septal.

Referências

[1] Van Cauwenberge P, Sys L, De Belder T, Watelet JB. Anatomy and physiology of the nose and the paranasal sinuses. Immunol Allergy Clin North Am. 2004; 24(1):1–17

[2] Munzel M. The permeability of intercellular spaces of the nasal mucosa. J Laryngol Rhinol Otol. 1974; 51:794–798

[3] Ganesan S, Comstock AT, Sajjan US. Barrier function of airway tract epithelium. Tissue Barriers. 2013; 1(4):e24997

[4] Boek WM, Graamans K, Natzijl H, van Rijk PP, Huizing EH. Nasal mucociliary transport: new evidence for a key role of ciliary beat frequency. Laryngoscope. 2002; 112(3):570–573

[5] Abbas AK, Lichtman A, Pillai S. Specialized Immunity at Epithelial Barriers and in Immune Privileged Tissues. Cellular and Molecular Immunology. 8th ed. Elsevier; 2015

[6] Baroody FM, Naclerio RM. Allergy and immunology of the upper airway. Cummings Otolaryngology 2014;38:593–625.e10

[7] Dieffenback CW, Tramont EC, Plaeger SF. Innate (general or nonspecific) host defense mechanisms. Mandell, Douglas, and Bennett's Principles and Practice of Infectious Diseases. Vol. 4. Saunders (an imprint of Elsevier); 2015:26–33.e2

[8] Jones N. The nose and paranasal sinuses physiology and anatomy. Adv Drug Deliv Rev. 2001; 51(1–3):5–19

[9] Kern EB. Surgery of the Face and Neck: Proceedings of the Second International Symposium. Vol. 2. New York, NY: Grune and Stratton; 1977:43–59

[10] Cole P. Modification of inspired air. In: Proctor DR, Andersen I, eds. The Nose, Upper Airway Physiology, and the Atmospheric Environment. Amsterdam, The Netherlands: Elsevier Biomedical Press; 1982:351–375

[11] Eccles R. Nasal airflow in health and disease. Acta Otolaryngol. 2000; 120(5):580–595

[12] Bush A, Chodhari R, Collins N, et al. Primary ciliary dyskinesia: current state of the art. Arch Dis Child. 2007; 92(12):1136–1140

[13] Treacy K, Tunney M, Elborn JS, et al. Mucociliary clearance in cystic fibrosis: physiology and pharmacological treatments. Paediatr Child Health. 2011; 21(9):425–430

[14] Benninger MS, Stokken, Janalee K. Acute rhinosinusitis: pathogenesis, treatment, and complications. Cummings Otolaryngology 2015 Jan 2:724–730.e2

[15] Heikkinen T, Järvinen A. The common cold. Lancet. 2003; 361(9351):51–59

[16] Fokkens WJ, Lund VJ, Mullol J, et al. EPOS 2012: European position paper on rhinosinusitis and nasal polyps 2012. A summary for otorhinolaryngologists. Rhinology. 2012; 50(1):1–12

[17] Benninger M, Brook I, Farrell DJ. Disease severity in acute bacterial rhinosinusitis is greater in patients infected with Streptococcus pneumoniae than in those infected with Haemophilus influenzae. Otolaryngol Head Neck Surg. 2006; 135(4):523–528

[18] Brook I, Gober AE. Frequency of recovery of pathogens from the nasopharynx of children with acute maxillary sinusitis before and after the introduction of vaccination with the 7-valent pneumococcal vaccine. Int J Pediatr Otorhinolaryngol. 2007; 71(4):575–579

[19] Payne SC, Benninger MS. Staphylococcus aureus is a major pathogen in acute bacterial rhinosinusitis: a meta-analysis. Clin Infect Dis. 2007; 45(10):e121–e127

[20] Hermens WA, Merkus FW. The influence of drugs on nasal ciliary movement. Pharm Res. 1987; 4(6):445–449

[21] Behr J, Nowak D. Tobacco smoke and respiratory disease. WORLD. 2002; 58(44):9

[22] Hilberg O, Jackson AC, Swift DL, Pedersen OF. Acoustic rhinometry: evaluation of nasal cavity geometry by acoustic reflection. J Appl Physiol (1985). 1989; 66(1):295–303

[23] Cakmak O, Coşkun M, Celik H, Büyüklü F, Ozlüoğlu LN. Value of acoustic rhinometry for measuring nasal valve area. Laryngoscope. 2003; 113(2):295–302

[24] Andersen I, Camner P, Jensen PL, Philipson K, Proctor DF. A comparison of nasal and tracheobronchial clearance. Arch Environ Health. 1974; 29(5):290–293

[25] Andersen I, Proctor DF. Measurement of nasal mucociliary clearance. Eur J Respir Dis Suppl. 1983; 127:37–40

[26] De Boeck K, Proesmans M, Mortelmans L, Van Billoen B, Willems T, Jorissen M. Mucociliary transport using 99mTc-albumin colloid: a reliable screening test for primary ciliary dyskinesia. Thorax. 2005; 60(5):414–417

[27] Pallanch J, Jorissen M. Objective assessment of nasal function. Cummings Otolaryngology. 4th ed. Vol. 40. 644–657

[28] Svartengren K, Wiman LG, Thyberg P, Rigler R. Laser light scattering spectroscopy: a new method to measure tracheobronchial mucociliary activity. Thorax. 1989; 44(7):539–547

Capítulo 3

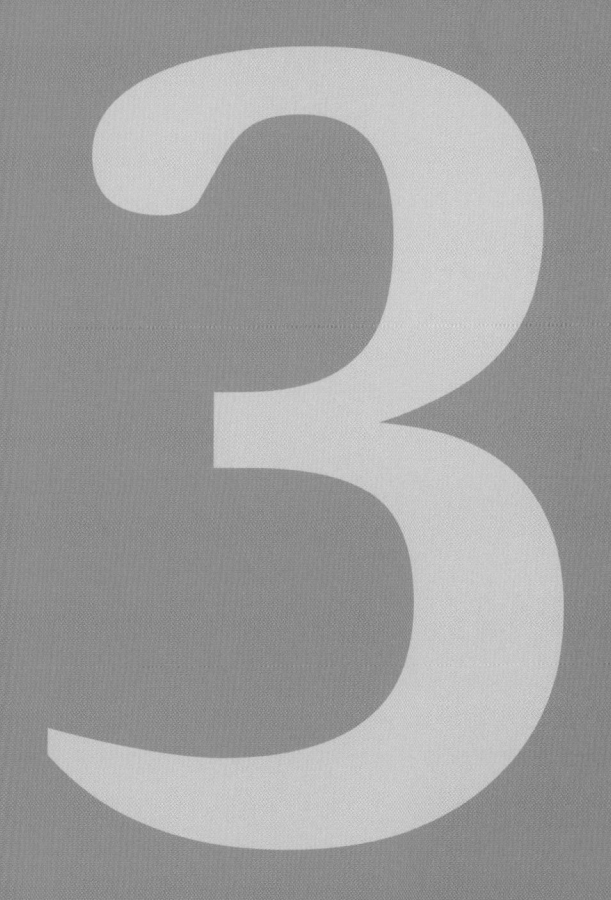

Vascularização do Septo Nasal e da Parede do Nariz

3.1 Introdução 19

3.2 Ramos da Artéria Maxilar (*Arteria Maxillaris*) 19

3.3 Ramos da Artéria Facial (*Arteria Facialis*) 22

3.4 Ramos da Artéria Oftálmica (*Arteria Ophthalmica*) 23

3 Vascularização do Septo Nasal e da Parede do Nariz

Juan R. Gras-Cabrerizo ▪ Juan Ramón Gras Albert ▪ Elena Garcia-Garrigós ▪ Humbert Massegur-Solench

Resumo

O septo e a parede nasais são irrigados por ramos tanto do sistema carotídeo externo quanto do interno. A artéria carótida externa participa através das artérias maxilar e facial, enquanto a artéria carótida interna irriga a cavidade nasal através das artérias etmoidais, que se originam das artérias oftálmicas.
Os ramos principais da artéria maxilar são a artéria esfenopalatina, a artéria alveolar superior posterior, a artéria infraorbital (IOA), a artéria palatina descendente e as artérias palatinas maiores, bem como as artérias do forame redondo, do canal pterigóideo e o ramo faríngeo (PB).
A artéria labial superior (SLA) e a artéria nasal lateral (LNA) surgem a partir da artéria facial e enviam ramos para o vestíbulo, septo nasal e cabeça da concha nasal inferior.

3.1 Introdução

A cavidade nasal possui uma rica rede vascular. A vascularização do septo e parede lateral nasais inclui vasos originados da artéria carótida externa (artérias maxilar e facial) e interna (artéria oftálmica).

3.2 Ramos da Artéria Maxilar (*Arteria Maxillaris*)

A artéria maxilar (MA) é um dos dois principais ramos terminais da artéria carótida externa. Ela se localiza posteriormente ao colo da mandíbula e passa lateral ou medialmente ao músculo pterigóideo lateral até chegar à fossa pterigopalatina (PF) através da fissura pterigopalatina (segmento pterigopalatino) (▶ Fig. 3.1). Na PF, a MA e seus ramos se localizam anteriormente em relação aos elementos neurais. A partir da PF, diferentes ramos suprem a órbita, a cavidade nasal, a nasofaringe, o seio cavernoso e o canal carotídeo. Em alguns casos, ramos do primeiro segmento da MA (segmento mandibular) podem suprir a nasofaringe através dos seus ramos extracranianos (as artérias meníngea média e meníngea acessória).

3.2.1 Artéria Esfenopalatina (*Arteria Sphenopalatina*)

Trata-se do ramo terminal da MA, que emerge da porção superomedial da PF e penetra na cavidade nasal pelo forame esfenopalatino. Esse forame está usualmente localizado no meato superior, embora também possa ser encontrado no meato médio ou na transição entre esses dois meatos, de acordo com sua localização acima ou abaixo da crista etmoidal. Esse marco anatômico é uma ótima referência óssea para se localizar a artéria esfenopalatina, uma vez que esta é imediatamente posterior à crista (▶ Fig. 3.2).

A artéria esfenopalatina emite dois ramos principais, a artéria nasal posterior lateral (PLNA) e a artéria septal posterior (PSA),[1,2] podendo se dividir em um ou dois troncos medialmente à crista etmoidal, antes ou depois de passar pelo forame esfenopalatino. Raramente, é possível identificar mais de dois troncos.[1,3] A PLNA supre a região da parede nasal lateral, emitindo ramos para a concha inferior (artéria turbinal inferior), concha média (artéria turbinal média), para a mucosa da fontanela e para a mucosa do seio maxilar[4] (▶ Fig. 3.3 e ▶ Fig. 3.4). Em aproximadamente 20% dos casos, essa artéria supre a concha superior.[5] A artéria turbinal inferior penetra em um canal ósseo e corre em direção anterior ao longo da concha. Ela usualmente emite dois

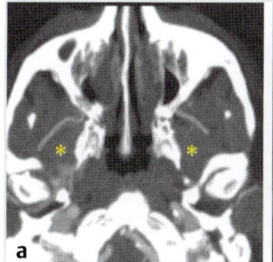

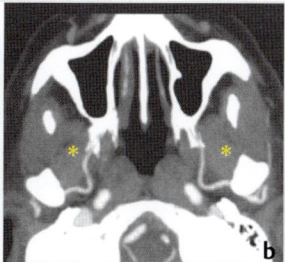

Fig. 3.1 Corte axial de angiotomografia computadorizada com intensidade máxima de projeção: a artéria maxilar atravessa lateral (**a**) e medialmente (**b**) para o músculo pterigóideo lateral (*).

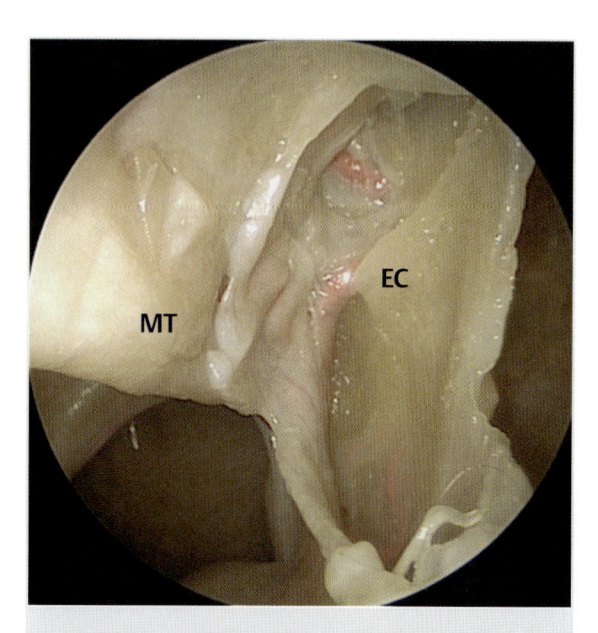

Fig. 3.2 Crista etmoidal (EC) na fossa nasal esquerda. Os dois ramos principais da artéria esfenopalatina são posteriores a esta crista. MT, concha nasal média.

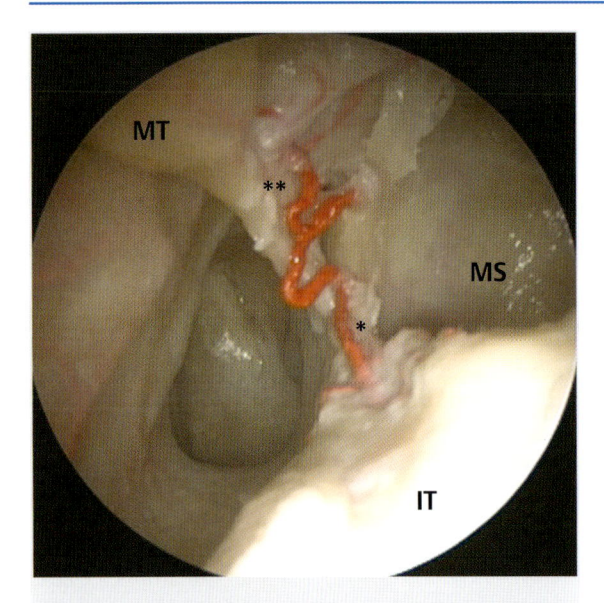

Fig. 3.3 A artéria nasal posterior lateral na fossa nasal esquerda emite a artéria da concha nasal inferior (IT) (*) e a artéria da concha nasal média (MT) (**). MS, seio maxilar.

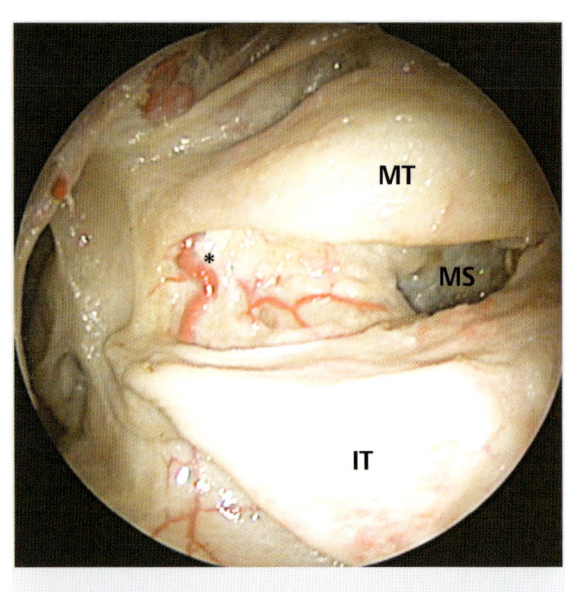

Fig. 3.4 A artéria nasal posterior lateral na fossa nasal esquerda emite ramos para a mucosa da fontanela e seio maxilar (MS)(*). IT, concha nasal inferior; MT, concha nasal média.

ramos terminais, no interior ou adjacente ao osso, suprindo a mucosa da concha nasal (▶ Fig. 3.5). A artéria emite vários pequenos ramos para o seio maxilar e o complexo etmoidal. A artéria da concha nasal média emite vários ramos, alguns dos quais correm ao longo da superfície medial da concha, enquanto os outros ramos suprem a superfície lateral da concha e o complexo etmoidal anterior (ver ▶ Fig. 3.3).

A PSA atravessa a parede anterior do seio esfenoidal em um plano subperióstico, entre a coana e o óstio esfenoidal. Na maioria dos casos, a artéria se bifurca em ramos superior e inferior (▶ Fig. 3.6). Nessa área, ela supre a concha nasal superior (artéria turbinal superior), o seio esfenoidal e o complexo etmoidal posterior. A artéria turbinal superior pode emergir da divisão superior da PSA ou diretamente do tronco da PSA.[6] A PSA se ramifica no septo nasal, irrigando os dois terços inferiores. A extremidade distal do ramo inferior da PSA, artéria nasopalatina, vasculariza a área septal inferior e termina no canal incisivo, onde se anastomosa com a artéria palatina maior (GPA).[1,2] Além disso, a PSA apresenta anastomoses na área septal com as artérias etmoidais e com ramos da SLA (▶ Fig. 3.7).

3.2.2 Artéria Alveolar Superior Posterior (*Arteria Alveolaris Superior Posterior*)

A artéria alveolar superior posterior (PSAA) representa usualmente o primeiro ramo do segmento pterigopalatino da MA. Ela corre próxima ao periósteo da convexidade da tuberosidade maxilar e se divide em dois ramos: um vaso lateral descendente (ramo dentário) e um vaso interno (ramo peridentário). Esse ramo interno perfura a tuberosidade da maxila e possui curso endósteo, suprindo a mucosa do seio maxilar e se anastomosando com a IOA[2,4,7] (▶ Fig. 3.8).

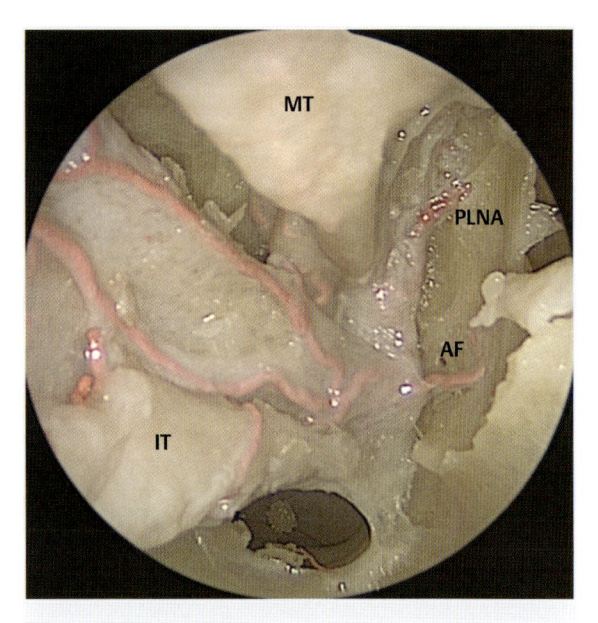

Fig. 3.5 Dois ramos terminais ao longo da concha nasal inferior na fossa nasal esquerda. AF, forame acessório; IT, concha nasal inferior; MT, concha nasal média; PLNA, artéria nasal posterior lateral.

3.2.3 Artéria Infraorbital (*Arteria Infraorbitalis*)

A artéria infraorbital (IOA) se origina da MA ou de um tronco comum com a PSAA. A artéria penetra no seio maxilar através da fissura orbital inferior. Ela corre no sulco infraorbital, que, então, torna-se um canal infraorbital, e emerge através do forame infraorbital (ver ▶ Fig. 3.8). Através de uma antrostomia média

Vascularização do Septo Nasal e da Parede do Nariz

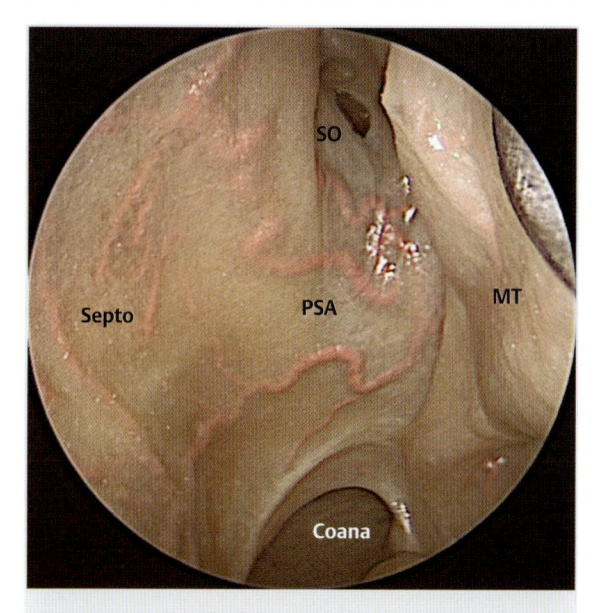

Fig. 3.6 A artéria septal posterior (PSA) atravessa entre a coana e o óstio esfenoidal (SO) na fossa nasal esquerda. A artéria se bifurca em ramos superior e inferior.
MT, concha nasal média.

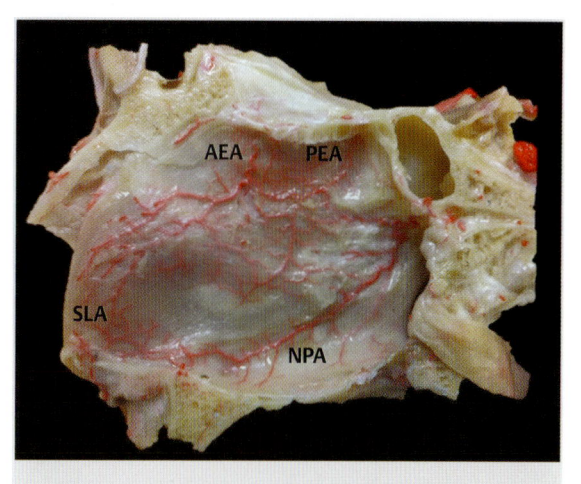

Fig. 3.7 Vascularização do septo nasal. AEA, artéria etmoidal anterior; NPA, artéria nasopalatina; PEA, artéria etmoidal posterior; SLA, artéria labial superior.

ampla, ou de um óstio acessório, pode-se observar a artéria correndo anterolateralmente no teto do seio maxilar (▶ Fig. 3.9). No canal infraorbital, ela emite ramos para a mucosa do teto e das paredes medial e anterior do seio maxilar (artérias alveolares superiores anteriores). No forame infraorbital, ela pode se anastomosar com a SLA e com a artéria nasal dorsal (ramo terminal da artéria oftálmica).[4,7-9]

3.2.4 Artéria Palatina Descendente e Artéria Palatina Maior (*Arteria Palatine Descendens* e *Arteria Palatine Major*)

A artéria palatina descendente (DPA) origina-se da porção profunda da PF. Ela se localiza anterior e medialmente ao canal infraorbital e desce de forma ligeiramente oblíqua através do canal palatino maior (▶ Fig. 3.10). Na sua rota descendente até o palato duro, ela pode emitir alguns pequenos ramos. Em cerca de 5 a 13% dos casos, um forame acessório pode ser encontrado no osso palatino desse canal. Ele é inferior e menor do que o forame esfenopalatino, sendo atravessado por um pequeno vaso para a concha inferior, oriundo da DPA[3,10,11] (ver ▶ Fig. 3.5). A DPA passa, então, através do forame palatino maior para a área posterior do palato duro. Nessa jornada, a artéria tem seu nome mudado para artéria palatina maior (GPA). Ela supre o assoalho da cavidade nasal, o seio maxilar e se anastomosa com a artéria nasopalatina para suprir o septo nasal.

3.2.5 Artéria do Forame Redondo

Os três ramos posteriores da MA distal são, de superolateral a inferomedial, a artéria do forame redondo (AFR), a artéria do canal pterigóideo e a artéria pte-

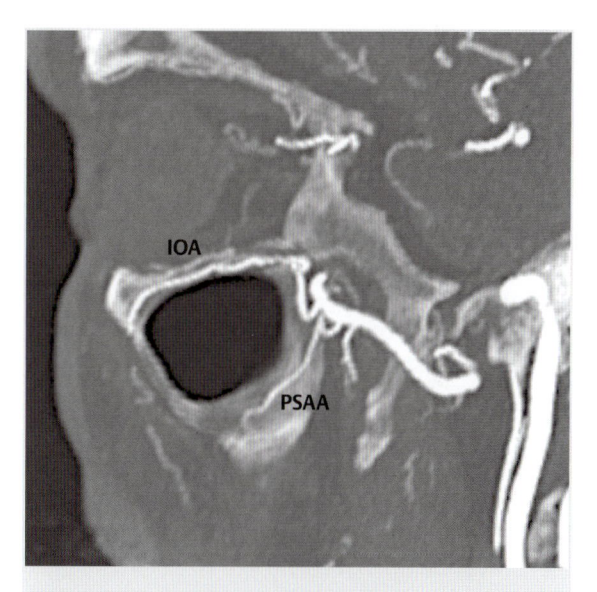

Fig. 3.8 Corte sagital de angiotomografia computadorizada com máxima intensidade de projeção. A artéria infraorbital (IOA) corre ao longo do teto do seio maxilar e a artéria alveolar superior posterior (PSAA) corre na parede lateral do seio maxilar.

rigovaginal. Para se localizar essas estruturas vasculares, deve-se dissecar posterior e superiormente ao forame esfenopalatino. A AFR corre ao longo do nervo maxilar e penetra no forame redondo. A artéria supre o teto da nasofaringe. Ela pode se anastomosar com o tronco inferolateral do segmento cavernoso da artéria carótida interna.[12]

3.2.6 Artéria do Canal Pterigóideo ou Artéria Vidiana (*Arteria Canalis Pterygoidei*)

O resto do primeiro arco aórtico é chamado artéria mandibular primitiva ou artéria vidiana (VA) nos adultos. Ela

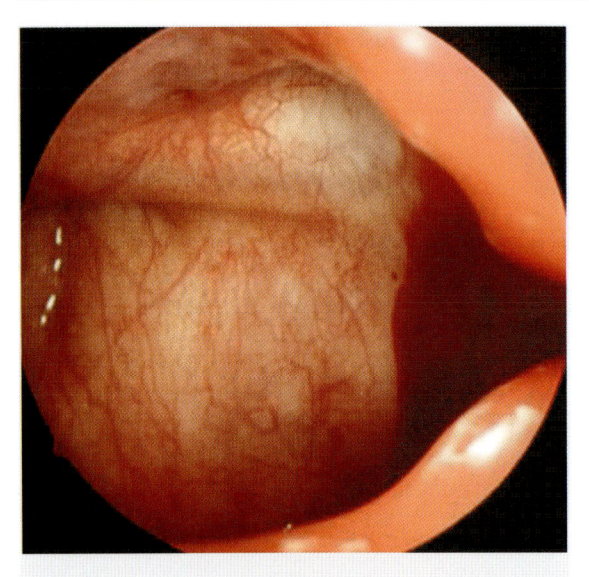

Fig. 3.9 O canal infraorbital observado através de uma antrostomia de meato médio.

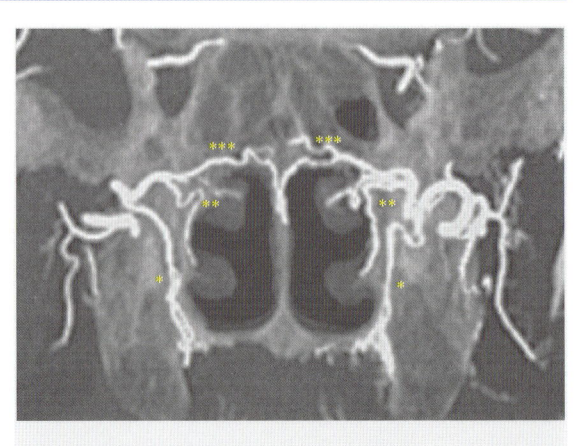

Fig. 3.10 Corte coronal de angiotomografia computadorizada com máxima intensidade de projeção. A artéria palatina descendente (DPA) desce pelo canal palatino maior (*). Pode-se notar a bifurcação da artéria esfenopalatina. A artéria nasal posterior lateral (PLNA)(**) emite ramos para as conchas nasais inferiores e médias e a artéria septal posterior (PSA) corre ao longo da coana (***).

emerge do interior da PF e passa posteriormente através do canal pterigóideo até o forame lacerado (artéria carótida interna petrosa) (▶ Fig. 3.11). Em 30% dos casos, a VA pode, inversamente, emergir da artéria carótida interna até a PF.[13] Ela supre a mucosa da PF, da nasofaringe e da tuba auditiva. Ela participa de uma rede vascular anastomótica complexa, juntamente com as artérias meníngeas, as artérias palatinas ascendentes e descendentes e a artéria faríngea ascendente.[12,13]

3.2.7 Ramo Faríngeo ou Artéria Pterigovaginal (*Ramus Pharyngeus*)

O ramo faríngeo (FB) tem origem próxima à VA ou forma com ela um tronco comum. Então, passa pelo canal palatovaginal e supre o aspecto posterior do teto da nasofaringe, a porção posterior da coana, o seio esfenoidal e a tuba auditiva (ver ▶ Fig. 3.11). Em alguns casos, a artéria emerge diretamente da PSA e não da MA. Pode haver uma artéria anastomótica entre a MA e a artéria faríngea ascendente ou artéria palatina ascendente.[6,14]

3.3 Ramos da Artéria Facial (*Arteria Facialis*)

3.3.1 Artéria Labial Superior (*Arteria Labialis Superior*)

A artéria labial superior (SLA) se origina da artéria facial próximo à terminação lateral da fissura oral. Ela passa entre o músculo orbicular da boca e a mucosa, vascularizando o lábio. Ramos septais ascendem verticalmente e suprem a columela, o septo membranoso e a(s) área(s) anterior(es) do septo (ver ▶ Fig. 3.7). Em aproximadamente metade dos casos, ela corre como um tronco único

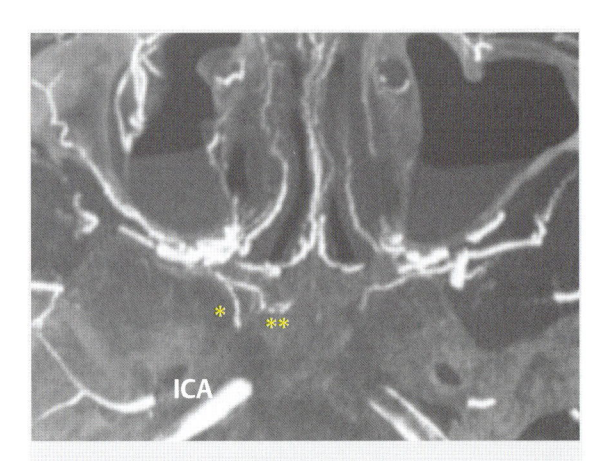

Fig. 3.11 Corte axial de angiotomografia computadorizada com máxima intensidade de projeção. A artéria vidiana (*) passa através do canal pterigóideo, desde a fossa pterigopalatina até a artéria carótida interna petrosa (ICA). O ramo faríngeo (**) corre pelo teto da nasofaringe.

e ramificada em outros casos.[2,15] Em 1 a 7% dos casos, a SLA está ausente, e a artéria facial termina como um ramo rudimentar.[16,17]

3.3.2 Artéria Nasal Lateral (*Arteria Lateralis Nasi*)

A artéria nasal lateral (LNA) pode emergir da SLA ou diretamente da artéria facial. Ela é a principal artéria supridora da área alar, da ponta nasal e do vestíbulo nasal.[15] Alguns ramos da SLA ou da LNA podem não vascularizar somente o vestíbulo e o septo nasais, mas também atingir a cabeça da concha nasal inferior (▶ Fig. 3.12).

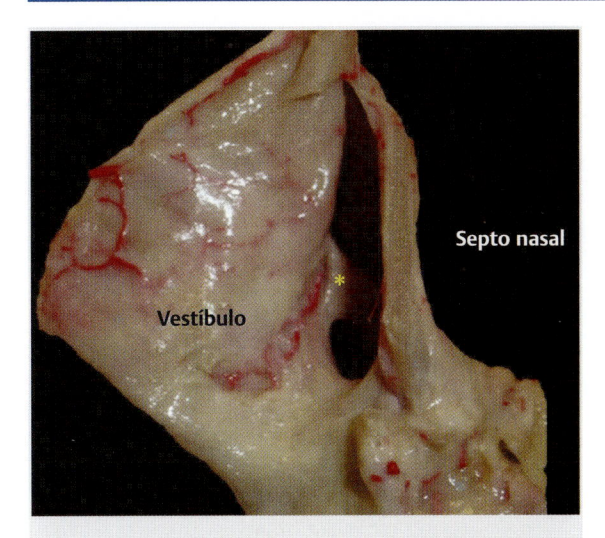

Fig. 3.12 Vestíbulo nasal direito. Ramos da artéria nasal lateral (LNA) e artéria labial superior (SLA) suprindo o vestíbulo nasal e a cabeça da concha nasal inferior (*).

Fig. 3.13 Origem intraorbital das artérias etmoidais na fossa nasal esquerda. Trajeto da artéria etmoidal anterior (*). Trajeto da artéria etmoidal posterior (**).
MRM, músculo reto medial; OA, artéria oftálmica; SOM, músculo oblíquo superior.

3.4 Ramos da Artéria Oftálmica (Arteria Ophthalmica)

As artérias etmoidais (*arteria ethmoidalis anterior* e *arteria ethmoidalis posterior*) emergem da artéria oftálmica em seu trajeto intraorbital. A artéria etmoidal anterior (AEA) passa através do músculo oblíquo superior e do músculo reto medial, realizando uma curvatura antes de se posicionar no teto do etmoide. A artéria etmoidal posterior (PEA) corre superiormente ao músculo oblíquo superior (▶ Fig. 3.13). Em 14 a 16% dos casos, a PEA pode se originar de um tronco comum com a artéria supraorbital.[18] Ambas as artérias etmoidais chegam até o teto do complexo etmoidal pelos forames etmoidais, através da lâmina papirácea. A AEA e a PEA correm ao longo do teto do etmoide no sentido lateral para o medial, chegando até a lamela lateral da lâmina cribriforme (▶ Fig. 3.14). Dependendo da pneumatização do teto do etmoide, as artérias etmoidais podem ser mais ou menos evidentes. A protuberância do canal arterial é usualmente mais evidente para a AEA do que para o canal posterior. A AEA possui um trajeto oblíquo, o que permite a identificação de um bico na lâmina papirácea. O comprimento médio do canal etmoidal anterior é de cerca de 8,5 mm, com um ângulo de 37° na base do crânio.[19] Em alguns casos, a AEA pode apresentar um mesentério suspenso a partir da base do crânio, que pode ser deiscente inferiormente. O canal etmoidal posterior encontra-se usualmente embutido na base do crânio, sendo, consequentemente, menos identificável. O comprimento médio do canal etmoidal posterior é de cerca de 7,1 mm, com um ângulo de aproximadamente 7,1° na base do crânio.[19] A porção mais superior da lamela basal da bolha etmoidal constitui o marco anatômico para identificação da AEA. Na maioria dos casos, a AEA localiza-se posteriormente a essa parede. A PEA atravessa o teto do etmoide por um canal anterior à inserção superior da parede anterior do seio esfenoidal. A distância média entre a AEA e a PEA é de cerca de 10 a 12 mm, sendo essa noção importante nas abordagens cirúrgicas para considerar a proximidade da PEA do nervo óptico, em torno de 4 a 7 mm, posteriormente[1,19] (▶ Fig. 3.15). Da AEA emerge a artéria meníngea anterior, que penetra intracranialmente abaixo da dura-máter e desce através da lâmina cribriforme, suprindo a porção anterior superior do septo (ramos septais anteriores) e as células etmoidais anteriores, os seios frontais e a concha nasal média (ramos nasais anteriores laterais)[2] (ver ▶ Fig. 3.7).

A AEA pode estar ausente unilateralmente em 7 a 14% dos casos e bilateralmente em 2%. Nestes casos, um ramo da PEA[20,21] fornece a vascularização. A PEA supre a dura-máter acima da lâmina cribriforme através de um ramo meníngeo, e as células etmoidais posteriores, concha nasal superior e área posterior superior do septo nasal através de ramos nasais. Entre 25 a 42% dos casos é possível encontrar uma artéria etmoidal média (MEA), e em 14% dos casos a MEA pode ser bilateral. Ela parece ser menor e mais delgada do que a AEA e se localiza entre as duas artérias etmoidais, usualmente mais próxima à PEA.[22]

O sistema venoso é mais variável e complexo do que o arterial. A drenagem venosa usualmente corre paralelamente ao suprimento arterial. Veias que correm em conjunto com os ramos originados da MA, na região infratemporal e na PF, drenam principalmente para o plexo pterigóideo. Adicionalmente, a veia oftálmica inferior, das glândulas palpebral inferior e lacrimal, podem drenar para o plexo pterigóideo, passando através da fissura orbital inferior.[9] O plexo pterigóideo conecta-se posteriormente com a veia maxilar, que se

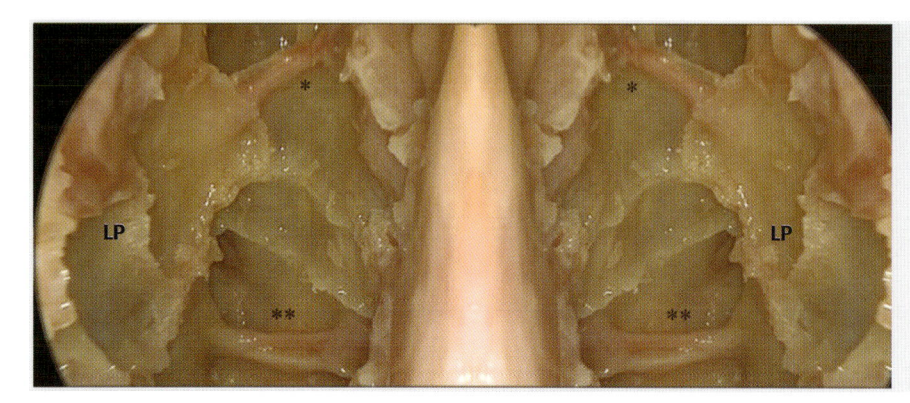

Fig. 3.14 Teto bilateral do complexo etmoidal. Canal etmoidal anterior (*). Canal etmoidal posterior (**). LP, lâmina papirácea.

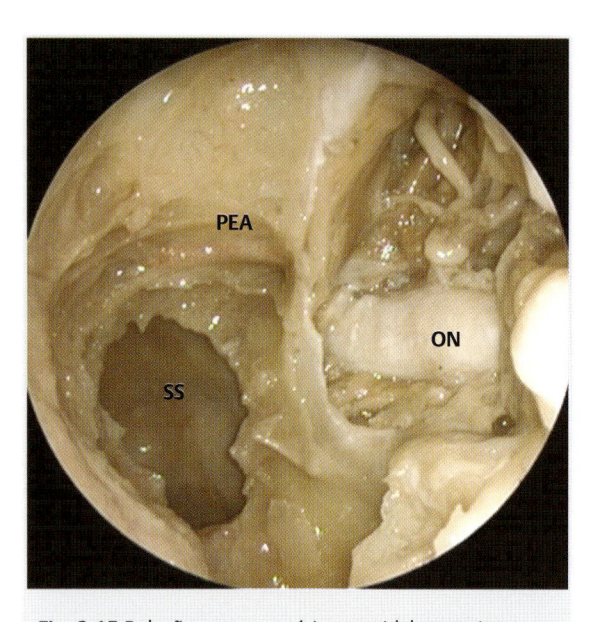

Fig. 3.15 Relação entre a artéria etmoidal posterior (PEA) esquerda e o nervo óptico (ON). Os músculos retos mediais e inferiores foram removidos. SS, seio esfenoidal.

anastomosa com a veia retromandibular. Anteriormente, o plexo comunica-se na face com a veia facial. Portanto, algumas veias emissárias conectam este plexo com os seios cavernosos através de pequenos forames emissários.[2,9] As veias etmoidal e lacrimal drenam para a veia oftálmica superior (SOV), a qual drena para o seio cavernoso através da fissura orbital superior. A veia nasofrontal drena para a veia angular e possui relação com a SOV.

Referências

[1] Lund VJ, Stammberger H, Fokkens WJ, et al. European position paper on the anatomical terminology of the internal nose and paranasal sinuses. Rhinol Suppl. 2014(24):1–34
[2] Dauber W, ed. Feneis: Nomenclatura anatómica ilustrada. 5th ed. Barcelona, Spain: Elsevier Masson; 2007
[3] Gras-Cabrerizo JR, Ademá-Alcover JM, Gras-Albert JR, et al. Anatomical and surgical study of the sphenopalatine artery branches. Eur Arch Otorhinolaryngol. 2014; 271(7):1947–1951
[4] Rosano G, Taschieri S, Gaudy JF, Del Fabbro M. Maxillary sinus vascularization: a cadaveric study. J Craniofac Surg. 2009; 20(3):940–943
[5] Lee HY, Kim HU, Kim SS, et al. Surgical anatomy of the sphenopalatine artery in lateral nasal wall. Laryngoscope. 2002; 112(10):1813–1818
[6] Zhang X, Wang EW, Wei H, et al. Anatomy of the posterior septal artery with surgical implications on the vascularized pedicled nasoseptal flap. Head Neck. 2014
[7] Solar P, Geyerhofer U, Traxler H, Windisch A, Ulm C, Watzek G. Blood supply to the maxillary sinus relevant to sinus floor elevation procedures. Clin Oral Implants Res. 1999; 10(1):34–44
[8] Hayreh SS. Orbital vascular anatomy. Eye (Lond). 2006; 20(10):1130–1144
[9] Drake L, Gray H. Gray's Atlas of Anatomy. 1st ed. Philadelphia, PA: Churchill Livingstone; 2008
[10] Wareing MJ, Padgham ND. Osteologic classification of the sphenopalatine foramen. Laryngoscope. 1998; 108(1 Pt 1):125–127
[11] Padgham N, Vaughan-Jones R. Cadaver studies of the anatomy of arterial supply to the inferior turbinates. J R Soc Med. 1991; 84(12):728–730
[12] Tanoue S, Kiyosue H, Mori H, Hori Y, Okahara M, Sagara Y. Maxillary artery: functional and imaging anatomy for safe and effective transcatheter treatment. Radiographics. 2013; 33(7):e209–e224
[13] Osborn AG. The Vidian artery: normal and pathologic anatomy. Radiology. 1980; 136(2):373–378
[14] Karligkiotis A, Volpi L, Abbate V, et al. Palatovaginal (pharyngeal) artery: clinical implication and surgical experience. Eur Arch Otorhinolaryngol. 2014; 271(10):2839–2843
[15] Pinar YA, Bilge O, Govsa F. Anatomic study of the blood supply of perioral region. Clin Anat. 2005; 18(5):330–339
[16] Loukas M, Hullett J, Louis RG, Jr, et al. A detailed observation of variations of the facial artery, with emphasis on the superior labial artery. Surg Radiol Anat. 2006; 28(3):316–324
[17] Lee SH, Gil YC, Choi YJ, Tansatit T, Kim HJ, Hu KS. Topographic anatomy of the superior labial artery for dermal filler injection. Plast Reconstr Surg. 2015; 135(2):445–450
[18] Erdogmus S, Govsa F. Accurate course and relationships of the intraorbital part of the ophthalmic artery in the sagittal plane. Minim Invasive Neurosurg. 2007; 50(4):202–208

[19] Monjas-Cánovas I, García-Garrigós E, Arenas-Jiménez JJ, Abarca-Olivas J, Sánchez-Del Campo F, Gras-Albert JR. [Radiological anatomy of the ethmoidal arteries: CT cadaver study]. Acta Otorrinolaringol Esp. 2011; 62(5):367–374

[20] Lang J, Schäfer K. [Ethmoidal arteries: origin, course, regions supplied and anastomoses]. Acta Anat (Basel). 1979; 104(2):183–197

[21] Yang YX, Lu QK, Liao JC, Dang RS. Morphological characteristics of the anterior ethmoidal artery in ethmoid roof and endoscopic localization. Skull Base. 2009; 19(5):311–317

[22] Wang L, Youseef A, Al Qahtani AA, et al. Endoscopic anatomy of the middle ethmoidal artery. Int Forum Allergy Rhinol. 2014; 4(2):164–168

Capítulo 4
Etiologia das Perfurações Nasais

4.1 Introdução	29
4.2 Patogênese	29
4.3 Etiologia	29
4.4 Conclusão	32

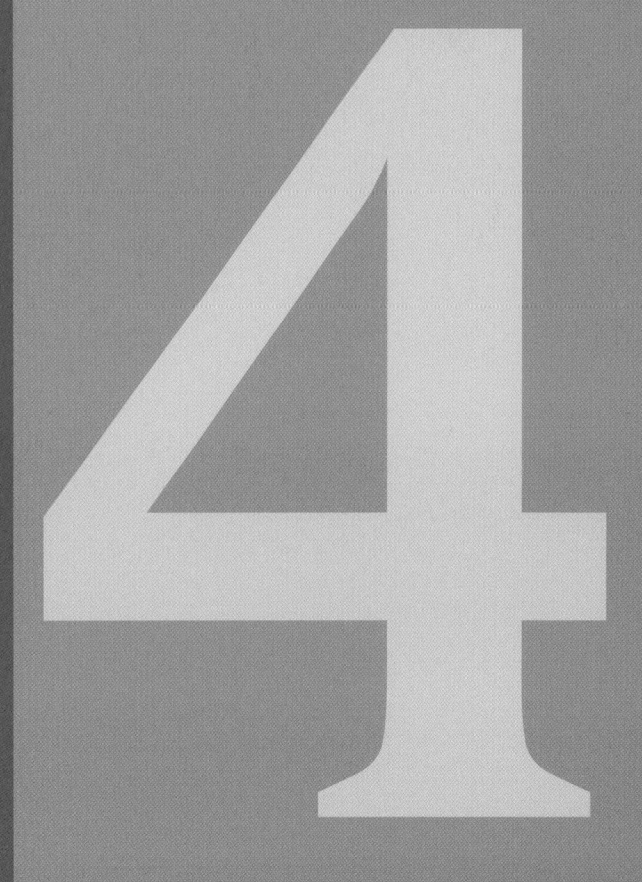

4 Etiologia das Perfurações Nasais

Mauricio López-Chacón ▪ Arturo Cordero Castillo ▪ Cristobal Langdon ▪ Francesca Jaume ▪ Isam Alobid

Resumo

A etiologia das perfurações do septo nasal (NSP) é bastante variável; a causa mais comum são os traumatismos pós-procedimentos cirúrgicos. Entretanto, a presença de uma NSP pode também representar a primeira manifestação clínica de uma doença inflamatória sistêmica, como poliangiite granulomatosa, sarcoidose, lúpus eritematoso, neoplasia ou infecções. Anamnese e exame físico adequados são as ferramentas mais relevantes para o estabelecimento do diagnóstico diferencial. Exames complementares também podem ser úteis, incluindo exames laboratoriais (hemograma, dosagem de anticorpos específicos), exames de imagem (tomografia computadorizada, TC) e biopsias.

4.1 Introdução

Uma *perfuração do septo nasal* (NSP) é definida como uma comunicação entre as duas fossas nasais secundária a um defeito em qualquer porção da mucosa, submucosa e pericôndrio, bem como no septo osteocartilaginoso (▶ Fig. 4.1). As NSPs podem ser de origem iatrogênica ou patológica.[1,2]

Estudos prévios relatam uma prevalência aproximada da NSP de cerca de 1% na população geral, embora a sua prevalência exata seja de difícil determinação.[3,4] Entre 15 a 39% dos pacientes com NSP não apresentam nenhum sintoma, sendo diagnosticados durante um exame ORL (otorrinolaringológico) de rotina.[1,5] A localização e o tamanho da perfuração podem influenciar na existência de sintomatologia.[1]

No que se refere à localização das perfurações, 92% se localizam na porção anterior do septo e 8% são posteriores ou superiores.[4] Perfurações anteriores são mais frequentemente causadas por traumatismo e são usualmente associadas a uma sintomatologia maior, enquanto as perfurações posteriores e superiores estão mais frequentemente associadas a doenças sistêmicas.

Os sintomas mais frequentemente associados às NSPs incluem epistaxe (58%), formação de crostas (43%), obstrução (39%), dor (17%) e sibilância nasal (15%).[1,4]

A etiologia das NSPs é bastante variável. A mais comum é o traumatismo secundário a uma laceração bilateral da mucosa septal durante uma septoplastia.[2,5,6] Entretanto, a presença de uma NSP pode também representar a primeira manifestação clínica de uma doença inflamatória sistêmica, como poliangeíte granulomatosa, sarcoidose, lúpus eritematoso, neoplasia e infecções.[3,6-8] Atualmente, tem se verificado um aumento na prevalência de NSPs associadas ao consumo de drogas intranasais lícitas e ilícitas.[3]

Os autores discutem a patogênese e as principais causas de NSP, incluindo traumatismo, uso nasal de drogas, exposição ocupacional e neoplasias. As causas sistêmicas serão descritas em maiores detalhes no Capítulo 5.

4.2 Patogênese

O mucopericôndrio do septo nasal é encarregado de fornecer suprimento sanguíneo para a cartilagem quadrangular. As NSPs usualmente ocorrem quando há uma interrupção no suprimento vascular em ambos os lados da mucosa septal, praticamente no mesmo ponto.[1,4,5,8]

Foram descritos quatro estágios no desenvolvimento de uma NSP. O primeiro estágio consiste em uma irritação mucosa acompanhada por rinorreia. Durante o segundo estágio, ocorre um branqueamento na porção anteroinferior da mucosa septal, na área de Kiesselbach, que possui menor vascularização e maior aderência da cartilagem. Esse processo inflamatório leva à produção de crostas e rinotilexia, o que aumenta o risco de infecção na área afetada. Durante esses estágios iniciais, também ocorre perda de cobertura mucosa e submucosa, sem afetar a camada pericondral. Caso a mucosa não se regenere adequadamente, haverá perda de camada pericondral, seguida por ulceração e necrose da cartilagem septal. As bordas da perfuração são cobertas por epitélio atrófico, ainda mais suscetível a sangramentos e formação de crostas. Isso também é afetado pelas mudanças no fluxo aéreo. Caso não ocorram outras agressões, a cicatrização das bordas ocorrerá em aproximadamente 3 meses.[1,4,5,8]

4.3 Etiologia

Nos parágrafos a seguir, as diferentes etiologias locais associadas às NSPs serão discutidas em maiores detalhes. Como mostrado na ▶ Tabela 4.1, as etiologias podem ser agrupadas em traumáticas, uso de drogas intranasais e neoplasias. Doenças sistêmicas (inflamatórias e infecciosas) serão discutidas no Capítulo 5.

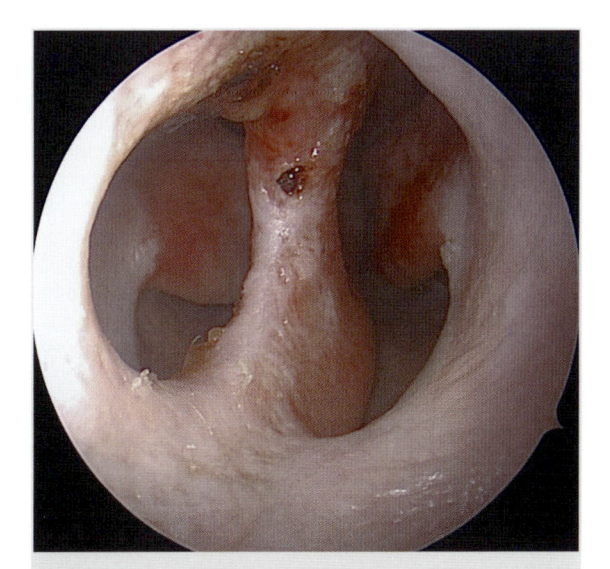

Fig. 4.1 Visão endoscópica de uma perfuração do septo nasal.

4.3.1 Causas Traumáticas

Alguns estudos relatam uma prevalência de NSPs traumáticas em torno de 39% da quantidade total de NSPs.[5] Traumatismo autoinfligido, traumatismo acidental ou traumatismo relacionado a procedimentos médicos são as causas mais comuns.[5]

Aproximadamente 1 a 8% das septoplastias são complicadas com NSPs.[9] Deve ser enfatizado que um percentual maior (~17%) foi relatado com a técnica de ressecção submucosa do septo nasal.[6]

Estudos realizados em cadáveres determinaram que a maior força tênsil mecânica do revestimento septal está localizada na camada pericondral. Sendo assim, uma dissecção correta do plano subpericondral durante a cirurgia septal provê um retalho septal mais forte e pode prevenir a formação de uma NSP durante a cirurgia nasal.[10]

Outro importante fator que deve ser levado em consideração durante uma septoplastia é a precária vascularização da cartilagem quadrangular, uma vez que o risco de NSP aumenta se o suprimento sanguíneo for interrompido em ambos os lados da mucosa, aproximadamente na mesma área.[1]

A rinite alérgica (AR) também foi associada a um maior risco de NSP após septoplastias devido ao dano epitelial mucoso durante a estação alérgica. Entretanto, isso não pôde ser comprovado quando comparada a incidência de NSP após septoplastia em indivíduos com e sem AR.[11]

Diferentes técnicas de sutura foram desenvolvidas para prevenir complicações pós-operatórias após o uso de tampões e *splints* nasais.[12] Muitos estudos concluíram que o risco de formação de sinéquias e hematomas são menores ao utilizar *splints* nasais e suturas, quando comparados aos tamponamentos nasais.[12] Entretanto, esses estudos não encontraram diferenças significativas na prevenção de formação de NSPs ou infecções quando comparados o uso de tamponamentos nasais, técnicas de sutura hemostática e *splints* nasais.[9,12]

4.3.2 Uso Abusivo de Drogas Intranasais

O uso de drogas ilícitas, particularmente da cocaína, tem sido altamente associado às NSPs. Embora drogas lícitas, incluindo vasoconstritores e esteroides intranasais, também tenham sido associadas às NSPs, sua incidência é significativamente menor.[6]

Cocaína

A cocaína é uma das drogas ilícitas mais traficadas em todo o mundo. Nos anos 80, aproximadamente 22 milhões de norte-americanos utilizaram cocaína ilícita, enquanto 4 milhões utilizavam cocaína ao menos uma vez por mês. Nos dias de hoje, a frequência diminuiu para 4 milhões, com 1,3 milhões de indivíduos utilizando ao menos uma vez por mês e 64.000 uma vez por semana.[13] A incidência de NSPs em usuários de cocaína é de 4,8%.[1]

Owebs relatou o primeiro caso de NSP secundário ao consumo de cocaína em 1912.[13] O consumo crônico de cocaína pode causar uma variedade de lesões intranasais destrutivas, incluindo NSP, destruição da parede nasal lateral e/ou palato duro etc. Também pode causar manifestações que mimetizam doenças multisistêmicas, apresentando-se com lesões faciais destrutivas leves associadas a titulações positivas dos anticorpos citoplasmáticos antineutrofílicos (ANCA) e alterações histopatológicas, levando a uma dificuldade na distinção entre granulomatoses com poliangiites (GPA), neoplasias, doenças autoimunes e infecções.

A fisiopatologia comum compartilhada por pacientes que utilizam esses tipos de drogas é a isquemia e a irritação química. A isquemia levará à necrose da mucosa e cartilagem septais secundária à inibição da recaptação da noradrenalina.[1] Essa isquemia é frequentemente agravada pelo uso de vasoconstritores nasais para prevenir a hiperemia de rebote associada.[14]

A irritação química está relacionada ao excipientes que são misturados à cocaína, como dextrose, lactose, manitol, talco, anfetamina, cafeína, bórax e heroína.[13,14] As lesões mucosas causadas pelos excipientes são agravadas pelo traumatismo local, quando usuários de cocaína coçam o nariz com instrumentos, tais como canetas ou lápis, para aliviar o desconforto, o que pode, por sua vez, causar infecções. O tipo e a extensão das infecções variam entre os usuários de cocaína devido aos diferentes hábitos de higiene e ao uso de antibióticos.[14]

A patogênese dos efeitos sistêmicos da cocaína é pouco compreendida, podendo estar associada a fatores

Tabela 4.1 Causas de ulcerações do septo nasal (modificada de[4,8])

Perfuração do septo nasal	
Traumática/ Iatrogênica	Cirurgia septal Cauterização química Tamponamento nasal Tubo nasogástrico Fratura nasal Corpo estranho Autoinfligida
Abuso de drogas nasais	Descongestionantes Corticoides Cocaína
Exposição ocupacional	Irritantes químicos Irritantes físicos Metais pesados
Inflamatórias	Granulomatose de Wegener Sarcoidose Lúpus eritematoso sistêmico Artrite reumatoide Doença de Crohn Dermatomiosite
Infecciosa	Sífilis HIV Infecções fúngicas Lepra Tuberculose
Neoplasias	Linfoma não Hodgkin Carcinoma de células escamosas Carcinoma adenoide cístico Carcinoma de células basais Estesioneuroblastoma Rabdomiossarcoma

HIV, vírus da imunodeficiência humana.

predisponentes, bem como a fatores inflamatórios, infecciosos, pró-apoptóticos e autoimunes.[13,14] Foi teorizado que um dos possíveis mecanismos que poderia explicar a extensão da destruição intranasal estaria relacionado aos efeitos destrutivos da cocaína através do aumento da apoptose celular.[13,14] Isso também poderia ser influenciado pelo tempo de exposição e pela dosagem.[13,14]

O diagnóstico é difícil, devido à baixa incidência da doença. O principal diagnóstico diferencial é a GPA.[14] Há pacientes com efeitos sistêmicos que não apresentam lesões intranasais com achados histopatológicos concretos. Entretanto, a ausência de granulomas de estroma com células gigantes, microabscessos e necrose profundamente localizada característicos da GPA ajuda a apontar o diagnóstico.

Para a adequada abordagem desse tipo de paciente, a obtenção de uma anamnese completa com testes toxicológicos, ensaios TUNEL (*terminal deoxynucleotidyl transferase dUTP nick end labeling*) e ressonância magnética é recomendável. A presença de anticorpos positivos HNE-ANCA é de grande ajuda para esse diagnóstico.

Vasoconstritores Intranasais

O uso de vasoconstritores tópicos sempre foi associado às NSPs. Entretanto, tal associação possui fraco suporte na literatura.

Estudos realizados em ratos demonstraram que uma exposição a vasoconstritores tópicos (oximetazolina) por 15 dias em uma dose de 10 a 30 vezes maior do que a recomendada foi associada à maior incidência de NSPs.[15] Outro estudo, também realizado em ratos, demonstrou que o uso de oximetazolina na mucosa nasal aumenta as alterações isquêmicas, congestão, trombose arterial e necrose.[16] Embora tais resultados não tenham sido confirmados em seres humanos, relatos de vigilância da Food and Drug Administration (FDA) de 1997 a 2007 informaram dois casos de NSP associados à administração de oximetazolina.[1] Entretanto, nos Estados Unidos, foram vendidos 150 milhões de mL de oximetazolina durante o ano de 2006 e não houve relato de casos de NSP.[1] Sendo assim, parece que o mecanismo de ação da oximetazolina pode causar NSPs em doses muito altas, mas outros fatores que influenciam o seu desenvolvimento podem estar envolvidos em seres humanos.

Esteroides Intranasais

O primeiro esteroide tópico intranasal utilizado foi a dexametasona em 1965 e, desde então, houve aumento nas indicações clínicas, da mesma forma que mudanças vêm ocorrendo nas substâncias ativas utilizadas como esteroides intranasais.[1] Atualmente, os esteroides intranasais são utilizados em doses mais altas e por períodos mais longos, o que explica a existência de numerosos estudos com foco nos seus efeitos adversos. Um dos efeitos adversos descritos é a NSP. Inicialmente, foi demonstrado em estudos realizados em ratos que excipientes, como o cloreto de benzalcônio, estavam associados à irritação da mucosa.[17] Entretanto, existem evidências conflituosas em seres humanos quanto a sensibilidade retardada ou de contato com os esteroides tópicos intranasais. Foi teorizado que a associação poderia ser secundária aos efeitos vasoconstritores dos esteroides tópicos intranasais. Entretanto, um estudo com fluxometria Doppler a *laser* não detectou alterações na irrigação vascular após administração de budesonida.[18] Embora estudos de associação tenham encontrado uma relação entre esteroides tópicos intranasais e dermatites atópicas,[19] estudos clínicos não foram capazes de replicar esses achados.[20] De qualquer modo, o FDA catalogou a relação entre esteroides intranasais e NSPs como rara ou com índice de associação não claramente definido.[1] Um estudo de prevalência realizado na Suécia descreveu as NSPs como um efeito colateral incomum, com incidência inferior a 1/1.000.[21] Uma vez que os esteroides tópicos intranasais são largamente utilizados, os ORLs recomendam fortemente um exame completo do nariz para descartar alterações mucosas.

4.3.3 Exposição Ocupacional

NSPs de origem ocupacional são frequentemente subestimadas.[22] A maioria dos casos relatados na literatura são associados à exposição ocupacional a químicos corrosivos.[23] Um *químico corrosivo* é definido como um produto capaz de causar uma destruição irreversível ou alterações em tecidos vivos, devido a uma reação química no sítio de contato.[24] Embora haja uma longa lista de agentes corrosivos, as evidências científicas que os ligam às NSPs são pobres.[23]

Há casos de NSP em trabalhadores expostos a níquel, cobre, arsênico, alumínio e cromo.[23,25] A exposição à névoa de ácido crômico em trabalhadores da indústria galvânica é o exemplo mais bem estudado de NSPs secundárias à exposição a corrosivos químicos.[22,23,25] A prevalência de NSP em trabalhadores expostos à névoa de ácido crômico se situa entre 20 e 30%. Os pacientes usualmente se apresentam com obstrução nasal, esternutações e prurido nasal como em qualquer outra rinite, mas também relatam um aumento na incidência de sintomas como ressecamento, epistaxe e formação de crostas.[26] O tempo de exposição até o aparecimento desses sintomas varia entre 6 e 12 meses, dependendo da intensidade da exposição, embora também possam ocorrer poucas semanas após a exposição.[23] Casos de instalação precoce podem estar relacionados a baixos padrões de higiene e ao ato de coçar o nariz com dedos contaminados.[22]

Medidas preventivas incluem o uso de máscaras antipoeira, lavagem das mãos ao final do turno de trabalho, limpeza regular dos assoalhos e exaustão/ventilação apropriadas.[25] Foi demonstrado que o uso de pomadas de ácido etilenodiamino tetra-acético (EDTA) com 10% de $CaNO_3$ aplicada regularmente sobre a mucosa pode ajudar na prevenção da formação de NSPs em trabalhadores expostos ao cromo. Essa pomada reduz a forma hexavalente do cromo para uma forma trivalente, que é menos irritativa e corrosiva.[26]

Otorrinolaringologistas devem procurar por antecedentes de exposição a químicos corrosivos no ambiente de trabalho ao avaliar um paciente com NSP.

4.3.4 Neoplasias

Diferentes neoplasias podem estar associadas a NSPs (ver ▶ Tabela 4.1). O linfoma granuloma letal da linha média de células *natural-killer* (LMG-NK) nasal é uma entidade bastante rara, com predominância pelo sexo masculino e faixa etária largamente variada.[4] Essa lesão caracteriza-se por um processo ulcerativo unilateral com perda de cartilagem, mucosa friável, formação de crostas e perda das estruturas nasais, frequentemente com extensão para o palato, seio maxilar e lábio superior.[4] O tratamento envolve radioterapia, e a taxa de sobrevida em 5 anos é de 20%.[4]

A principal localização dos carcinomas de células escamosas, carcinomas adenoides císticos e melanomas não é, usualmente, a linha média, mas deve ser descartada no diagnóstico diferencial.[27] Uma biopsia tecidual é a ferramenta fundamental no diagnóstico diferencial das neoplasias.[5] Embora neoplasias do septo nasal sejam causas extremamente raras de NSPs, elas devem ser descartadas na avaliação do paciente.

4.3.5 Doenças Sistêmicas

As doenças sistêmicas serão discutidas em maiores detalhes no Capítulo 5.

4.4 Conclusão

Como foi descito, existem várias etiologias associadas às NSPs, e o estabelecimento de um diagnóstico é um desafio para o médico. Uma anamnese e um exame físico adequados são as ferramentas mais importantes para estabelecimento do diagnóstico diferencial. Exames complementares que podem auxiliar provendo informações para o diagnóstico incluem exames laboratoriais (hemograma, anticorpos específicos), exames de imagem (TC) e biopsias. Com relação às biopsias, eram, no passado, consideradas como testes fundamentais na avaliação das doenças do septo nasal. Entretanto, estudos recentes demonstraram que o seu uso é mais relevante quando há suspeitas clínicas de malignidade.

Referências

[1] Lanier B, Kai G, Marple B, Wall GM. Pathophysiology and progression of nasal septal perforation. Ann Allergy Asthma Immunol. 2007; 99 (6):473–479, quiz 480–481, 521
[2] Moon IJ, Kim S-W, Han DH, et al. Predictive factors for the outcome of nasal septal perforation repair. Auris Nasus Larynx. 2011; 38(1):52–57
[3] Oberg D, Akerlund A, Johansson L, Bende M. Prevalence of nasal septal perforation: the Skövde population-based study. Rhinology. 2003; 41(2):72–75
[4] Sardana K, Goel K. Nasal septal ulceration. Clin Dermatol. 2014; 32 (6):817–826
[5] Diamantopoulos II, Jones NS. The investigation of nasal septal perforations and ulcers. J Laryngol Otol. 2001; 115(7):541–544
[6] Døsen LK, Haye R, Døsen LK. Nasal septal perforation 1981–2005: changes in etiology, gender and size. BMC Ear Nose Throat Disord. 2007; 7:1
[7] Alobid I, Guilemany JM, Mullol J. Nasal manifestations of systemic illnesses. Curr Allergy Asthma Rep. 2004; 4(3):208–216
[8] Fornazieri MA, Moreira JH, Pilan R, Voegels RL. Perfuração do septo nasal: etiologia e diagnóstico perforation of nasal septum: etiology and diagnosis. Arq Int Otorrinolaringol. 2010; 14(4):467–471
[9] Rettinger G, Kirsche H. Complications in septoplasty. Facial Plast Surg. 2006; 22(4):289–297
[10] Kim DW, Egan KK, O'Grady K, Toriumi DM. Biomechanical strength of human nasal septal lining: comparison of the constituent layers. Laryngoscope. 2005; 115(8):1451–1453
[11] Topal O, Celik SB, Erbek S, Erbek SS. Risk of nasal septal perforation following septoplasty in patients with allergic rhinitis. Eur Arch Otorhinolaryngol. 2011; 268(2):231–233
[12] Deniz M, Ciftçi Z, Işık A, Demirel OB, Gültekin E. The impact of different nasal packings on postoperative complications. Am J Otolaryngol. 2014; 35(5):554–557
[13] Smith JC, Kacker A, Anand VK. Midline nasal and hard palate destruction in cocaine abusers and cocaine's role in rhinologic practice. Ear Nose Throat J. 2002; 81(3):172–177
[14] Trimarchi M, Bertazzoni G, Bussi M. Cocaine induced midline destructive lesions. Rhinology. 2014; 52(2):104–111
[15] DeBernardis JF, Winn M, Kerkman DJ, Kyncl JJ, Buckner S, Horrom B. A new nasal decongestant, A-57219: a comparison with oxymetazoline. J Pharm Pharmacol. 1987; 39(9):760–763
[16] Dokuyucu R, Gokce H, Sahan M, et al. Systemic side effects of locally used oxymetazoline. Int J Clin Exp Med. 2015; 8(2):2674–2678
[17] Berg OH, Lie K, Steinsvåg SK. The effects of topical nasal steroids on rat respiratory mucosa in vivo, with special reference to benzalkonium chloride. Allergy. 1997; 52(6):627–632
[18] Cervin A, Akerlund A, Greiff L, Andersson M. The effect of intranasal budesonide spray on mucosal blood flow measured with laser Doppler flowmetry. Rhinology. 2001; 39(1):13–16
[19] Isaksson M, Bruze M, Wihl JA. Contact allergy to budesonide and perforation of the nasal septum. Contact Dermat. 1997; 37(3):133
[20] Cervin A, Hansson C, Greiff L, Andersson M. Nasal septal perforations during treatment with topical nasal glucocorticosteroids are generally not associated with contact allergy to steroids. ORL J Otorhinolaryngol Relat Spec. 2003; 65(2):103–105
[21] Cervin A, Andersson M. Intranasal steroids and septum perforation— an overlooked complication? A description of the course of events and a discussion of the causes. Rhinology. 1998; 36(3):128–132
[22] Williams N.What are the causes of a perforated nasal septum? Occup Med (Lond). 2000; 50(2):135–136
[23] Castano R, Thériault G, Gautrin D. Categorizing nasal septal perforations of occupational origin as cases of corrosive rhinitis. Am J Ind Med. 2007; 50(2):150–153
[24] Tovar R, Leikin JB. Irritants and corrosives. Emerg Med Clin North Am. 2015; 33(1):117–131
[25] Naik SM, Naik MS. Nasal septal perforations—an occupational hazard in chrome industry workers. IJPMR 2013;1:13–15
[26] Moscato G, Vandenplas O, Van Wijk RG, et al. EAACI position paper on occupational rhinitis. Respir Res 2009;10:16
[27] DiLeo MD, Miller RH, Rice JC, Butcher RB. Nasal septal squamous cell carcinoma: a chart review and meta-analysis. Laryngoscope. 1996; 106(10):1218–1222

Capítulo 5

Doenças Sistêmicas Associadas a Perfurações Septais

5.1 Doenças Infecciosas — 35

5.2 Doenças Multissistêmicas (Vasculites e Doenças Autoimunes) — 37

5.3 Conclusão — 38

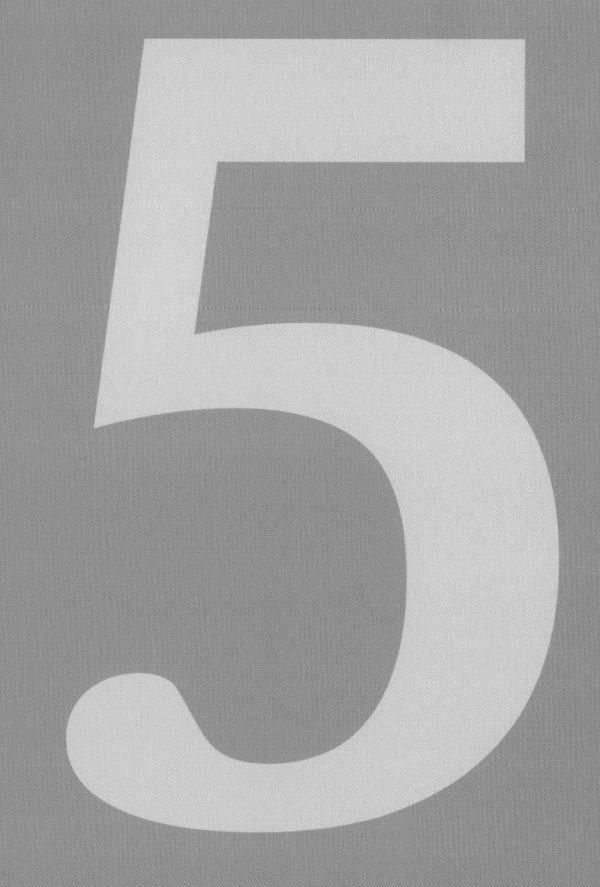

5 Doenças Sistêmicas Associadas a Perfurações Septais

Mauricio López-Chacón ▪ Arturo Cordero Castillo ▪ Cristobal Langdon ▪ Alfonso Santamaría ▪ Isam Alobid

Resumo

Doenças sistêmicas e infecciosas podem apresentar-se com perfurações do septo nasal (NSPs), seja no início da sintomatologia, ou ao longo do processo evolutivo das manifestações clínicas. Anamnese e exame físico meticulosos são essenciais para o diagnóstico nesses pacientes. Exames complementares, incluindo exames laboratoriais, de imagem e biopsias, também apresentam um papel importante nessa patologia que envolve etiologias muito distintas. Doenças infecciosas e distúrbios multissistêmicos (vasculites e doenças autoimunes) serão discutidas nesse capítulo (▶ Fig. 5.1).

5.1 Doenças Infecciosas

Embora a NSP seja uma manifestação rara em doenças sistêmicas e infecciosas, mútliplas doenças têm sido relacionadas a perfurações do septo nasal. É muito difícil estimar a frequência de NSPs devido à carência de informações. Nos parágrafos seguintes, as infecções mais frequentemente associadas serão descritas.

5.1.1 Tuberculose

Aproximadamente 260.000 casos de tuberculose (TB) foram reportados entre 2000 e 2011 nos Estados Unidos e no Reino Unido.[1] A incidência de TB declinou durante esses anos nos Estados Unidos (de 5,8 para 3,4 casos por 100.000), enquanto aumentou no Reino Unido (de 11,4 para 14,4 casos por 100.000).[1] A incidência de TB na Espanha foi reportada em 13 casos por 100.000 habitantes.[2-4]

Mycobacterium tuberculosis é o principal agente infeccioso causador de TB. Outras micobactérias atípicas, como *Mycobacterium kansasii*, também podem causar manifestações clínicas e patológicas similares.[5] Os sintomas nasais de pacientes diagnosticados com TB são similares aos da gripe, com rinorreia e obstrução nasal.[6] A localização mais frequentemente afetada é a nasofaringe, caracterizada por hipertrofia adenoideana, rinorreia e linfadenopatias cervicais. Caso pólipos nasais sejam observados, eles usualmente surgem predominantemente a partir da concha nasal inferior.[5]

A TB nasal primária é um achado bastante raro. Butt revisou os casos publicados durante o século 20, encontrando 35 casos de TB nasal, dos quais somente 12 eram de TB nasal primária.[7] É raro que o *M. tuberculosis* infecte a mucosa nasal, devido às secreções nasais bactericidas, movimento ciliar e à presença de vibrissas nasais. A causa principal pode ser relacionada à inalação por uma mucosa danificada ou atrófica de partículas infectadas ou por inoculação digitotraumática direta.[8] No caso de TB nasal primária, a sintomatologia é usualmente unilateral, consistindo em obstrução nasal, rinorreia e sangramentos nasais quando lesões destrutivas estiverem presentes (úlceras ou perfurações). A localização mais frequente é o septo, seguido pela parede lateral.[6]

O diagnóstico diferencial inclui processos malignos, granulomatoses inflamatórias (granulomatose de Wegener, sarcoidose, lepra ou sífilis) e infecções virais, parasitárias e fúngicas.

A natureza não específica dos sintomas e raridade da localização nasal usualmente levam a um atraso no diagnóstico. Embora vários exames de imagem (tomografia computadorizada [TC], ressonância magnética [RM] e tomografia computadorizada com emissão de pósitrons [PET-TC] possam ajudar a delimitar a extensão das lesões, eles não possuem especificidade para diagnóstico.

O diagnóstico deve incluir pesquisa de bacilos álcool-acidorresistentes, cultura e teste cutâneo com tuberculina. Com o uso da reação de cadeia de polimerase (PCR) e ensaios Xpert MTB/RIF para rápidos diagnóstico e detecção de TB, o tratamento pode ser iniciado mais precocemente.[9] Entretanto, também é importante obter amostras de biopsia para estudo patológico e cultura microbiológica, mesmo que os resultados da cultura microbiológica sejam negativos em até 50 a 75% dos casos.[5] Uma vez que o diagnóstico de TB tenha sido confirmado, a TB pulmonar e sistêmica deve ser afastada.[5,6,8]

O tratamento consiste no uso de drogas anti-TB, que permitem uma resposta rápida e completa na maioria dos casos. Em uma série de 50 casos com TB da nasofaringe, todos os pacientes se encontravam livres de doença 2 anos após completarem o tratamento.[10]

5.1.2 Lepra

A lepra é uma doença potencialmente desabilitante que causa deformidades e incapacidade física devido a um agente infecioso.[6] Em 2000, a lepra foi eliminada, o que é definido como uma redução na prevalência da doença para menos de 1 caso por 10.000 habitantes.[11] A prevalência e a incidência de lepra têm se mantido constantes desde 2005, apesar da existência de tratamentos multidrogas efetivos.[12]

A lepra é causada por *Mycobacterium leprae*, caracterizando-se por danos à pele e aos nervos periféricos. Em casos avançados, pode afetar a grande maioria dos órgãos, incluindo as orelhas, o nariz e a garganta.[6] A mucosa nasal é afetada em 95% dos pacientes com lepra lepromatosa e em todos os pacientes em estados avançados da doença.[13,14] Os sintomas nasais variam desde sangramentos nasais, coriza espessa, ulcerações e perfurações septais até a total destruição do suporte nasal, causando deformidade nariz em sela, fístulas palatinas, ou até mesmo trombose do seio cavernoso, uma complicação potencialmente fatal.[6,14]

O diagnóstico da lepra é fudamentado em sinais e sintomas clínicos. A observação de bacilos álcool-acidorresistentes no raspado cutâneo confirma o diagnóstico.

Manejo das perfurações septais com base na etiologia

A – Anamnese
- Febre
- Sudorese noturna
- Perda de peso
- Dor articular
- Histórico de cirurgia nasal, viagem recente, traumatismo, medicações, consumo de cocaína

B – Exame físico
- Endoscopia nasal
- Ausculta respiratória

C – Exames complementares
- Sangue (hemograma, anticorpos antinucleares, cANCA, VSG, testes de urina para cocaína)
- TC dos seios paranasais
- Raios X de tórax

Diagnóstico e tratamento

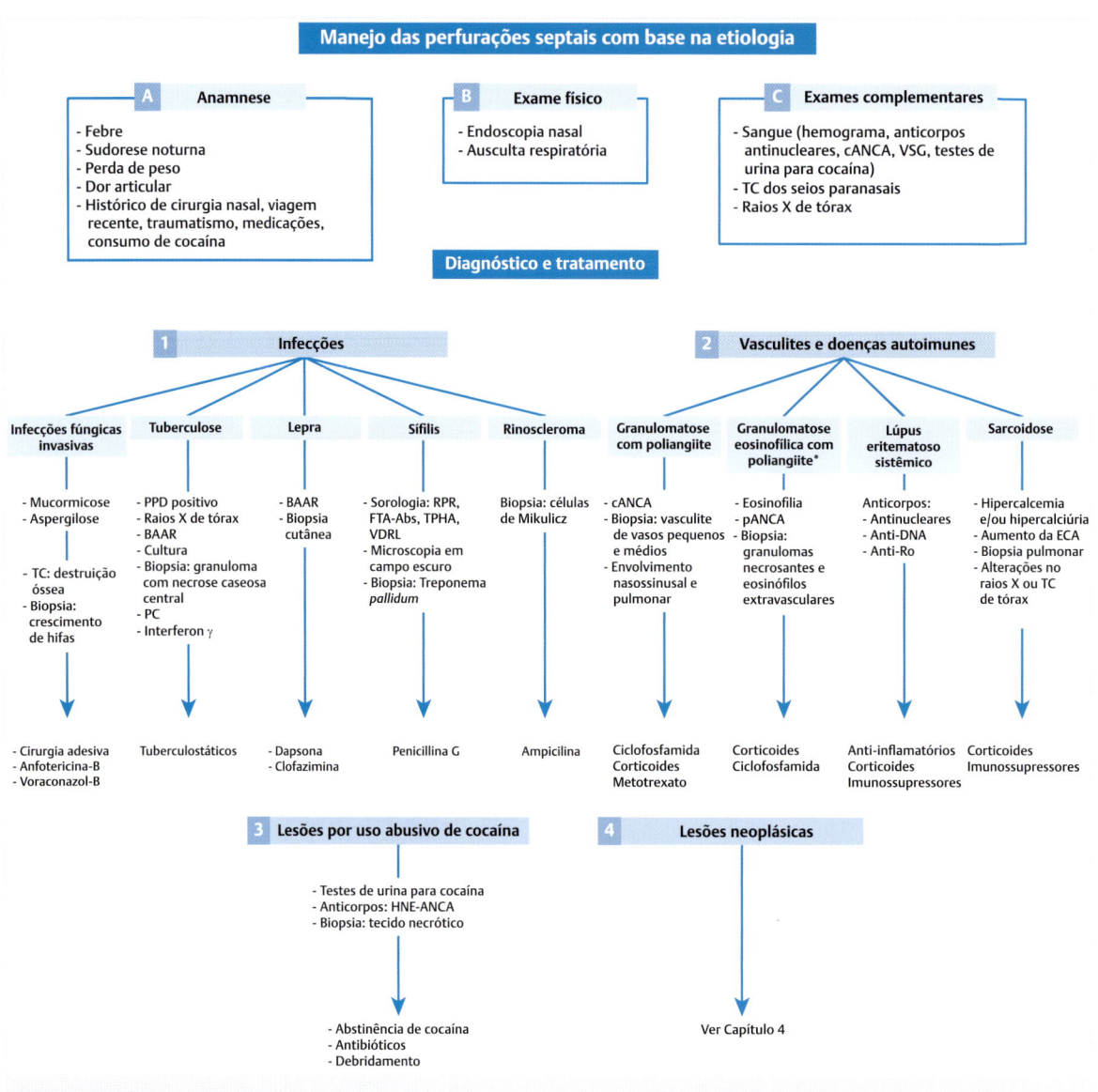

1. Infecções

- **Infecções fúngicas invasivas**
  - Mucormicose
  - Aspergilose
  - TC: destruição óssea
  - Biopsia: crescimento de hifas
  → Cirurgia adesiva, Anfotericina-B, Voraconazol-B

- **Tuberculose**
  - PPD positivo
  - Raios X de tórax
  - BAAR
  - Cultura
  - Biopsia: granuloma com necrose caseosa central
  - PC
  - Interferon γ
  → Tuberculostáticos

- **Lepra**
  - BAAR
  - Biopsia cutânea
  → Dapsona, Clofazimina

- **Sífilis**
  - Sorologia: RPR, FTA-Abs, TPHA, VDRL
  - Microscopia em campo escuro
  - Biopsia: Treponema pallidum
  → Penicillina G

- **Rinoscleroma**
  - Biopsia: células de Mikulicz
  → Ampicilina

2. Vasculites e doenças autoimunes

- **Granulomatose com poliangiite**
  - cANCA
  - Biopsia: vasculite de vasos pequenos e médios
  - Envolvimento nasossinusal e pulmonar
  → Ciclofosfamida, Corticoides, Metotrexato

- **Granulomatose eosinofílica com poliangiite***
  - Eosinofilia
  - pANCA
  - Biopsia: granulomas necrosantes e eosinófilos extravasculares
  → Corticoides, Ciclofosfamida

- **Lúpus eritematoso sistêmico**
  - Anticorpos: Antinucleares, Anti-DNA, Anti-Ro
  → Anti-inflamatórios, Corticoides, Imunossupressores

- **Sarcoidose**
  - Hipercalcemia e/ou hipercalciúria
  - Aumento da ECA
  - Biopsia pulmonar
  - Alterações no raios X ou TC de tórax
  → Corticoides, Imunossupressores

3. Lesões por uso abusivo de cocaína
- Testes de urina para cocaína
- Anticorpos: HNE-ANCA
- Biopsia: tecido necrótico
→ Abstinência de cocaína, Antibióticos, Debridamento

4. Lesões neoplásicas
→ Ver Capítulo 4

Fig. 5.1 Manejo das perfurações septais.

O tratamento recomendado pela Organização Mundial da Saúde (OMS) para a lepra inclui dapsona, rifampicina e clofazimina.[15] O uso supervisionado de terapia multidrogas por tempo fixo tem sido altamente efetivo no tratamento de todas as formas da doença.[15]

5.1.3 Sífilis

A sífilis é uma doença infecciosa causada por um espiroqueta denominado *Treponema pallidum*, que possui tropismo por vários órgãos e tecidos corporais, levando a manifestações clínicas complexas.[16]

Nos Estados Unidos, aproximadamente 6.000 casos de sífilis primária e secundária são diagnosticados a cada ano.[5] A incidência de sífilis atingiu uma baixa histórica em 2000, com 2,1 casos por 100.000 pessoas nos Estados Unidos.[17] Durante os últimos 8 anos, uma ressurgência significativa dessa doença foi reportada em vários países, como os Estados Unidos, Canadá, Inglaterra, França, Espanha, Irlanda, Europa do Leste, Rússia e China.[17]

É estimado que 55.000 novas infecções ocorreram em 2014 nos Estados Unidos.[17]

A sífilis primária apresenta poucas manifestações nasais, embora alguns poucos casos de cancro no vestíbulo nasal tenham sido relatados.[5] A sífilis secundária pode manifestar-se como uma rinite aguda, com coriza abundante e importante irritação da mucosa nasal.[18] Caso a doença progrida para sífilis terciária, ocorre um importante envolvimento do nariz, caracterizado pelo aparecimento de gomas nasais, perfurações septais e destruição do suporte nasal, com nariz em sela e deformidade importante.[18] O envolvimento da nasofaringe é bastante incomum.

O diagnóstico da sífilis se baseia nos sinais e sintomas clínicos, exame físico, testes com base nas lesões (microscopia de campo escuro, coloração com anticorpos fluorescentes) e testes sorológicos não treponematosos (reagina plasmática rápida [RPR], pesquisa laboratorial de doenças venéreas [VDRL]) e treponematosos (absorção de anticorpos treponêmicos fluorescentes [FTA-ABS], imunoglobulina G, Western-Blot).[19] A detecção dos microrganismos não tem utilidade para o diagnóstico.

O esteio do tratamento da sífilis é a penicilina G parenteral. A doxiciclina é uma alternativa para pacientes com alergia a penicilinas.[19]

5.1.4 Vírus da Imunodeficiência Humana

Rinossinusites agudas e crônicas podem ocorrer em pacientes portadores de vírus da imunodeficiência humana (HIV), devido à imunodeficiência humoral e celular e à redução do *clearance* mucociliar.[5] Esses pacientes podem apresentar-se com sintomas de obstrução nasal causada por hipertrofia nasofaríngea (nos estágios iniciais da infecção), dores faciais, alterações no olfato, rinorreia e gotejamento pós-nasal. Exacerbações de rinites alérgicas são bastantes comuns em pacientes infectados pelo HIV.[5,20] Infecções oportunistas, incluindo infecções fúngicas, virais e micobacterianas que raramente ocorrem em pacientes imunocompetentes, podem ocorrer.[5] Pólipos e tumores nasais, incluindo linfomas e sarcomas de Kaposi, foram descritos em pacientes com AIDS.[21]

NSPs em pacientes com HIV e AIDS são atribuídas a varicela-zóster e linfomas não Hodgkin.[20] NSPs devidas a infecções por *Histoplasma capsulatum* foram descritas como sintomas de apresentação em pacientes com AIDS.[22] Alguns poucos casos de pacientes com NSPs primariamente causadas pela AIDS foram relatados.[20] Anticorpos positivos para o HIV são detectados através de testes ELISA (ensaio imunoabsorvente ligado a enzimas), e o diagnóstico é confirmado pela análise de proteínas virais pelo Western-Blot.[5]

A rápida instituição da terapia antirretroviral (ART) melhora a função imunológica, reduz o tamanho do reservatório viral e limita o risco de transmissão progressiva do vírus.[23] Estudos recentes demonstraram que a ART imediata apresenta maiores benefícios clínicos em relação ao adiamento do tratamento de acordo com a contagem de CD4.[23] A OMS recomenda atualmente o início imediato do tratamento, independentemente da contagem CD4, para todos os indivíduos portadores do HIV.[23]

5.1.5 Infecções Fúngicas

Sinusites fúngicas surgem em pacientes imunocomprometidos. *Aspergillus* spp. e *Mucor* spp. são os fungos mais comumente envolvidos.[6] Os pacientes usualmente se apresentam com coriza sanguinolenta, dor facial e inchaço, febre e edema.[24] A doença progride rapidamente para celulite facial, alterações gangrenosas da mucosa nasal e dos seios paranasais, resultando em ulcerações e perfurações do septo nasal, paralisias de nervos cranianos, perda de visão e proptose, a partir da extensão intracraniana.[24]

Pacientes com suspeitas de doença rinocerebral devem ser submetidos a uma TC dos seios paranasais e exame endoscópico do nariz com urgência, realizando-se biopsias de quaisquer lesões sugestivas (mucosa pálida ou acinzentada das fossas nasais ou palato ou conchas médias negras).[25] O diagnóstico de mucormicose é estabelecido através da obtenção de espécimes dos tecidos envolvidos para biopsia (as amostras devem ser imediatamente avaliadas quanto a sinais infecciosos).[25]

O tratamento requer a utilização de agentes antifúngicos, tais como a anfotericina-B ou o posaconazol (segunda linha), e um debridamento cirúrgico agressivo precoce.[6,25] A manutenção de um alto índice de suspeita em pacientes de risco, seguida por uma avaliação e tratamento imediatos, é crucial para a redução das taxas de mortalidade.[25]

5.2 Doenças Multissistêmicas (Vasculites e Doenças Autoimunes)

A frequência de NSPs em pacientes com doenças multissistêmicas também é desconhecida, devido ao escasso número de publicações. Na seção a seguir, as doenças multissistêmicas mais frequentemente associadas a NSPs serão descritas.

5.2.1 Granulomatose com Poliangiite

A granulomatose com poliangiite (GPA) é uma doença multissistêmica idiopática descrita como uma inflamação granulomatosa necrosante envolvendo os tratos respiratórios superior e inferior, em combinação com glomerulonefrites e vasculites sistêmicas.[5,6] A GPA afeta predominantemente as paredes de pequenas a médias artérias e veias.[26] Foi descrita uma forma limitada ao trato respiratório superior, que se apresenta como uma lesão destrutiva na linha média do nariz e seios paranasais.[5] O pico de incidência ocorre entre a quarta e a sexta décadas de vida.[26] A prevalência estimada nos Estados Unidos se situa entre 13 a 30 casos por 1 milhão de pessoas por período de 5 anos. A GPA é mais comum na Europa do Norte. Taxas de incidência anuais por milhão de indivíduos foram de 12 na Noruega, 10,3 na Inglaterra e 4,1 na Espanha.[26] Os sintomas nasais incluem obstrução, rinorreia, epistaxes recorrentes de pequena monta, formação de crostas e dor no dorso do nariz.[6] Hiposmia pode ocorrer devido a secreções nos estágios iniciais. A endoscopia nasal revela uma mucosa friável e hiperemiada, com crostas e tecido de granulação, que predominam no septo e na concha nasal inferior.[26] Pacientes com GPA agressiva apresentam necrose avascular, que leva a destruições ósseas afetando inicialmente o septo nasal (NSP) e, então, espalhando-se para a concha nasal, parede do antro, seios etmoidais e lâminas papirácea e cribriforme, preservando o palato duro.[27] Diamantopoulos II e Jones descreveram a GPA como causa de perfuração em 6 de 54 pacientes.[27] Em casos agressivos, a destruição do suporte nasal pode levar à característica deformidade nariz em sela.[5,6,26]

O diagnóstico se baseia na combinação de sintomas clínicos, achados do exame físico, exames de imagem, exames laboratoriais (c-ANCA positivo em 60 a 90% dos casos) e biopsia do tecido afetado.[5,6,26]

O tratamento inclui corticosteroides, como a prednisona, e ciclofosfamida ou metotrexato.[5,6]

5.2.2 Granulomatose Eosinofílica com Poliangiite

A granulomatose eosinofílica com poliangiite (EGPA) é uma rara vasculite de vasos de pequeno tamanho com prevalência de 1,3 casos por 100.000 habitantes.[28] Sintomas sistêmicos, como febre, fadiga e perda de peso, são proeminentes.[29] Rinite alérgica ocorre em 75% dos pacientes, sendo, usualmente, um dos primeiros sintomas da EGPA.[29]

O diagnóstico deve ser suspeitado em pacientes com asma, apresentando eosinofilia e infiltrados pulmonares.[29] O American College of Rheumatology identifica seis critérios maiores para o diagnóstico da doença: asma, neuropatia periférica atribuível a vasculites sistêmicas, infiltrados pulmonares transientes, anormalidades nos seios paranasais, pico de eosinofilia acima de 10% e um espécime de biopsia de um vaso sanguíneo apresentando eosinofilia extravascular.[5]

A síndrome está frequentemente associada à presença de anticorpos citoplasmáticos antineutrofílicos perinucleares, que têm como alvo a mieloperoxidase.[28] Pólipos nasais e sinusites recorrentes estão presentes em aproximadamente 50% dos pacientes.[5] Dor nasal, com coriza purulenta ou sanguinolenta, crostas nasais ou NSP são menos comuns do que em pacientes com GPA.[5]

O tratamento usualmente inclui altas doses de corticosteroides e imunossupresores, como a ciclofosfamida.[29]

5.2.3 Sarcoidose

A sarcoidose é uma doença crônica multissistêmica que afeta usualmente adultos jovens e de meia-idade.[30] Caracteriza-se por linfadenopatia hilar bilateral, infiltrados pulmonares e lesões oculares e cutâneas.[5] Estudos demonstraram que a sarcoidose pode ser o resultado de uma reação granulomatosa exagerada após exposição a antígenos não identificados em indivíduos geneticamente suscetíveis.[30] Foi relatada uma prevalência de 50 para 100.000 indivíduos.

O envolvimento do epitélio do trato respiratório superior é infrequente. Os sintomas nasais são inespecíficos: obstrução, epistaxe, dor nasal, epífora e anosmia.[6] O achado mais consistente no nariz e seios paranasais é uma mucosa hiperemiada, edematosa, friável e hipertrófica, predominantemente no septo e concha nasal inferior. Nódulos submucosos, representativos de granulomas intramucosos, com uma característica coloração amarelada, podem ser identificados em biopsias da mucosa.[5,31] Polipose nasal, rinofima e perfurações septais também foram descritas.[5] Granulomas não caseosos agressivos podem levar a erosões do palato duro e mole, da mesma forma que a deformidades nariz em sela.[32] Lawson *et al.* classificaram a sarcoidose sinonasal em 4 subgrupos: atrófica, hipertrófica, destrutiva e com alargamento nasal.[32]

O diagnóstico da sarcoidose do nariz e seios paranasais se baseia nos achados clínicos, seja a presença de alterações polipoides, seja a característica nodularidade submucosa amarelada.[5] Tecidos para o diagnóstico são usualmente obtidos por biopsia transbrônquica do pulmão.[30] Outros locais para a biopsia são lesões cutâneas, glândulas salivares menores e linfonodos.[5]

O tratamento primário são os esteroides sistêmicos,[32] embora haja outros tratamentos, como cloroquina, imunossupressores e transplante de pulmão.[5,6,31,32]

5.2.4 Lúpus Eritematoso Sistêmico

O lúpus eritematoso sistêmico (SLE) é uma doença autoimune que pode afetar virtualmente qualquer sistema do corpo. O SLE afeta predominantemente mulheres (10:1). A incidência de SLE é de 5,6 por 100.000 pessoas, com uma prevalência estimada de 130 por 100.000.[33]

O SLE pode apresentar diferentes sintomas, tais como fadiga extrema, edema e dores articulares (artrite), febre inexplicada, rashes cutâneos e problemas renais.[33] A pele do nariz e do vestíbulo nasal pode ser afetada nos rashes cutâneos.[6] Lesões mucosas são observadas em 9 a 18% dos casos de SLE, sendo as mucosas oral, nasal e faríngea as mais comumente afetadas.[33] Lisnevskaia *et al.* relataram seis casos de pacientes com SLE e NSPs anteriores assintomáticas.[33]

Corticosteroides e imunossupressores são prescritos para o controle dos sintomas.[5]

5.3 Conclusão

Como descrito nesse capítulo, existe uma grande variedade de doenças sistêmicas e infecciosas que podem se apresentar com NSP, seja no início da sintomatologia, seja ao longo da evolução das manifestações clínicas. Embora a NSP não seja uma lesão de apresentação frequente, o conhecimento das diferentes entidades etiológicas permitirá um manejo clínico apropriado. Uma anamnese adequada e um exame físico detalhado são cruciais para uma correta orientação diagnóstica nesses pacientes. Exames complementares, incluindo laboratório, imagem e biopsias, também possuem um papel relevante nessa patologia que envolve diferentes etiologias.

Referências

[1] Nnadi CD, Anderson LF, Armstrong LR, et al. Mind the gap: TB trends in the USA and the UK, 2000–2011. Thorax. 2016; 71(4):356–363

[2] Casals M, Rodrigo T, Camprubí E, Orcau A, Caylà JA. [Tuberculosis and immigration in Spain: scoping review]. Rev Esp Salud Publica. 2014; 88(6):803–809

[3] Pareek M, Greenaway C, Noori T, Munoz J, Zenner D. The impact of migration on tuberculosis epidemiology and control in high-income countries: a review. BMC Med. 2016; 14(1):48

[4] Winston CA, Navin TR, Becerra JE, et al. Unexpected decline in tuberculosis cases coincident with economic recession—United States, 2009. BMC Public Health. 2011; 11:846

[5] Alobid I, Guilemany JM, Mullol J. Nasal manifestations of systemic illnesses. Curr Allergy Asthma Rep. 2004; 4(3):208–216

[6] Sardana K, Goel K. Nasal septal ulceration. Clin Dermatol. 2014; 32 (6):817–826

[7] Butt AA. Nasal tuberculosis in the 20th century. Am J Med Sci. 1997; 313(6):332–335

[8] Hup AK, Haitjema T, de Kuijper G. Primary nasal tuberculosis.Rhinology. 2001; 39(1):47–48

[9] Kaur R, Kachroo K, Sharma JK, Vatturi SM, Dang A. Diagnostic accuracy of Xpert test in tuberculosis detection: a systematic review and meta-analysis. J Glob Infect Dis. 2016; 8(1):32–40

[10] Jian Y, Liu B, Guo L, Kong S, Su X, Lu C. [Pathogeny and treatment of 50 nasopharyngeal tuberculosis cases]. Lin Chung Er Bi Yan Hou Tou JingWai Ke Za Zhi. 2012; 26(24):1138–1140

[11] Nsagha DS, Bamgboye EA, Assob JCN, et al. Elimination of leprosy as a public health problem by 2000 AD: an epidemiological perspective. Pan Afr Med J. 2011; 9:4
[12] Chaptini C, Marshman G. Leprosy: a review on elimination, reducing the disease burden, and future research. Lepr Rev. 2015; 86(4):307–315
[13] McDougall AC, Rees RJ, Weddell AG, Kanan MW. The histopathology of lepromatous leprosy in the nose. J Pathol. 1975; 115 (4):215–226
[14] Barton RP. Clinical manifestation of leprous rhinitis. Ann Otol Rhinol Laryngol. 1976; 85(1 Pt 1):74–82
[15] Britton WJ, Lockwood DNJ. Leprosy. Lancet. 2004; 363(9416):1209–1219
[16] Ficarra G, Carlos R. Syphilis: the renaissance of an old disease with oral implications. Head Neck Pathol. 2009; 3(3):195–206
[17] Centers for Disease Control and Prevention (CDC). Primary and secondary syphilis—United States, 2000–2001. MMWR Morb Mortal Wkly Rep. 2002; 51(43):971–973
[18] Pletcher SD, Cheung SW. Syphilis and otolaryngology. Otolaryngol Clin North Am. 2003; 36(4):595–605, vi
[19] Clement ME, Okeke NL, Hicks CB. Treatment of syphilis: a systematic review. JAMA. 2014; 312(18):1905–1917
[20] Rejali SD, Simo R, Saeed AM, de Carpentier J. Acquired immune deficiency syndrome (AIDS) presenting as a nasal septal perforation.Rhinology. 1999; 37(2):93–95
[21] Fokkens WJ, Lund VJ, Mullol J, et al. European Position Paper on Rhinosinusitis and Nasal Polyps 2012. Rhinol Suppl 2012;(23):3 p preceding table of contents, 1–298
[22] Jaimes A, Muvdi S, Alvarado Z, Rodríguez G. Perforation of the nasal septum as the first sign of histoplasmosis associated with AIDS and review of published literature. Mycopathologia. 2013; 176(1–2):145–150
[23] Fidler S, Fox J. Primary HIV infection: a medical and public health emergency requiring rapid specialist management. Clin Med (Lond). 2016; 16(2):180–183
[24] Middlebrooks EH, Frost CJ, De Jesus RO, Massini TC, Schmalfuss IM, Mancuso AA. Acute invasive fungal rhinosinusitis: a comprehensive update of CT findings and design of an effective diagnostic imaging model. AJNR Am J Neuroradiol. 2015; 36(8):1529–1535
[25] Payne SJ, Mitzner R, Kunchala S, Roland L, McGinn JD. Acute invasive fungal rhinosinusitis: a 15-year experience with 41 patients. Otolaryngol Head Neck Surg. 2016; 154(4):759–764
[26] Gubbels SP, Barkhuizen A, Hwang PH. Head and neck manifestations of Wegener's granulomatosis. Otolaryngol Clin North Am. 2003; 36 (4):685–705
[27] Diamantopoulos II, Jones NS. The investigation of nasal septal perforations and ulcers. J Laryngol Otol. 2001; 115(7):541–544
[28] Chaigne B, Dion J, Guillevin L, Mouthon L, Terrier B. Pathophysiology of eosinophilic granulomatosis with polyangiitis (Churg-Strauss). Rev Med Interne. 2016; 37(5):337–342
[29] Groh M, Pagnoux C, Baldini C, et al. Eosinophilic granulomatosis with polyangiitis (Churg-Strauss) (EGPA) Consensus Task Force recommendations for evaluation and management. Eur J Intern Med. 2015; 26(7):545–553
[30] Valeyre D, Prasse A, Nunes H, Uzunhan Y, Brillet P-Y, Müller-Quernheim J. Sarcoidosis. Lancet. 2014; 383(9923):1155–1167
[31] Judson MA. The clinical features of sarcoidosis: a comprehensive review. Clin Rev Allergy Immunol. 2015; 49(1):63–78
[32] Lawson W, Jiang N, Cheng J. Sinonasal sarcoidosis: A new system of classification acting as a guide to diagnosis and treatment. Am J Rhinol Allergy. 2014; 28(4):317–322
[33] Lisnevskaia L, Murphy G, Isenberg D. Systemic lupus erythematosus. Lancet. 2014; 384(9957):1878–1888

Capítulo 6
Avaliação Clínica
Pré-operatória do Paciente

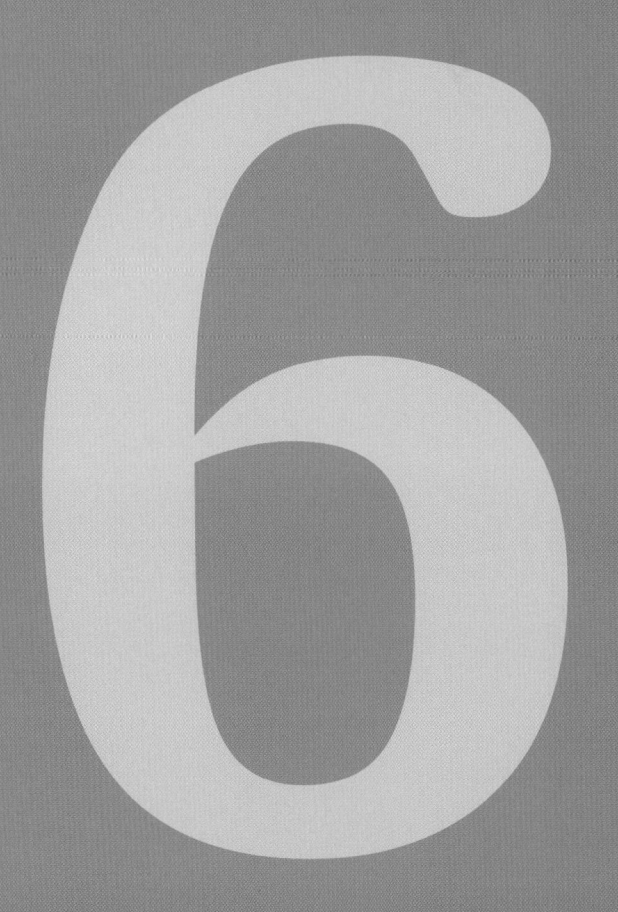

6 Avaliação Clínica Pré-Operatória do Paciente

Fabio Ferreli ▪ Paolo Castelnuovo

Resumo

Uma visão pré-operatória geral para o tratamento das perfurações do septo nasal requer tanto uma avaliação da anatomia local quanto testes diagnósticos específicos. A avaliação começa através de uma anamnese cuidadosa. O exame físico começa pela inspeção da pirâmide nasal, para avaliação de alterações relacionadas a déficits estruturais. A endoscopia nasal permite a definição do tamanho e a localização da perfuração. O septo deve ser palpado com uma sonda ou porta-algodão montado, para se discernir quanto à persistência de cartilagem entre os retalhos mucosos e determinar se a cartilagem se estende até próximo à borda do defeito. A TC com janela óssea pode fornecer informações quanto à estrutura do septo residual e quantificar as medidas exatas do defeito ósseo/cartilaginoso. Testes de laboratório também devem ser considerados.

As causas de perfurações do septo nasal (NSPs) são numerosas, e podem estar relacionadas a condições locais e sistêmicas. Sendo assim, uma visão pré-operatória geral requer tanto uma avaliação da anatomia local quanto testes diagnósticos específicos.

É essencial, antes de se propor qualquer tratamento cirúrgico, clarificar a etiopatogenia da NSP.

A avaliação começa por uma anamnese cuidadosa. Os pacientes podem apresentar-se com sintomas maiores de NSP, tais como formação de crostas, sangramento, sibilância nasal, obstrução nasal e, por vezes, dor e rinorreia. É necessário investigar os eventos relacionados ao aparecimento da NSP e quaisquer procedimentos intranasais prévios eventualmente associados a septoplastias e cauterizações septais para epistaxes anteriores. A possibilidade de dano ao septo nasal pode estar relacionada a eventos particulares, tais como traumatismo, uso de cocaína, lesões por corpos estranhos nasais e lesões por decúbito associadas a tubos nasogástricos.

Alguns hábitos dos pacientes devem ser levados em consideração, tais como uso excessivo de descongestionantes ou esteroides tópicos e traumatismo digitoungueal frequente para remoção de crostas nasais. Finalmente, alguns fatores de risco associados a exposição profissional, tais como irritantes químicos, e a doenças específicas, como por exemplo tuberculose e sífilis, devem ser investigados.[1]

O exame físico começa pela inspeção da pirâmide nasal quanto a quaisquer alterações relacionadas a déficits estruturais. De fato, NSPs de grandes dimensões podem levar a perda de suporte do dorso nasal e consequente "nariz em sela", algumas vezes associado a um desvio da borda caudal do septo. A endoscopia nasal com fibras óticas rígidas (30 graus) é uma passo-chave no exame físico. O uso de descongestionantes tópicos e anestésicos locais a torna de realização mais fácil e tolerável, especialmente em casos nos quais a remoção de crostas recobrindo a mucosa em áreas de sangramento fácil ou uma biopsia são esperadas.

No que se refere ao exame físico do nariz, um diagnóstico completo não pode ser feito sem que todas as crostas tenham sido removidas e a descongestão das conchas nasais tenha sido realizada, tornando possível a visualização de todo o septo nasal. A endoscopia nasal permite a apreciação da configuração da NSP, da presença ou ausência de crostas aderentes nas bordas do defeito (▶ Fig. 6.1), de quaisquer áreas friáveis (▶ Fig. 6.2) e do estado da mucosa remanescente, que pode apresentar algumas alterações relacionadas a condições isquêmicas (uso abusivo de cocaína) (▶ Fig. 6.3).

Adicionalmente, é possível medir o tamanho da NSP sob controle endoscópico, o que é crítico ao se considerar a abordagem cirúrgica mais adequada (▶ Fig. 6.4).

A mesuração do defeito pode ser realizada de várias maneiras.

Uma régua de papel descartável, presente em alguns *kits* de cirurgia nasal, pode ser cortada e introduzida no nariz para obtenção de medidas adequadas. Caso isso não esteja disponível, a ponta graduada de um descolador de septo de Cottle pode ser cuidadosamente inserida e deslizada contra o septo para determinar o tamanho da NSP.

Caso o defeito não seja circular, mas sim de formato oval (▶ Fig. 6.5), é mais apropriado obter uma medida exata dos maiores diâmetros: anteroposterior e craniocaudal, passo vital para a escolha da técnica cirúrgica mais apropriada. Previu-se que a altura vertical de uma perfuração possui papel mais importante na determinação do sucesso da cirurgia do que o comprimento hori-

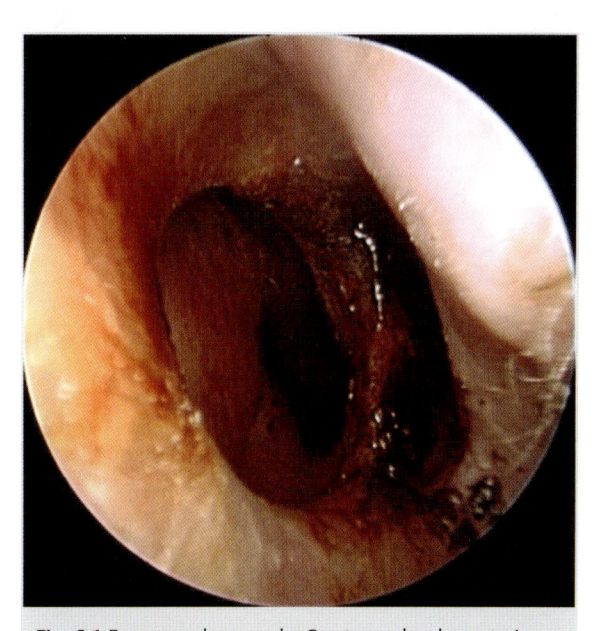

Fig. 6.1 Fossa nasal esquerda. Crostas na borda posterior da perfuração septal.

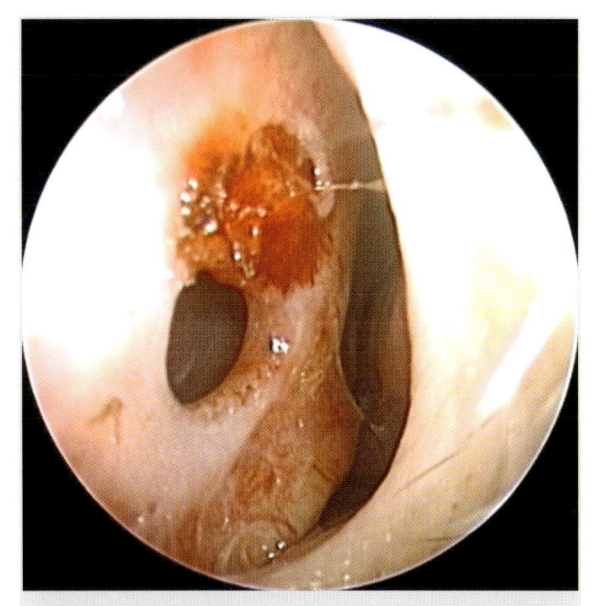

Fig. 6.2 Fossa nasal esquerda. Pequena perfuração, com área de sangramento.

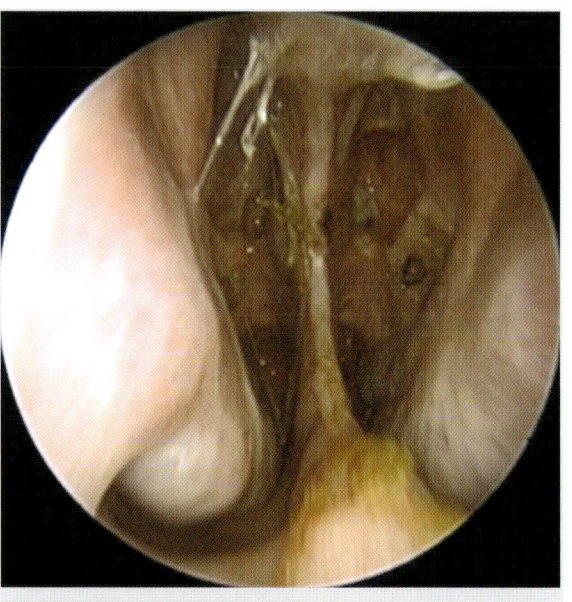

Fig. 6.3 Fossa nasal direita. Grande perfuração em usuário de cocaína, com mucosa de aspecto isquêmico e infecção.

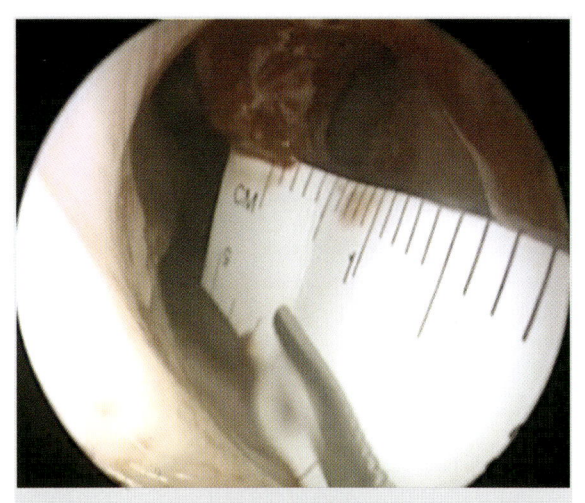

Fig. 6.4 Fossa nasal direita. A perfuração septal é medida sob visualização direta durante exame endoscópico.

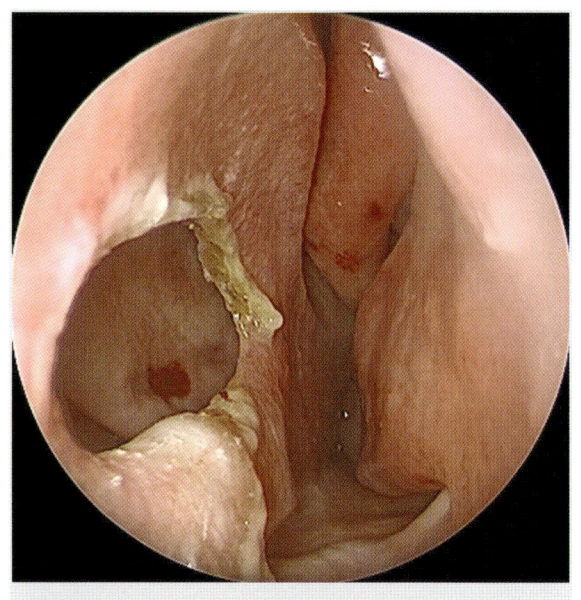

Fig. 6.5 Fossa nasal esquerda. Perfuração septal com formato oval.

zontal, uma vez que a tensão principal entre o assoalho e o dorso do nariz é crítica.[2] O aspecto final que deve ser considerado na avaliação pré-operatória é a localização: anterior, posterior, próxima ao assoalho ou na porção cranial do septo. Esporões septais devem ser identificados durante o exame endoscópico. Eles devem ser removidos durante a confecção do retalho, para se obter uma cobertura mucosa maior e mais flexível. Esse último é um aspecto importante para se conseguir o fechamento de uma NSP livre de tensão (▶ Fig. 6.6). O septo deve ser palpado com uma sonda ou porta-algodão montado para se discernir quanto à persistência de cartilagem entre os retalhos de mucosa e determinar se a cartilagem se estende até próximo às bordas da NSP.[2] Nas perfurações surgidas após septoplastias, usualmente há pouca cartilagem residual, o que torna o descolamento dos retalhos mais difícil. Nessa fase, também é importante checar a qualidade de outras estruturas anatômicas intranasais, as quais representam sítios doadores em potencial para enxertos ou retalhos, tais como as conchas nasais inferior e média, e o assoalho da fossa nasal.

Frequentemente, o tamanho do defeito ósseo ou cartilaginoso pode ser maior do que as bordas mucosas da NSP. Sendo assim, uma investigação radiológica, como a tomografia computadorizada (TC) com janela óssea pode fornecer informações sobre a estrutura do septo

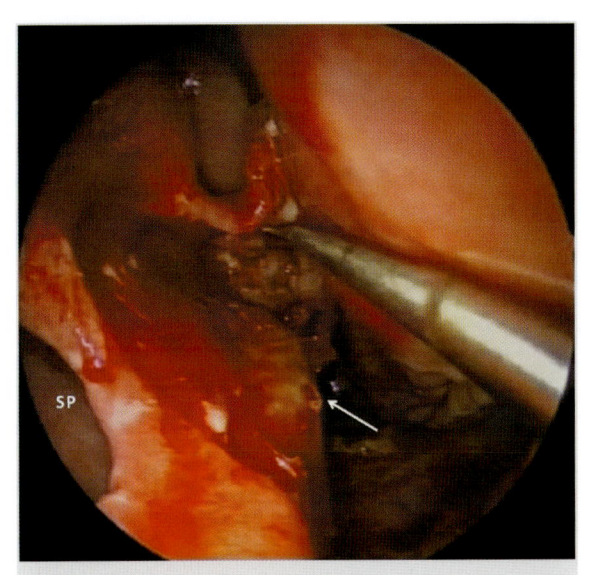

Fig. 6.6 Fossa nasal esquerda. Esporão septal (seta branca) posterior à perfuração. SP, perfuração septal.

residual e quantificar as exatas medidas do defeito ósseo/cartilaginoso. A TC também pode ser utilizada para demonstrar qualquer processo inflamatório coexistente no nível dos seios paranasais.

Em pacientes com uma provável causa local para a NSP ou em pacientes com queixas reumatológicas, testes básicos de laboratório devem ser realizados.

Os níveis do fator reumatoide (FR) podem estar elevados em pacientes com artrite reumatoide, doenças mistas do tecido conectivo, lúpus, esclerodermia e outros distúrbios. Níveis elevados da enzima de conversão da angiotensina (ECA) podem indicar a presença de sarcoidose. Radiografias de tórax também podem ser realizadas, para avaliação de linfadenopatias mediastinais.

A síndrome de Churg-Strauss é caracterizada por níveis elevados de anticorpos citoplasmáticos antineutrofílicos (pANCA) e eosinofilia. A granulomatose de Wegener está frequentemente associada a níveis elevados de anticorpos citoplasmáticos antineutrofílicos (cANCA), velocidade de hemossedimentação (VHS) e FR, mas esses são índices menos específicos.[3]

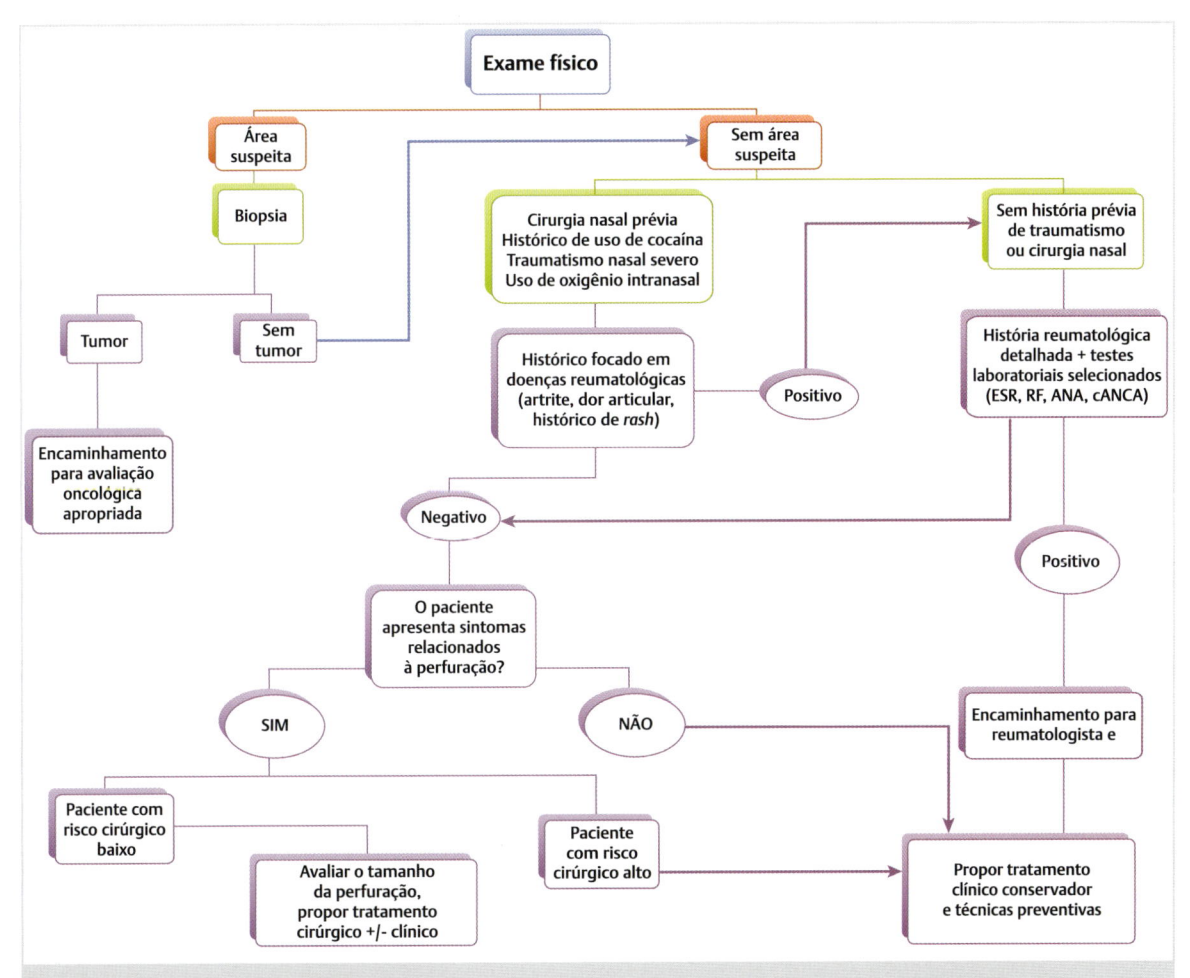

Fig. 6.7 Algoritmo proposto por Batniji[5] para avaliação sistemática das perfurações do septo nasal, modificado. ANA, anticorpo antinuclear; cANCA, anticorpos citoplasmáticos antineutrofílicos citoplasmáticos; ESR, velocidade de hemossedimentação; RF, fator reumatoide.

Caso quaisquer resultados sejam positivos, um reumatologista deve ser consultado para investigação adicional.

Para usuários de cocaína, é absolutamente mandatório identificar se existe catabolização da cocaína, pela urina ou, caso possível, pelo cabelo. Esses pacientes devem controlar ou cessar o uso de cocaína pelo menos 1 ano antes da realização da cirurgia. Esses pacientes devem ser submetidos a controles endoscópicos periódicos para higienização das fossas nasais e remoção de crostas das bordas da perfuração, com o objetivo de preparar o leito cirúrgico. Além disso, a instilação de emolientes e pomadas com antibióticos está indicada.

Em casos de lesões ativas e inflamadas do septo em volta das bordas mucosas da perfuração, uma biopsia deve ser realizada. O tecido obtido pode ser enviado para exame histopatológico, com o obejtivo de excluir lesões neoplásicas, bem como para culturas para fungos e BAAR.

Biopsias da margem superior da perfuração devem ser evitadas, uma vez que contribuem para aumentar o diâmetro craniocaudal, bem como a dificuldade do reparo cirúrgico.[4]

Batniji, em 2012, propôs um algoritmo para a avaliação pré-operatória das perfurações septais,[5] o qual é mostrado no fluxograma (▶ Fig. 6.7).

Referências

[1] Kridel RW. Considerations in the etiology, treatment, and repair of septal perforations. Facial Plast Surg Clin North Am. 2004; 12(4):435–450, vi
[2] Kridel RW. Septal perforation repair. Otolaryngol Clin North Am. 1999; 32(4):695–724
[3] Diamantopoulos II, Jones NS. The investigation of nasal septal perforations and ulcers. J Laryngol Otol. 2001; 115(7):541–544
[4] Watson D, Barkdull G. Surgical management of the septal perforation. Otolaryngol Clin North Am. 2009; 42(3):483–493
[5] Batniji RK. Septal Perforation—Medical Aspects Treatment & Management. Medscape Reference Feb, 2012. emedicine.medscape.com

Capítulo 7
Tratamento Conservador

7.1	Introdução	49
7.2	Patogênese	49
7.3	Sintomas	49
7.4	Tratamento Conservador	49
7.5	Tratamento com Base nos Sintomas	51

7 Tratamento Conservador

Arturo Cordero Castillo ▪ Mauricio López-Chacón ▪ Cristobal Langdon ▪ Isam Alobid

Resumo

As causas mais comuns de perfurações do septo nasal (NSPs) são traumáticas, pós-procedimentos cirúrgicos, doenças inflamatórias e uso abusivo de substâncias. Entre 1 e 39% dos pacientes com NSP não apresentam quaisquer sintomas, sendo diagnosticados durante exames ORL (otorrinolaringológicos) de rotina. Os tratamentos conservadores incluem irrigações nasais com soluções salinas isotônicas, aplicação de pomadas com antibióticos e/ou vitaminas ou uso de próteses, como os botões septais. Procedimentos cirúrgicos estão indicados quando há falha do tratamento conservador. Esse capítulo foca no tratamento conservador como primeira linha de tratamento para os casos sintomáticos, deixando os reparos cirúrgicos para aqueles que não respondem ao tratamento conservador.

7.1 Introdução

Perfurações do septo nasal (NSPs) podem ocorrer devido a múltiplas etiologias, incluindo traumatismo prévio, iatrogênicas, doenças inflamatórias, uso abusivo de susbtâncias (p. ex., cocaína), uso de *sprays* nasais e outras. A prevalência estimada é de aproximadamente 1%; entretanto, 39% dos pacientes permanecem assintomáticos até um diagnóstico incidental em um exame ORL de rotina. Embora a maioria dos pacientes com NSPs permaneça assintomática, alguns sofrem com sintomas incômodos, tais como epistaxe, formação de crostas, sensação de obstrução nasal, dor ou desconforto – a maioria mais associado a grandes perfurações. Os pacientes do grupo dos sintomáticos devem começar por um tratamento conservador. Se a umidificação do nariz encontra-se preservada, a perfuração septal é usualmente assintomática. Tratamentos conservadores incluem irrigações nasais com soluções salinas isotônicas, aplicação de pomadas com antibióticos e/ou vitaminas ou próteses, como os botões septais. Se, apesar destes tratamentos conservadores, os pacientes continuem a apresentar sintomas incômodos, afetando sua qualidade de vida, tratamentos mais agressivos, como a cirurgia, podem ser propostos.

7.2 Patogênese

A cavidade nasal recebe seu suprimento arterial de múltiplos ramos que se originam de ambas as artérias carótidas, interna e externa. De importância são os ramos da esfenopalatina, além da artéria labial superior, artéria etmoidal anterior (AEA) e artéria palatina maior, que nutrem o plexo de Kiesselbach, e, portanto, a porção anterior do septo nasal, onde ocorrem a maioria dos sangramentos e perfurações.[1-6]

Um dano químico ou físico à anatomia normal pode levar à necrose isquêmica da cartilagem septal, resultando em uma perfuração. Qualquer resultado cicatricial em volta das bordas da perfuração sobre as três camadas, cartilagem e os dois lados do mucopericôndrio, será, provavelmente, delgado e atrófico. Sendo assim, caso os limites da perfuração não cicatrizem normalmente, ela será coberta por uma camada atrófica de mucosa, levando à formação de crostas e a uma tendência a sangramentos, devido à fricção causada pelo fluxo aéreo anormal. A fricção pelo fluxo aéreo turbulento anormal, e o *peeling* mecânico realizado para aliviar a sensação de congestão podem resultar em formação recorrente de crostas, sangramento e alargamento.[7]

Quando o septo se encontra perfurado, o fluxo de ar uniforme sobre as conchas nasais, adicionando calor e umidade ao ar inspirado, é interrompido. O ar inspirado perde o seu padrão de fluxo normal através das fossas nasais e começa a recircular, produzindo um ressecamento excessivo da mucosa nasal, o que leva aos sintomas.

7.3 Sintomas

Apesar de serem relativamente incomuns, as NSPs possuem apresentações variáveis, que podem imitar patologias tais como desvios septais, rinite alérgica e, particularmente, rinossinusites crônicas, com as quais podem frequentemente coexistir.[8] A percepção dos sintomas pelo paciente pode ser influenciada pela localização e tamanho da NSP.[9] Diamantopoulos II e Jones[2] relataram que 92% das perfurações e ulcerações se localizam anteriormente e 8% posteriormente, e que as lesões posteriores estão frequentemente associadas a traumatismo e doenças sistêmicas, como doenças do tecido conectivo, neoplasias e sífilis, enquanto as anteriores estão associadas a traumatismo, sendo mais sintomáticas, com sangramento e formação de crostas.

O sintoma mais comumente relatado pelos pacientes é o sangramento (58%), seguido por formação de crostas (43%), obstrução nasal (39%), dor (17%) e sibilância nasal (10%), com 15% sendo inteiramente assintomáticos, e a sibilância nasal mais frequentemente associada a perfurações menores.[10] Nas NSPs maiores, há um grande distúrbio no fluxo aéreo liminar e turbulência, resultando em dano e ressecamento do epitélio respiratório; consequentemente, mais rinorreia ocorre, uma vez que o nariz tenta melhorar a umidificação. A turbulência também pode produzir uma sensação de bloqueio nasal, que pode levar a complicações, na medida em que o paciente tenta remover crostas com os dedos para melhorar a congestão.[9]

Assim, dependendo dos sintomas sofridos pelo paciente virá a recomendação para o tipo do tratamento a ser empregado.

7.4 Tratamento Conservador

A necessidade de tratamento depende do paciente apresentar sintomas, e, de fato, pacientes assintomáticos geralmente não requerem nenhuma intervenção. A causa subjacente da perfuração septal deve ser investigada antes de qualquer intervenção. Deve-se considerar a prevenção quanto a perfurações septais em pacientes de alto risco (p. ex., usuários de cocaína).[11,12]

7.4.1 Irrigações com Solução Salina

Duchas nasais são utilizadas em uma variedade de doenças dos seios paranasais, tais como rinite alérgica, rinossinusites crônicas, tratamento pós-operatório de cirurgias dos seios paranasais, prevenção em pacientes com infecções nasais recorrentes e ressecamento nasal.[13,14]

De acordo com as evidências clínicas, o possível mecanismo de ação reside no fato de que a melhora na função da mucosa nasal é devida a uma limpeza física direta pela irrigação de muco, crostas, alérgenos e *debris*, eliminando mediadores inflamatórios e melhorando o *clearance* mucociliar através do aumento da taxa de batimento ciliar.[15,16,17,18]

Existem muitos diferentes tipos de sistemas disponíveis no mercado, tais como frascos de solução salina (enxaguatórios sinusais), Neti Pot, seringas com ponta de cateter 60 cc e seringas com bulbo para bebês. Soluções salinas podem ser encontradas em muitas apresentações, começando pelo tipo de solução, do isotônico ao hipertônico, e as soluções caseiras. Em geral, a maioria das soluções é isotônica. Soluções salinas hipertônicas não agem somente removendo secreções e crostas nasais, mas também produzem uma estase ciliar reversível, além de serem bactericidas e sinérgicas aos antibióticos *in vitro*. O gradiente osmótico puxa o edema da mucosa e possivelmente fluidifica as secreções.

A irrigação nasal também pode ser feita com diferentes pressões, de acordo com a necessidade (▶ Fig. 7.1). Aquelas com volume de baixo fluxo são aplicadas por nebulização, permitindo uma limpeza e umidificação suaves da cavidade, sendo preferidas para tratamento de manutenção, quando a quantidade de muco e crostas é pequena. As de volume de médio fluxo são recomendadas quando se deseja uma limpeza abrangente ou quando existem algumas crostas, deixando-se o alto volume para crostas e secreções severas. Para irrigação de toda a cavidade nasal, sistemas de duchas compressivas com uma pressão de saída mínima de 120 mbar, uma boa conexão com a saída da narina e uma corrente de irrigação direcionada para cima (45 graus) são recomendados (▶ Fig. 7.2). Além disso, o material deve ser transparente, de fácil limpeza e desinfecção, e não conter elementos perigosos.[18]

7.4.2 Pomadas

Existem pomadas nasais com componentes diferentes, sendo a maioria formada por antibióticos e/ou suplementos vitamínicos. Como se sabe, enquanto existe uma perfuração septal, a mucosa nasal tende a permanecer ressecada, e, ao invés de produzir um muco mais aquoso para manter um ambiente umidificado, ela reduz as suas secreções. A secreção torna-se pegajosa, e moldes de crostas se formam no septo nasal quando o ar passa através da cavidade nasal. Quando estas crostas se soltam espontaneamente, podem causar sangramentos e nova formação de crostas, entrando em um círculo vicioso. As pomadas nasais podem proteger a mucosa nasal do ressecamento, mantendo a umidificação nasal e reduzindo a formação de crostas, ajudando na regeneração da mucosa irritada e danificada, e, assim, melhorando a congestão nasal.

A produção e liberação contínua de crostas pode produzir uma superinfecção da mucosa nasal, sendo útil, nestes casos, o uso de pomadas antibióticas. A instilação de cremes nasais com antibióticos (p. ex., cremes com mupirocina e neomicina) pode manter as bordas da perfuração umidificadas, minimizando a formação de crostas, o bloqueio nasal e tratando e prevenindo infecções.

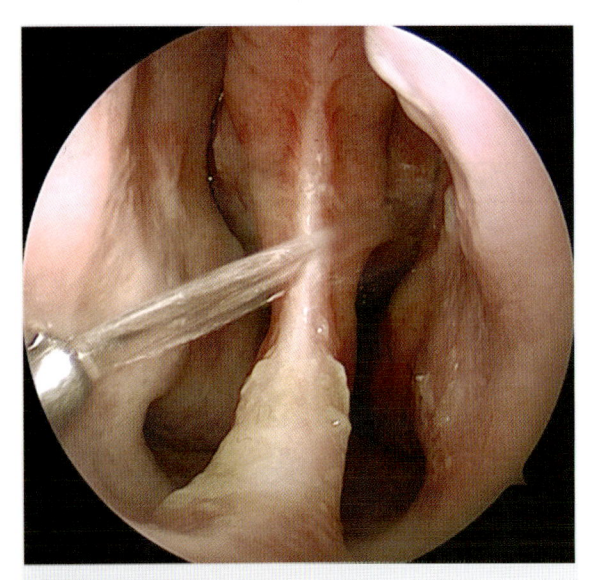

Fig. 7.1 Visão endonasal endoscópica do uso de duchas nasais em uma perfuração nasal anterior.

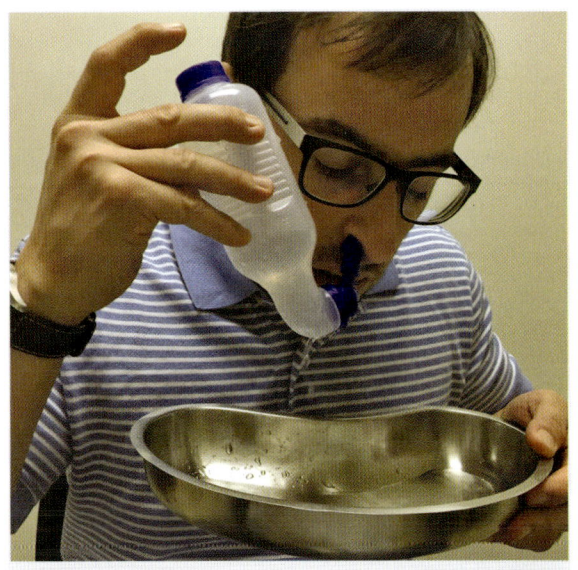

Fig. 7.2 Irrigação nasal com um sistema compressível de duchas.

7.4.3 Tampões Nasais

Tampões nasais devem ser utilizados nos casos em que um agente hemostático reabsorvível não é capaz de controlar epistaxes. São mais comumente feitos de acetato de polivinil (p. ex., Merocel), e devem ser utilizados, se necessário, aqueles com superfície lisa, para minimizar o dano à mucosa, a potencial piora da cicatrização da ferida e o impacto negativo no conforto do paciente.[19]

7.4.4 Agentes Hemostáticos e/ou Reabsorvíveis

O curativo nasal ideal é aquele que é hemostático, absorvível e que favorece a cicatrização. Embora a maioria dos materiais atualmente disponíveis possa possuir uma dessas características, nenhum possui todas elas.[20]

Os curativos atualmente disponíveis incluem os seguintes:

1. Colágeno suíno desnaturado: Lyostypt, Diacoll.
2. Ácido hialurônico: Merocel.
3. Celulose oxidada regenerada: Surgicel.
4. Carboximetilcelulose: Espuma de Stammberger, Rapid Rhino.
5. Géis hemostáticos com trombina: Floseal, Crosseal.
6. Polissacaráideos, como o Chitosan gel, promovido pela Wormald-Medtronic.

7.5 Tratamento com Base nos Sintomas

Os tratamentos com base nos sintomas estão listados na ▶ Tabela 7.1.

7.5.1 Epistaxe

A epistaxe é considerada o sintoma mais comum (58%) na maioria das séries (58%).[21] Como em qualquer outra epistaxe, o primeiro passo é descartar uma causa subjacente, tais como hipertensão, doenças associadas a vasculites e uso de medicações que interferem na coagulação (p. ex., ácido acetilsalicílico), e tratá-la antes da realização de qualquer intervenção. Caso necessário, diversos tipos de tampões ou hemostáticos podem ser utilizados. Sempre que possível, o uso de agentes hemostáticos reabsorvíveis (p. ex., Merocel, Surgicel, Rapid Rhino) é preferível; entretanto, caso o sangramento não seja controlado, um tamponamento nasal é recomendado durante 48 a 72 horas. Após a remoção do tampão, é necessário realizar irrigações nasais. A força das irrigações depende dos sintomas e da formação de crostas, e pomadas nasais podem ser utilizadas após as irrigações.

7.5.2 Formação de Crostas e Congestão Nasal

Séries clínicas relataram formação de crostas em 43% dos pacientes e congestão nasal em 35%, tornando-as importantes sintomas nas perfurações nasais.[21] O foco do tratamento depende da quantidade de crostas e da congestão relatada pelo paciente, sendo as irrigações nasais e as pomadas nasais o esteio do tratamento. Em geral, o uso de irrigações de alto fluxo de volume para crostas e congestão graves, e de médio fluxo para o restante dos pacientes é recomendado, deixando-se o baixo fluxo para manutenção. Pomadas nasais são utilizadas após as irrigações. Caso haja suspeitas de infecção, uma pomada antibiótica é preferível. Se não for esse o caso, uma pomada sem antibiótico deve ser utilizada como manutenção ou tratamento prolongado.

7.5.3 Conclusão

A necessidade de tratamento depende do paciente apresentar ou não sintomas; entretanto, como a maioria dos casos de NSP permanece assintomática, nenhum tratamento é necessário. Nos pacientes sintomáticos, o primeiro passo é abordar a causa subjacente e encorajar uma possível cicatrização natural antes de se realizar qualquer intervenção. Nos casos sintomáticos, um tratamento conservador deve ser iniciado, com duchas e pomadas nasais,

Tabela 7.1 Tratamento com base nos sintomas

	Sintomas	Tratamento
Epistaxe	Leve/Moderada	• Agentes hemostáticos reabsorvíveis • Irrigações nasais com volumes de fluxo baixo/moderado • Pomadas nasais com vitaminas
	Grave	• Tamponamento nasal
Formação de crostas	Leve	• Irrigações nasais com volumes de fluxo baixo • Pomadas nasais com vitaminas após cada irrigação
	Moderada	• Irrigações nasais com volumes de fluxo médio • Pomadas nasais com vitaminas após cada irrigação
	Grave	• Irrigações nasais com volumes de fluxo alto • Pomadas nasais com vitaminas após cada irrigação
		• Caso haja suspeitas de infecção, uma pomada com antibiótico é preferível
Obstrução nasal		• Irrigações nasais com solução salina hipertônica • Pomadas nasais com vitaminas após cada irrigação

que ajudam a melhorar os sintomas e reduzir as complicações mantendo as bordas da perfuração umidificadas. Outras intervenções conservadoras incluem tamponamentos nasais e agentes hemostáticos e reabsorvíveis.

Nos casos que permanecem sintomáticos, apesar do tratamento conservador, o tratamento cirúrgico pode ser uma opção.

Referências

[1] Öberg D, Akerlund A, Johansson L, Bende M. Prevalence of nasal septal perforations: the Skovde population-based study. Rhinology. 2003; 41(2):72-75
[2] Diamantopoulos II, Jones NS. The investigation of nasal septal perforations and ulcers. J Laryngol Otol. 2001; 115(7):541-544
[3] Wong S, Raghavan U. Outcome of surgical closure of nasal septal perforation. J Laryngol Otol. 2010; 124(8):868-874
[4] Blind A, Hulterström A, Berggren D. Treatment of nasal septal perforations with a custom-made prosthesis. Eur Arch Otorhinolaryngol. 2009; 266(1):65-69
[5] Moon IJ, Kim SW, Han DH, et al. Predictive factors for the outcome of nasal septal perforation repair. Auris Nasus Larynx. 2011; 38(1):52-57
[6] Mercurio GA, Jr. Anatomic considerations of nasal blood supply. Ear Nose Throat J. 1981; 60(10):443-446
[7] Lanier B, Kai G, Marple B, Wall GM. Pathophysiology and progression of nasal septal perforation. Ann Allergy Asthma Immunol. 2007; 99(6):473-479, quiz 480-481, 521
[8] Bhattacharyya N. Clinical symptomatology and paranasal sinus involvement with nasal septal perforation. Laryngoscope. 2007; 117(4):691-694
[9] Brain DJ. Septo-rhinoplasty: the closure of septal perforations. J Laryngol Otol. 1980; 94(5):495-505
[10] Kuriloff DB. Nasal septal perforations and nasal obstruction. Otolaryngol Clin North Am. 1989; 22(2):333-350
[11] Mullace M, Gorini E, Sbrocca M, Artesi L, Mevio N. Management of nasal septal perforation using silicone nasal septal button. Acta Otorhinolaryngol Ital. 2006; 26(4):216-218
[12] Pedroza F, Patrocinio LG, Arevalo O. A review of 25-year experience of nasal septal perforation repair. Arch Facial Plast Surg. 2007; 9(1):12-18
[13] Harvey R, Hannan SA, Badia L, Scadding G. Nasal saline irrigations for the symptoms of chronic rhinosinusitis. Cochrane Database Syst Rev. 2007; 18(3):CD006394
[14] Hildenbrand T, Weber R, Heubach C, Mösges R. [Nasal douching in acute rhinosinusitis]. Laryngorhinootologie. 2011; 90(6):346-351
[15] Georgitis JW. Nasal hyperthermia and simple irrigation for perennial rhinitis. Changes in inflammatory mediators. Chest. 1994; 106(5):1487-1492
[16] Boek WM, Keleş N, Graamans K, Huizing EH. Physiologic and hypertonic saline solutions impair ciliary activity in vitro. Laryngoscope. 1999; 109(3):396-399
[17] Talbot AR, Herr TM, Parsons DS. Mucociliary clearance and buffered hypertonic saline solution. Laryngoscope. 1997; 107(4):500-503
[18] Campos J, Heppt W, Weber R. Nasal douches for diseases of the nose and the paranasal sinuses—a comparative in vitro investigation. Eur Arch Otorhinolaryngol. 2013; 270(11):2891-2899
[19] Weber RK. [Nasal packing and stenting]. Laryngorhinootologie. 2009; 88 Suppl 1:S139-S155
[20] Valentine R, Wormald PJ. Nasal dressings after endoscopic sinus surgery: what and why? Curr Opin Otolaryngol Head Neck Surg. 2010; 18(1):44-48
[21] Kridel RW. Considerations in the etiology, treatment, and repair of septal perforations. Facial Plast Surg Clin North Am. 2004; 12(4):435-450, vi

Capítulo 8
Perfurações Nasais e Próteses Septais

8.1	Anatomia	55
8.2	Indicações	55
8.3	Materiais	55
8.4	Etapas Cirúrgicas	55
8.5	Cuidados Pós-Operatórios	58
8.6	Discussão	58
8.7	Pontos de Dificuldades e Soluções Técnicas	61
8.8	Exemplo de Caso	61
8.9	Dicas e Truques	61

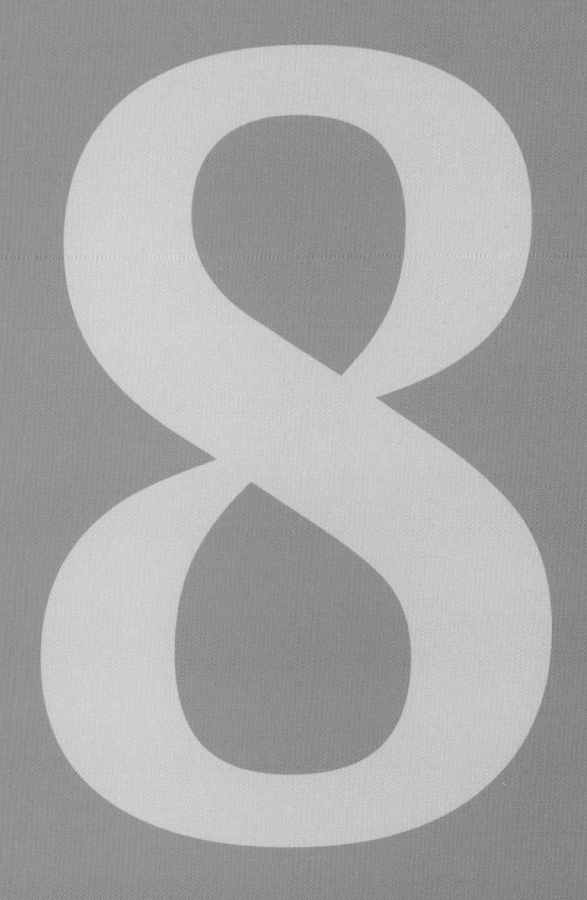

8 Perfurações Nasais e Próteses Septais

Meritxell Valls ▪ Alfonso Santamaría ▪ Isam Alobid

> **Resumo**
>
> O reparo cirúrgico de uma perfuração do septo nasal é uma situação complexa para a qual muitas técnicas distintas serão descritas neste livro. Esta afirmação sugere que não existe nenhum procedimento ideal sozinho. O fechamento não cirúrgico da perfuração septal nasal pode ser obtido através de uma técnica simples, inserindo-se uma prótese pré-formada ou customizada. Nem todos os pacientes toleram a presença de um corpo estranho no nariz, entretanto, muitos acham isso mais aceitável do que os sintomas presentes antes da inserção do obturador.

8.1 Anatomia

O septo nasal divide o nariz em duas metades similares. A maior parte do septo anterior é composto pela cartilagem quadrangular. A porção posterior do septo é predominantemente óssea, incluindo a lâmina perpendicular do osso etmoide, superiormente, e o vômer, inferiormente. O septo nasal pode apresentar desvios ou outras deformidades que devem ser levadas em consideração, uma vez que complicam a adaptação de uma prótese nasal em uma perfuração septal.

8.2 Indicações

- Grandes e pequenas perfurações sintomáticas do septo nasal.
- Pacientes com contraindicações para uma abordagem cirúrgica para reparo da perfuração.
- Pacientes que recusam outras abordagens cirúrgicas.
- A perfuração deve conter uma completa crista circunferencial de tecido do septo nasal em volta da perfuração, para suporte da prótese.

8.3 Materiais

A tolerância a uma prótese nasal pode ser influenciada pelo tipo de material. As primeiras próteses de *nylon* e Luxene foram substituídas por outras mais biocompatíveis, compostas por elastômero de silicone e acrílico.[1] As próteses pré-fabricadas de silicone são atualmente a maioria utilizada – como observado em 20 (87%) dos 23 casos dessa série de revisão sistemática – enquanto os resultados com prótese de acrílico foram apresentados em somente um caso estudado, envolvendo uma resina magnetizada processada a quente customizada em peça dupla de acrílico.[2] Foi teorizado que o acrílico possa ser o material preferível, já que a estrutura porosa do silicone pode absorver consideravelmente mais muco, levando a uma maior formação de crostas, irritação dos tecidos circunvizinhos e desconforto para o paciente. Foi proposto que o silicone possa se deteriorar mais ao longo do tempo do que o acrílico, devido à sua menor força física inerente.[3]

Entretanto, essas especulações não podem ser acessadas atualmente, devido à escassez de dados para as próteses de acrílico. A construção da prótese pode influenciar no conforto do paciente e na melhora dos sintomas. Existem modelos de próteses pré-fabricadas em uma ou duas peças. Os modelos em duas peças podem ser de mais fácil inserção pelo cirurgião e limpeza pelo paciente. Embora tal limpeza ofereça a vantagem de um menor acúmulo de crostas sobre a prótese, há relatos de pacientes que descontinuam o seu uso devido a dificuldades na reinserção após a limpeza.[4]

8.3.1 Pré-Fabricadas *versus* Customizadas

Em uma revisão recente, não foram encontradas comparações diretas entre próteses pré-fabricadas e customizadas.[1] Em geral, as próteses customizadas são a escolha preferida para perfurações sintomáticas de grandes dimensões (≥ 2 cm), de localização posterior ou basal ou bordas irregulares.[4,5,6] As características mencionadas aumentam a probabilidade de um encaixe impreciso, o que poderá contibuir para maior formação de crostas, obstrução nasal, sensação de corpo estranho, necrose da mucosa e migração e perda da prótese.[1] O defeito septal pode ser delineado utilizando folha de alumínio, papel absorvente ou medido pela tomografia computadorizada (TC), com o objetivo de desenhar a prótese customizada. Com essas técnicas, próteses personalizadas podem acomodar variações na espessura septal melhor do que as próteses pré-fabricadas, sendo comparativamente mais bem fixadas no local devido ao seu contorno. Estas características minimizam teoricamente o acúmulo de crostas, que pode ser ainda mais reduzido com a utilização de próteses customizadas removíveis, como aquelas descritas por Blind *et al.*, ou próteses em duas peças magnéticas.[7] A principal limitação das próteses customizadas é a necessidade de um protético para a construção, o que leva a períodos cirúrgicos mais longos e custos maiores, em comparação com as próteses pré-fabricadas.

8.4 Etapas Cirúrgicas

O posicionamento da prótese nasal pode ser realizado sob anestesia local ou geral, mas usualmente a anestesia local é preferível. Neste capítulo, ilustraremos um dos possíveis métodos para o posicionamento de um botão de Silastic convencional de peça única.

1. Descongestão nasal e anestesia tópicas. Infiltração do septo anterior, assoalho do nariz e áreas circunvizinhas à perfuração com solução de lidocaína e epinefrina (1:100.000), para se obter hemostasia e anestesia corretas.
2. Assegurar-se da remoção meticulosa de todas as crostas das bordas da perfuração para expô-la completamente.
3. A perfuração pode ser medida posicionando-se um modelo (p. ex., pedaço de cartão ou papel branco) em um dos lados e marcando a perfuração pelo outro lado. O modelo deve ser corretamente posicionado contra o septo nasal. Um *swab* de algodão embebido em azul de metileno pode ser utilizado para marcar a forma e o tamanho da perfuração, de maneira que um botão sob medida possa ser moldado de acordo com cada perfuração septal individual[8] (▶ Fig. 8.1).
4. Remover cuidadosamente o cartão da cavidade nasal e cortar a parte pintada para acessar o real tamanho da perfuração septal. Posicioná-lo, então, sobre o botão septal como um modelo. Discos podem ser cortados, desde que maiores do que a perfuração, então corte o botão septal (botão de silicone Silastic) em volta da área demarcada de perfuração deixando uma margem apropriada (3 a 5 mm além das bordas da perfuração septal) (▶ Fig. 8.2).
5. Para facilitar a inserção do botão septal, utilize técnica de sutura em bolsões com fio de seda 2.0, de modo a colapsar um disco de obturador de Silastic, com espaços de aproximadamente 8 mm entre cada ponto (▶ Fig. 8.3a), conforme descrito por Kelly e Lee.[9]
6. Atar a sutura e o disco de Silastic fará com que esse último se dobre sobre si mesmo. A sutura de seda é, então, laçada ao redor da flange dobrada e um segundo nó é atado, colapsando ainda mais o disco (▶ Fig. 8.3b).

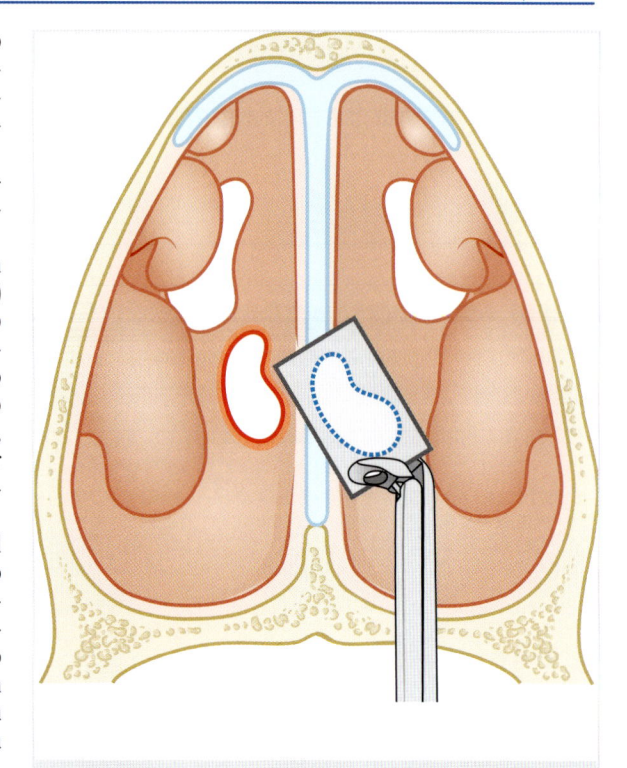

Fig. 8.1 Este desenho exemplifica um dos possíveis métodos para se determinar a forma e o tamanho exatos da perfuração septal. Um fragmento de papel-cartão é utilizado como modelo, introduzido na fossa nasal esquerda e apenso ao septo. A partir da fossa nasal direita, as margens da perfuração são marcadas com um *swab* de algodão embebido em azul de metileno, obtendo-se um modelo customizado que será utilizado para formatar o botão para a perfuração septal individual.

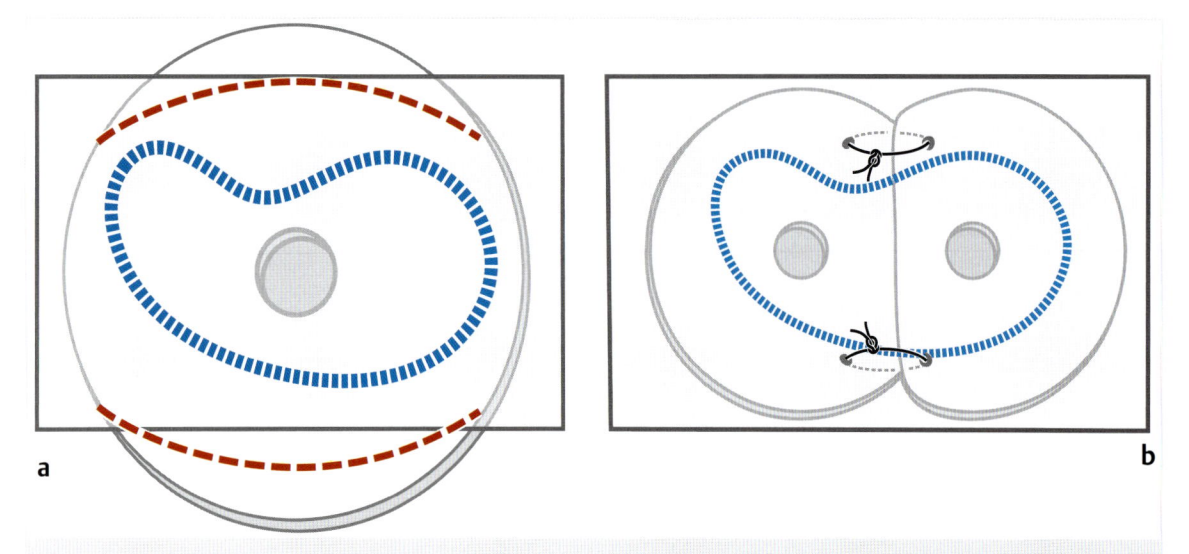

Fig. 8.2 Modificações no botão(ões) septal(is). Modelo da perfuração septal colorido com azul de metileno. (**a**) Os discos podem ser cortados, mas devem permanecer maiores do que a perfuração, então corte o botão septal (marcas vermelhas) em torno da área demarcada da perfuração, deixando uma margem apropriada (3 a 5 mm além da margem da perfuração septal). (**b**) Desenhando um botão septal duplo. Caso a perfuração seja muito grande para ser coberta com um único botão, é possível cortar e suturar dois deles para cobrir completamente a perfuração (Illing, 2012).

Perfurações Nasais e Próteses Septais

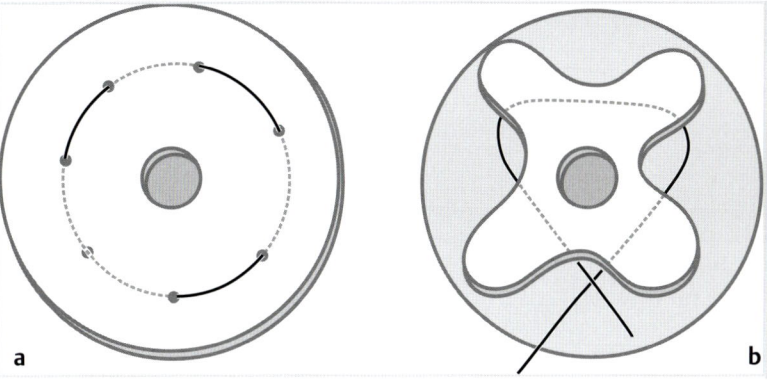

Fig. 8.3 (a) Técnica de sutura em bolsões utilizando fio de seda 2.0, com espaços de aproximadamente 8 mm entre cada ponto perfurado. A entrada e a saída do fio devem estar posicionadas na face medial da flange de Silastic. **(b)** Atando a sutura, o disco se dobrará automaticamente. Passar, então, a sutura em volta da flange dobrada para estreitar ainda mais esta metade do botão septal.

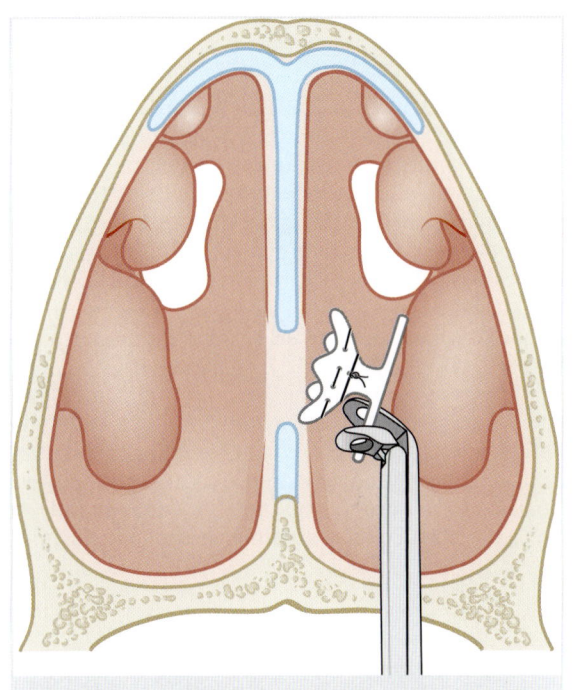

Fig. 8.4 Introdução do botão septal na cavidade nasal. O disco desdobrado do botão de Silastic é apreendido com pinça Tilley ou Blakesley e introduzido em uma das fossas nasais. O disco colapsado é avançado pela perfuração septal sob visão endoscópica.

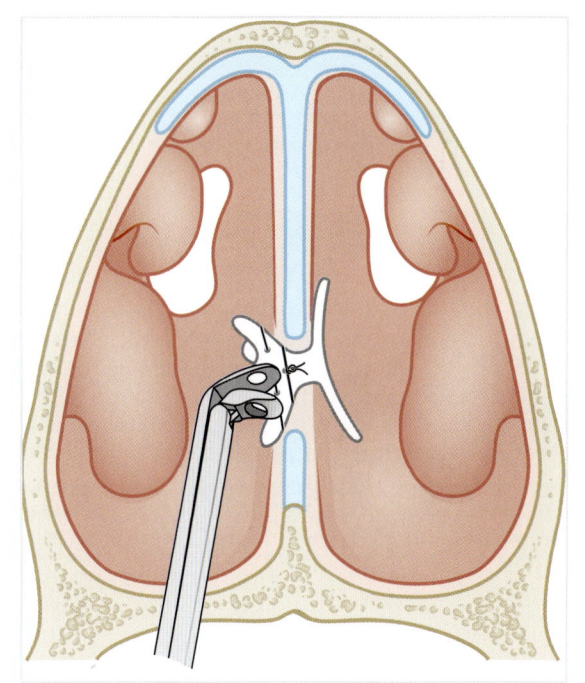

Fig. 8.5 Introdução do botão septal na perfuração. A partir da fossa nasal contralateral, pinçar a flange dobrada do botão septal e puxá-la até que se encaixe na perfuração septal, evitando danos à mucosa septal.

7. Lubrificar o botão. O outro disco do botão de Silastic é, então, pinçado e introduzido em uma das fossas nasais. O disco colapsado é avançado através da perfuração septal sob visão direta com fotóforo ou com auxílio do endoscópio (▶ Fig. 8.4).
8. Pinçar a flange dobrada do botão septal com um clampe pelo lado contralateral e puxá-la até que se encaixe na perfuração septal (▶ Fig. 8.5). Uma vez posicionada, a sutura é cortada, permitindo com que o disco de Silastic se desdobre e retorne à sua forma original (▶ Fig. 8.6 e ▶ Fig. 8.7a, b).
9. Assegurar-se de que as flanges se encaixem na junção entre a cartilagem lateral superior e o septo, e evitar pressão contra o assoalho septal.

Thomas et al.[10] descreveram uma técnica de inserção diferente: realizar uma incisão circular começando da margem externa de uma das flanges do botão septal de peça única. A incisão segue ao redor do eixo, cobrindo 300 graus do círculo da flange. Então, a terminação seccionada da flange é puxada através da perfuração para a fossa nasal contralateral. Através da rotação do

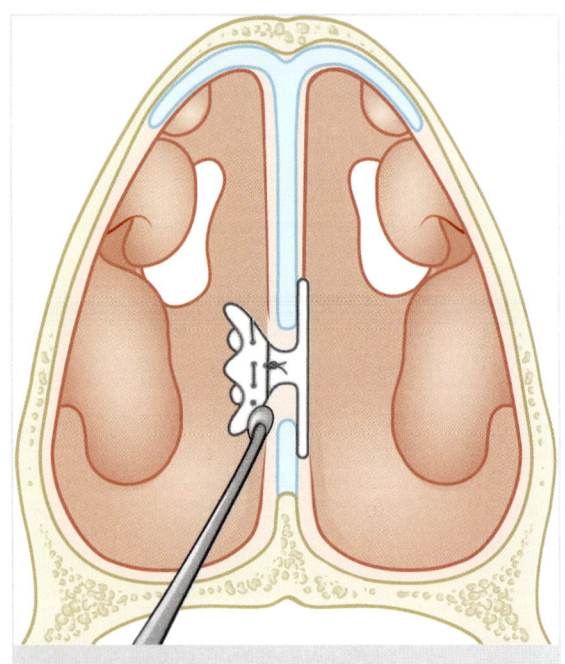

Fig. 8.6 Corte o fio, permitindo que o disco de Silastic se desdobre e retorne à sua forma original.

pouco desconforto, devido à natureza macia e elástica do material. A porção central do botão é adelgaçada para maximizar a respiração pelo nariz. Quando posicionada, o cabo estará oculto sob o domo alar (▶ Fig. 8.9a, b). Esse sistema permite que paciente e médico removam e reinsiram facilmente a prótese. A principal desvantagem é a dificuldade técnica para modelar a prótese, uma vez que isso geralmente requer a cooperação de um protético dentário e materiais especializados.

8.5 Cuidados Pós-Operatórios

A higiene nasal apropriada possui um papel vital no sucesso, requerendo a cooperação do paciente. Irrigações nasais três vezes ao dia são encorajadas, seguidas pela aplicação de pomada com vitamina A tópica, que ajuda a hidratar e regenerar a mucosa nasal após a inserção do botão septal.

8.6 Discussão

Embora o fechamento cirúrgico sempre deva ser primeiramente considerado como a melhor opção terapêutica, a cirurgia das perfurações septais tem algumas desvantagens – sendo a principal dificuldade em fechar efetivamente a perfuração septal, o que está diretamente relacionado ao tamanho do defeito. Um outro problema reside no fato de que uma cirurgia malsucedida pode resultar em uma perfuração ainda maior.[11] Existem relatos de que com o uso de enxertos compostos e próteses obtém-se bons resultados.[12,13]

botão, toda a flange se posicionará na outra narina, e, assim, o botão estará acuradamente posicionado.

Blind et al.[14] descreveram esta prótese de silicone septal nasal customizada. O formato da prótese é moldado a partir de uma matriz de alginato, um material adequado para fornecer um modelo bastante detalhado e delicado para com a sensível mucosa nasal (▶ Fig. 8.8). A prótese é pinçada pela alça e introduzida em um dos lados, sendo encaixada na perfuração do septo nasal com

Dentre as opções não cirúrgicas para tratamento de perfurações do septo nasal, existem próteses, incluindo botões e outros obturadores, que fecham o defeito mecanicamente sem necessidade de ruptura dos tecidos. No passado, os botões eram confeccionados a partir de acrílico e plástico, mas atualmente são feitos prima-

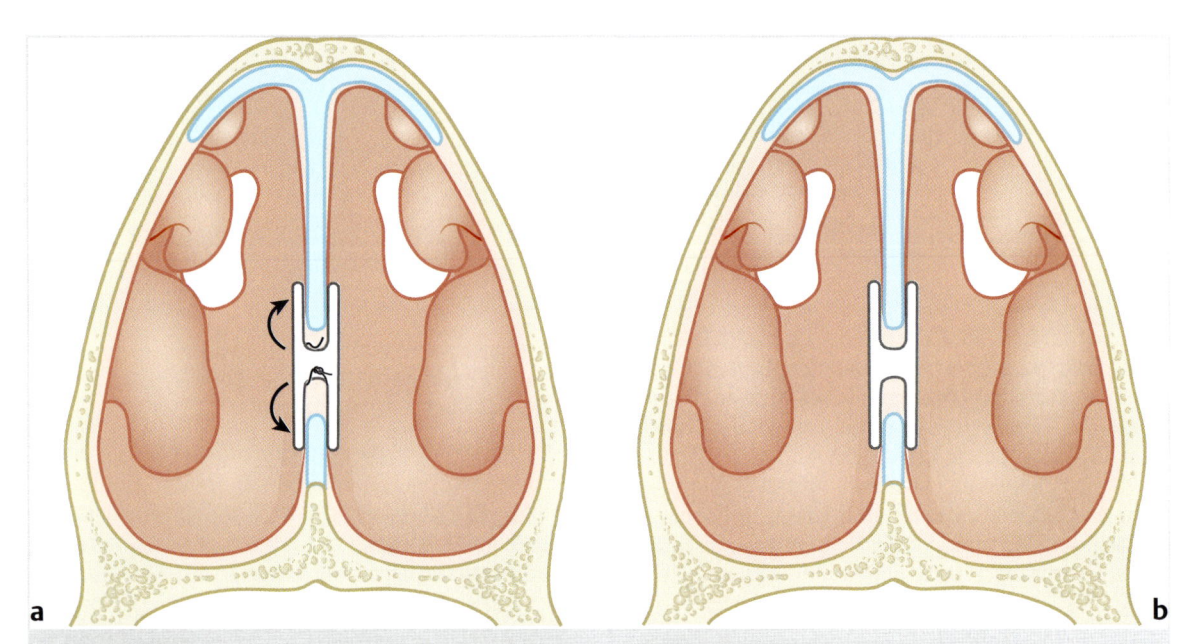

Fig. 8.7 (a) Botão septal desdobrado após corte dos fios. **(b)** Botão septal corretamente posicionado cobrindo completamente a perfuração septal.

Perfurações Nasais e Próteses Septais

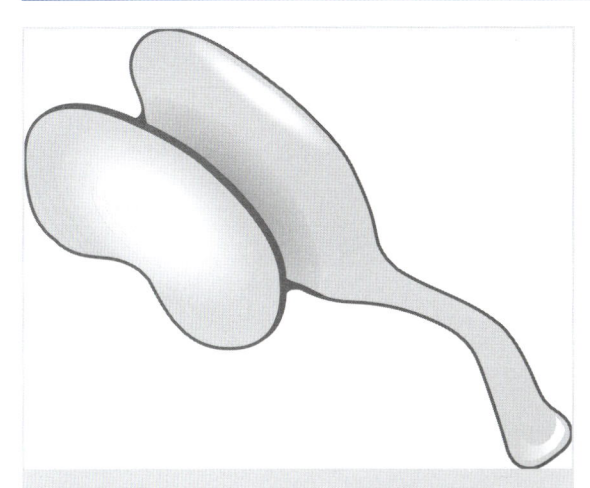

Fig. 8.8 Prótese septal nasal customizada de silicone descrita por Blind et al.[4] Esta peça é manufaturada para ser inserida pela fossa nasal esquerda. A parte central é adelgaçada, para que não interfira na respiração nasal.

riamente de silicone macio. Botões pré-fabricados são tipicamente unidades de peça única, com eixo e discos flexíveis, permitindo com que se adaptem às curvaturas do septo.[14] Unidades com duas peças também estão disponíveis, as quais tendem a ser de inserção mais fácil. Os botões podem ser posicionados como tratamento temporário ou de longo prazo, e não excluem a possibilidade de procedimentos cirúrgicos posteriores. Próteses nasais para perfurações septais também são uma opção para pacientes nos quais a cirurgia possa estar contraindicada, devido à idade, comorbidades ou patologias subjacentes.

Próteses customizadas e pré-fabricadas foram descritas, com os modelos pré-fabricados possuindo a vantagem de um menor tempo cirúrgico, mas a desvantagem de um potencial encaixe impreciso.[1] As próteses podem ser posicionadas em nível ambulatorial, com ou sem anestesia local, ou em ambiente cirúrgico, com anestesia geral, dependendo da preferência do cirurgião, fatores especificamente relacionados ao paciente e tipo de prótese utilizado. O fechamento cirúrgico é difícil em perfurações maiores, com risco de falha. Nesses casos, próteses septais são uma alternativa eficaz. O fechamento prostético pode ser obtido utilizando-se botões pré-fabricados ou obturadores personalizados.[6]

Entretanto, também possuem efeitos adversos em potencial: aumento de episódios de epistaxe, dor e desconforto, erosão das margens da perfuração, e podem funcionar como sítio de formação de crostas[5] (▶ Fig. 8.10). Intolerância pelo paciente geralmente ocorre devido à irritação local, obstrução nasal ou acúmulo de secreções espessas. Pacientes que requerem remoção dessas secreções usualmente o farão em 6 meses.[15] Dificuldades na reinserção da prótese também podem levar a irritação crônica nas bordas da perfuração, que pode aumentar em tamanho ao longo do tempo, levando ao deslocamento da prótese.[7] O risco para isso é maior em próteses mal encaixadas, sendo a principal limitação dos modelos pré-fabricados.

Luff et al.[16] estudaram 14 pacientes submetidos à inserção de um botão septal entre 1990 e 2000 através de um questionário específico, verificando que somen-

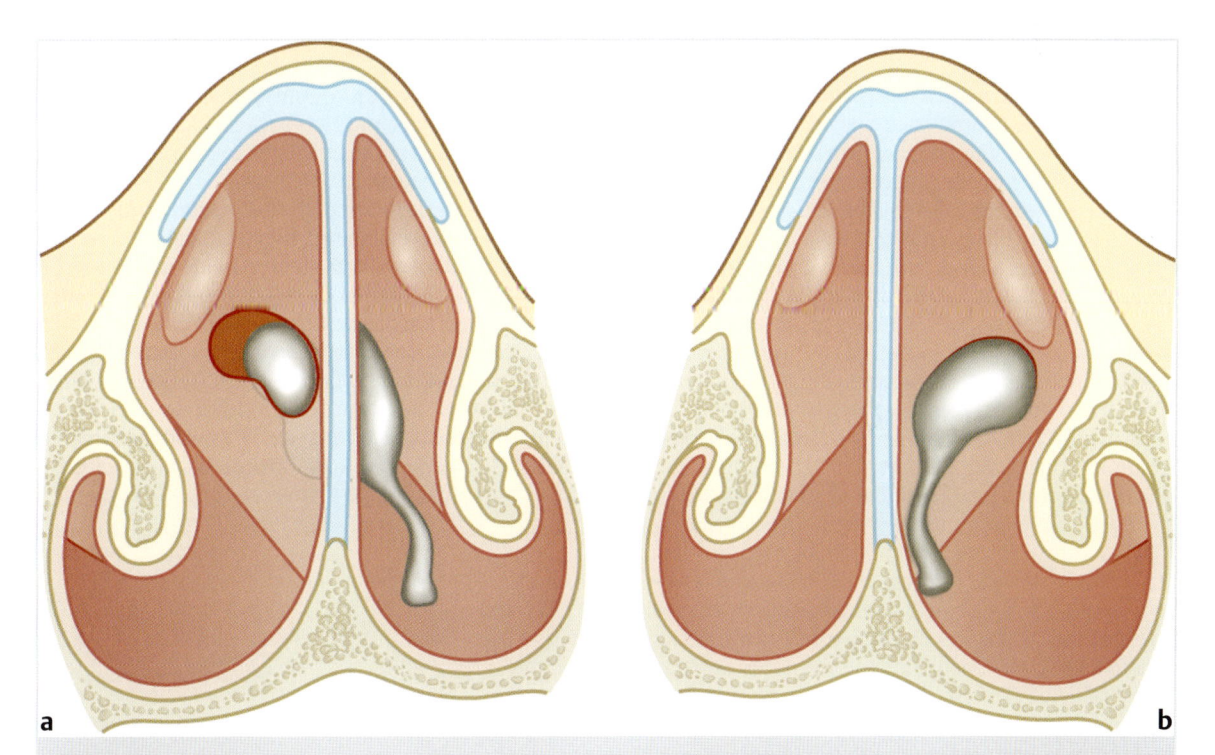

Fig. 8.9 (a) Inserção da prótese nasal de silicone pela fossa nasal esquerda sem clampes, a prótese é apreendida pelo seu cabo. **(b)** Visão pela fossa nasal esquerda com a prótese bem posicionada. Nesta figura, a prótese é mostrada em cinza, para destacá-la do fundo, mas normalmente a prótese é rosa ou vermelha, similar à coloração da mucosa nasal.

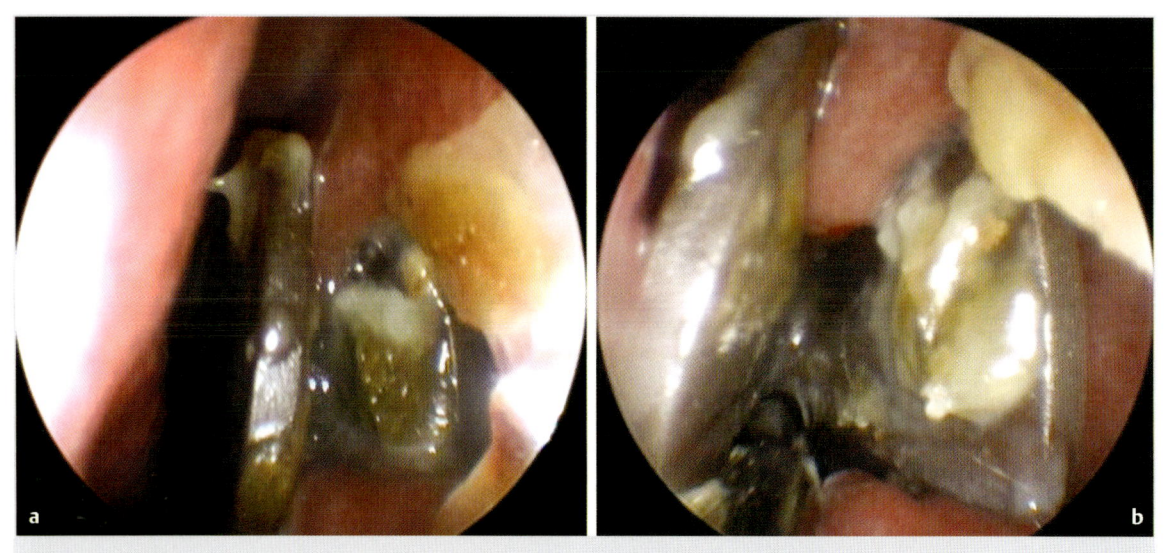

Fig. 8.10 (a,b) Botão septal infectado com secreções e crostas visto pela fossa nasal direita.

te 45% dos pacientes continuavam a utilizar o botão em um período de acompanhamento cumulativo de 10 anos. Por outro lado, Eliachar e Mastros[14] e Mullace et al.[17] relataram que 70% dos pacientes permaneciam com o obturador nasal in situ. Federspil e Schneider[18] apresentaram uma série de 57 pacientes com botões septais acompanhados por 7 anos, verificando que 75% dos pacientes continuavam a utilizar o botão após todos esses anos, com alto grau de satisfação. Artal et al.[19] estudaram 22 pacientes com perfurações septais tratados com botões nasais, relatando 100% de melhora da obstrução e sibilância nasais, mas somente 59% apresentaram melhora do ressecamento e formação de crostas nasais.

A revisão sistemática recentemente conduzida por Taylor e Sherris[1] relatou que as próteses foram bem toleradas e que os sintomas nasais melhoraram nos pacientes com perfurações secundárias ao uso abusivo de cocaína[17], lúpus eritematoso sistêmico e tratamento com bevacizumabe. Outras etiologias relatadas para as perfurações do septo nasal, tais como granulomatose de Wegener, sarcoidose, granuloma maligno, tuberculose e doença de Rendu-Osler-Weber também foram tratadas com próteses nasoseptais, mas os resultados desses casos individuais não foi especificado.

Vários estudos recentes examinaram os resultados ao se utilizar TC com imagens reformatadas para se obter uma imagem tridimensional (3D) do defeito, com o objetivo de customizar os botões septais. Essas técnicas são particularmente úteis em perfurações grandes (> 3 cm), nas quais os tecidos moles adjacentes que mantêm o botão no lugar são limitados. Um encaixe preciso é necessário para evitar a movimentação do botão, que pode aumentar a perfuração e permitir o deslocamento do botão.[5] Adicionalmente, os botões fabricados com auxílio da TC podem melhorar os sintomas em um grau maior do que os obturadores tradicionais.[6] Outras técnicas recentemente descritas para fabricação de próteses de botão septal customizadas incluem próteses de botão septal de silicone colorida manipuladas e moldadas com molde de alginato e gesso,[4] e próteses de botão em duas peças magnéticas (▶ Fig. 8.11).[7] Teschner et al.[7] descreveram o procedimento para reposicionamento como desagradável para o paciente, uma vez que é necessário limpar o botão em intervalos curtos e regulares, e que o paciente tem de fazer sozinho. Por outro lado, Illing et al.[20] descreveram o método do "duplo botão septal" para perfurações grandes, no qual um botão septal padrão seria subencaixado e em grande risco de deslocamento, com manutenção dos sintomas. Os pacientes devem ser avisados de que a prótese poderá afrouxar ou se deslocar com esternutações. Nesse sentido, próteses customizadas podem se adaptar a variações na espessura do septo melhor do que as pré-fabricadas, sendo comparativamente mais bem encaixadas no seu contorno, mas a contraparte é que requerem um protético para fabricá-las, levando a períodos cirúrgicos mais longos e custos maiores em relação às pré-fabricadas.[4]

A revisão sistemática de seis estudos com baixos riscos de vieses previamente mencionada[1] demonstrou que a literatura provê considerável evidência de nível 4 para eficácia e segurança do uso de próteses para tratamento de perfurações do septo nasal. Esta metanálise relata taxas de sucesso de 65%. Nos 706 casos relatados na literatura, somente 1 caso de infecção fúngica e 9 casos de infecções inespecíficas foram descritos. Price et al. observaram taxas de sucesso de 74% em 30 perfurações maiores do que 3 cm utilizando próteses customizadas

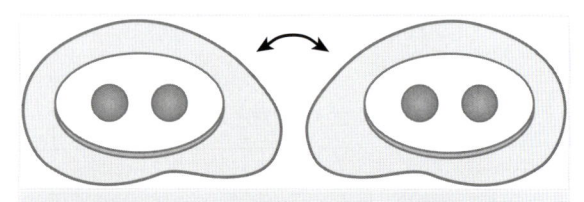

Fig. 8.11 Botão septal magnético de duas peças. O desenho mostra as duas metades correspondentes do botão septal nasal. Devido ao sistema magnético, o dispositivo é de fácil reinserção em caso de deslocamento.

de silicone de peça única desenhadas a partir de cortes sagitais de TC,[5] o que se compara favoravelmente em relação às taxas de sucesso cirúrgico reportadas de 78% para perfurações maiores do que 2 cm.[21] Por outro lado, Døsen e Haye relataram 67% de remoção do botão septal em um estudo com longos períodos de observação (média de 13 anos). Segundo eles, perfurações grandes e aquelas relacionadas a ressecções septais (Killian) estão associadas a um pior prognóstico.[22]

8.7 Pontos de Dificuldades e Soluções Técnicas

Os pontos de dificuldades e as soluções técnicas são mostrados na ▶ Tabela 8.1.

8.8 Exemplo de Caso

Homem de 60 anos de idade com histórico de cirurgia septal há 5 anos apresenta-se com uma perfuração do septo nasal anterior sintomática. As queixas principais são episódios frequentes de epistaxe, crostas e obstrução nasal. O tratamento conservador com duchas e emolientes nasais não levou à melhora dos sintomas. À endoscopia nasal, uma perfuração com diâmetro de 2 cm foi encontrada, com presença de uma crista circunferencial completa de tecido do septo nasal ao redor da perfuração. O paciente recusou a cirurgia, então lhe foi proposta a inserção de um botão de Silastic, como opção não cirúrgica.

Antes da inserção do botão septal nasal, a cavidade nasal foi descongestionada sob anestesia local com uma solução de lidocaína e epinefrina (1:100.000). A prótese foi modelada de acordo com o tamanho e a forma da perfuração do paciente, e inserida sob visão endoscópica, como indicado na seção "Etapas Cirúrgicas".

8.9 Dicas e Truques

- Procedimento de fácil realização sob anestesia local ou geral.
- Dobrar uma das flanges do botão septal com suturas de apoio reduz a área de superfície do botão, e também torna a margem a ser inserida mais estreita, facilitando a inserção.
- Os resultados positivos com próteses customizadas estão relacionados a cuidados e limpeza pós-operatórios adequados.

Referências

Referências em negrito são leituras recomendadas.

[1] **Taylor RJ, Sherris DA. Prosthetics for nasal perforations: a systematic review and meta-analysis. Otolaryngol Head Neck Surg. 2015; 152(5):803–810**
[2] Sashi Purna CR, Annapurna PD, Ahmed SB, Vurla S, Nalla S, Abhishek SM. Two-piece nasal septum prosthesis for a large nasal septum perforation: a clinical report. J Prosthodont. 2013; 22(2):143–147
[3] Zaki HS, Myers EN. Prosthetic management of large nasal septal defects. J Prosthet Dent. 1997; 77(3):335–338
[4] **Blind A, Hulterström A, Berggren D. Treatment of nasal septal perforations with a custom-made prosthesis. Eur Arch Otorhinolaryngol. 2009; 266(1):65–69**
[5] Price DL, Sherris DA, Kern EB. Computed tomography for constructing custom nasal septal buttons. Arch Otolaryngol Head Neck Surg. 2003; 129(11):1236–1239
[6] Barraclough JP, Ellis D, Proops DW. A new method of construction of obturators for nasal septal perforations and evidence of outcomes. Clin Otolaryngol. 2007; 32(1):51–54
[7] Teschner M, Willenborg K, Lenarz T. Preliminary results of the new individual made magnet-based nasal septal button. Eur Arch Otorhinolaryngol. 2012; 269(3):861–865
[8] Ashraf N, Thevasagayam MS. Sizing a nasal septal button using a methylene blue-marked template. Clin Otolaryngol. 2015; 40(4):402
[9] Kelly G, Lee P. A new technique for the insertion of a Silastic button for septal perforations. Laryngoscope. 2001; 111(3):539–540
[10] Thomas L, Kalra G, Al-waa A, Karkanevatos A. Septal button insertion —the screw technique. Laryngoscope. 2010; 120(2):280–281
[11] Brain D. The nasal septum. In: Kerr AG, ed. Scott-Brown's Otolaryngology. London, UK: Butterworth; 1987:154–157
[12] Woolford TJ, Jones NS. Repair of nasal septal perforations using local mucosal flaps and a composite cartilage graft. J Laryngol Otol. 2001; 115(1):22–25

Tabela 8.1 Pontos de dificuldades e soluções técnicas

Pontos de dificuldade	Soluções técnicas
Adaptação da prótese ao formato e tamanho da perfuração do septo nasal	Medir o defeito septal, idealmente com auxílio de um modelo, conforme descrito nas etapas cirúrgicas. Cortar a prótese pré-fabricada suavemente sem arestas, deixando de 3 a 5 mm além do tamanho da perfuração
Lesão da concha nasal inferior	Ao inserir a prótese, ter o cuidado de se manter próximo ao septo e controlar endoscopicamente ambos os lados, evitando lesões da concha nasal inferior
Inserção da prótese nasal	No caso de botão nasal de silicone, tentar a técnica de bolsão descrita no texto. Com outras próteses customizadas, assegurar-se de que a mesma encaixe perfeitamente na perfuração septal nasal e utilizar materiais maleáveis, permitindo uma inserção fácil e atraumática

[13] Hussain A, Murthy P. Modified tragal cartilage-temporoparietal and deep temporal fascia sandwich graft technique for repair of nasal septal perforations. J Laryngol Otol. 1997; 111(5):435-437

[14] Eliachar I, Mastros NP. Improved nasal septal prosthetic button. Otolaryngol Head Neck Surg. 1995; 112(2):347-349

[15] Pallanch JF, Facer GW, Kern EB, Westwood WB. Prosthetic closure of nasal septal perforations. Otolaryngol Head Neck Surg. 1982; 90(4):448-452

[16] Luff DA, Kam A, Bruce IA, Willatt DJ. Nasal septum buttons: symptom scores and satisfaction. J Laryngol Otol. 2002; 116(12):1001-1004

[17] Mullace M, Gorini E, Sbrocca M, Artesi L, Mevio N. Management of nasal septal perforation using silicone nasal septal button. Acta Otorhinolaryngol Ital. 2006; 26(4):216-218

[18] Federspil PA, Schneider M. [The custom made septal button]. Laryngorhinootologie. 2006; 85(5):323-325

[19] Artal S, Urpegui G, Alfonso C, Vallés H. Utilidad del botón septal y nivel de satisfacción obtenido en los pacientes con perforaciones del septum: Nuestra experiencia. Rev Otorrinolaringol Cir Cabeza Cuello. 2011; 71(2):145-154

[20] Illing E, Beer H, Webb C, Banhegyi G. Double septal button: a novel method of treating large anterior septal perforations. Clin Otolaryngol. 2013; 38(2):184-186

[21] Kim SW, Rhee CS. Nasal septal perforation repair: predictive factors and systematic review of the literature. Curr Opin Otolaryngol Head Neck Surg. 2012; 20(1):58-65

[22] Døsen LK, Haye R. Silicone button in nasal septal perforation. Long term observations. Rhinology. 2008; 46(4):324-327

Capítulo 9
Enxertos Livres

9.1	Indicações	65
9.2	Etapas Cirúrgicas	65
9.3	Exemplo de Caso	67
9.4	Complicações	67
9.5	Dicas e Truques	68

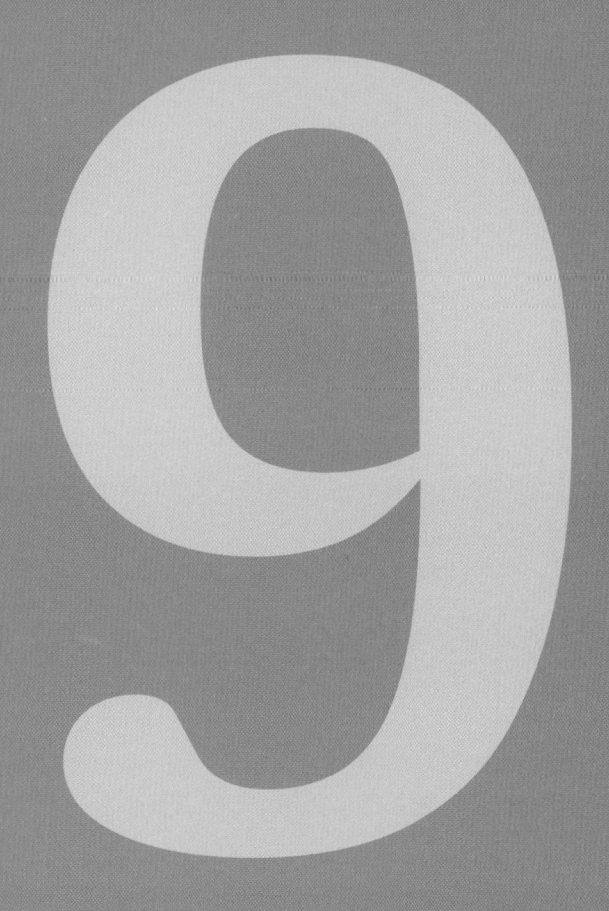

9 Enxertos Livres

Hesham A. K. A. Mansour

Resumo

Enxertos livres podem ser utilizados para o reparo de perfurações nasosseptais, seja isoladamente ou como enxertos de interposição com retalhos de avanço e/ou rotacionais. Enxertos de interposição são utilizados para evitar tensão excessiva na linha de sutura de fechamento da perfuração. Os enxertos servem como suporte para a regeneração mucosa e vascular durante os processos de cicatrização e previnem quanto à contração dos retalhos mucosos. Diferentes tipos de enxerto foram utilizados para esse propósito, incluindo remanescentes da cartilagem ou osso (vômer ou lâmina perpendicular do etmoide) septais, cartilagem auricular (conchal ou tragal), aloenxerto dérmico acelular humano e fáscia temporal. O tipo de enxerto de interposição não afeta os resultados cirúrgicos. Foram descritos casos limitados com enxertos alternativos (membrana de titânio, vidro bioativo, submucosa do intestino delgado suíno).

O reparo de perfuração nasosseptal com enxertos livres, isoladamente ou combinados a retalhos locais limitados, é discutido neste capítulo. Uma técnica que utiliza enxerto livre da concha nasal inferior sem retalhos também é discutida.

9.1 Indicações

- Perfurações nasosseptais sintomáticas não responsivas ao tratamento conservador.
- O tamanho da perfuração deve ser de pequeno a moderado.
- A concha nasal inferior deve ser hipertrófica ou normal, mas não atrófica ou previamente excisada.
- Fibrose da mucosa septal ou mucosa aderida (retalhos bipediculados ou de avanço são de descolamento difícil ou impossível). Nesses casos, essa técnica pode ser aplicada uma vez que ela não implica descolamento de muito mucopericôndrio.

9.2 Etapas Cirúrgicas

O reparo é realizado sob anestesia geral utilizando abordagem endonasal endoscópica fechada.

1. O mucopericôndrio dos dois lados e a concha nasal inferior de um lado são infiltrados com adrenalina e lidocaína 1% na razão de 1/200.000. Uma incisão no septo caudal (hemitransfixante) é realizada em um dos lados e a dissecção subpericondral começa no sentido anteroposterior até atingir a perfuração septal.
2. A margem da perfuração é penetrada e a dissecção continua acima e abaixo da perfuração.
3. Nesse ponto, um endoscópio (0 graus, 4 mm) é utilizado. A margem da perfuração é incisada superior, posterior e inferiormente com bisturi lâmina 12, e um túnel é criado pela dissecção entre o mucopericôndrio de ambos os lados e entre o mucopericôndrio e a cartilagem septal em um dos lados (▶ Fig. 9.1).
4. Uma turbinectomia inferior parcial é realizada. O enxerto da concha inferior é, então, achatado, com cuidado para não afetar sua continuidade (▶ Fig. 9.2).
5. Fios de sutura Vicryl 4.0 são utilizados para fixar o enxerto no interior do túnel. O primeiro ponto é realizado posteriormente, com um orifício em cerca de 5 mm posterior à margem posterior da perfuração, e o outro orifício no enxerto. O enxerto é, então, aproximado da perfuração e comprimido em posição à medida que o ponto é apertado (▶ Fig. 9.3).

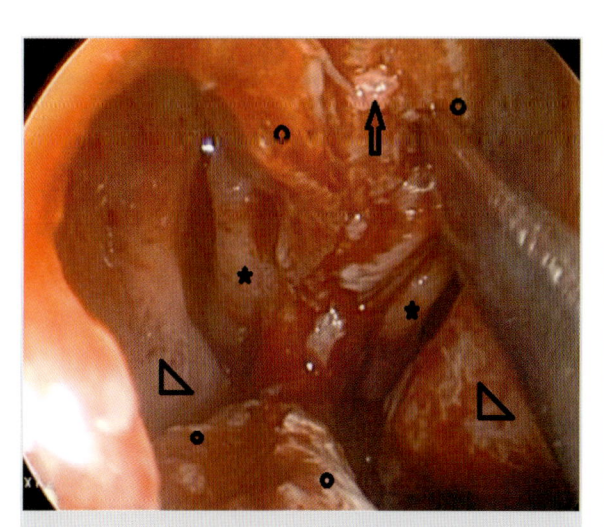

Fig. 9.1 Dissecção entre o mucopericôndrio dos dois lados (círculos pequenos). Conchas nasais médias (estrelas). Conchas nasais inferiores (ponta de seta). Remanescente da cartilagem septal (seta).

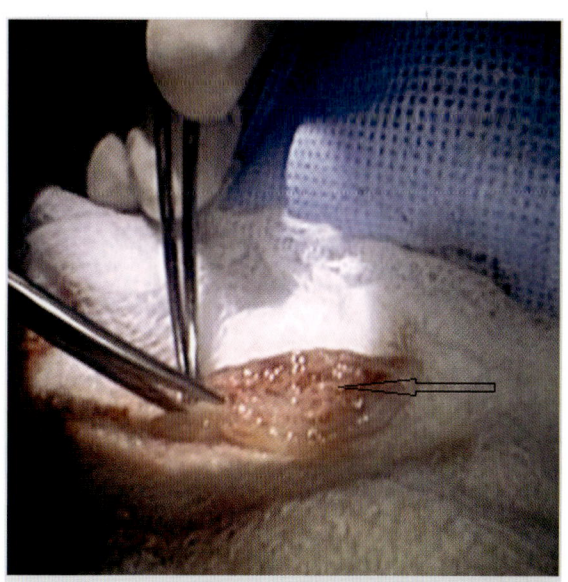

Fig. 9.2 Enxerto de concha nasal inferior é preparado e achatado com osso remanescente (seta).

6. O enxerto é posicionado entre o mucopericôndrio de ambos os lados e entre o mucopericôndrio e a cartilagem de um dos lados. O enxerto é fixado com mais pontos, posicionados superior, inferior e anteriormente (▶ Fig. 9.4 e ▶ Fig. 9.5).
7. A incisão septal anterior é, então, fechada, e *splints* de Silastic são introduzidos para proteger o enxerto e proteger quanto a aderências. Eles são removidos após uma semana (▶ Fig. 9.6).

Essa técnica possui as seguintes vantagens:

- O uso de mucosa respiratória é fisiológico, evitando-se o ressecamento, que é a principal desvantagem quando enxertos da mucosa labial ou de pele são utilizados.
- Facilidade de colheita do enxerto e acessibilidade ao sítio doador.
- O enxerto é vascular e forte, de fácil manipulação, e a manutenção de uma parte do osso da concha nasal acrescenta vigor ao suporte da referida área.
- O descolamento do mucopericôndrio é limitado, sem necessidade de confecção de retalho, o que se traduz em um procedimento de realização mais fácil, sem temores quanto a lacerações do mucopericôndrio e mucoperiósteo ou alterações no suprimento sanguíneo enquanto os retalhos são descolados. Isso é válido, especialmente, se a mucosa septal estiver alterada em decorrência de fibrose excessiva ou cirurgia prévia.
- O uso dessa técnica evita tensão nas linhas de sutura, o que ocorre quando retalhos de avanço ou rotação são utilizados.

Não é necessário um segundo tempo cirúrgico para separar o retalho do sítio doador e não há possibilidade de obstrução nasal em razão de retalhos volumosos.

Caso se deixe uma área cruenta em um dos lados, não se trata de uma situação inconveniente, uma vez que a mucosa septal se expande e cobre a área cruenta em 3 a 5 semanas.[1,2,3]

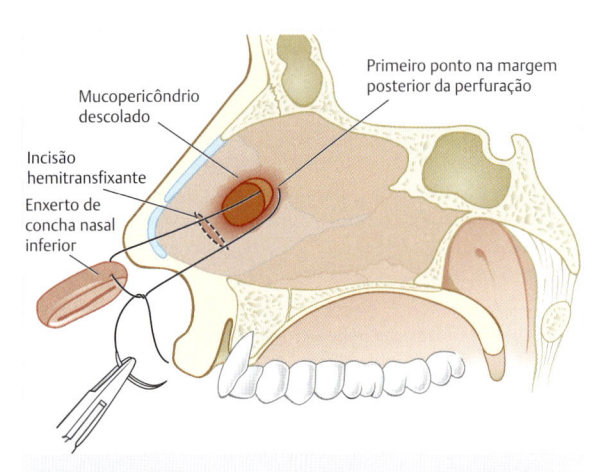

Fig. 9.3 Diagrama mostrando o primeiro ponto realizado na margem posterior da perfuração e no enxerto. Na medida em que a sutura é apertada, o enxerto é comprimido em posição.

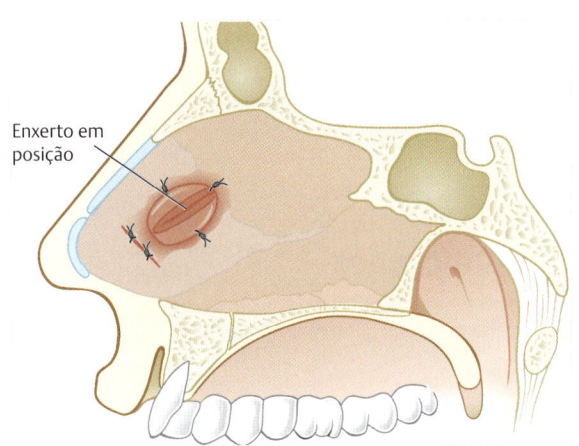

Fig. 9.4 Diagrama mostrando o enxerto em posição.

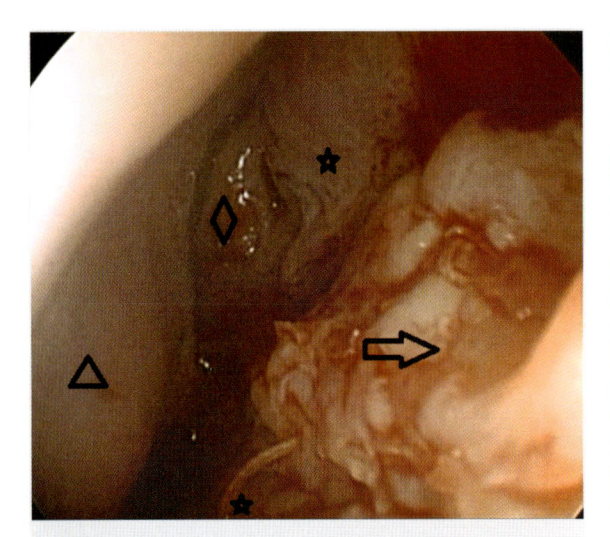

Fig. 9.5 O enxerto (seta) está posicionado com suturas. Septo acima e abaixo (estrelas). Concha nasal inferior (triângulo). Concha nasal média (diamante).

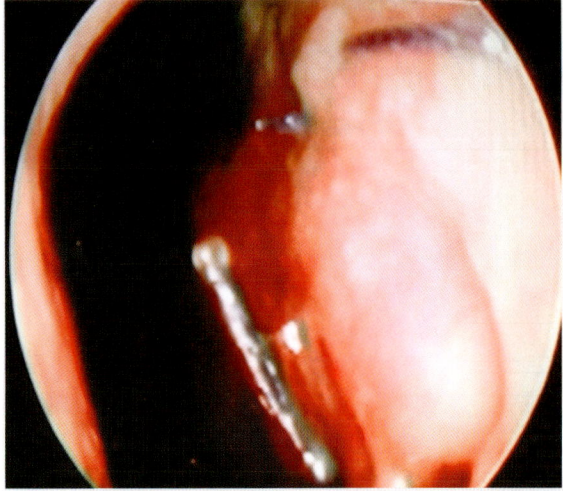

Fig. 9.6 Acompanhamento de 1 semana do enxerto livre.

Previamente foi descrita uma técnica similar utilizando enxerto composto de concha nasal inferior, em que a margem da perfuração foi descolada com uma agulha 20 G dobrada em ângulo apropriado por cerca de 3 a 4 mm, circunferencialmente. Essa última técnica também foi realizada por abordagem endoscópica endonasal. O enxerto de concha nasal inferior foi colhido de forma a incluir duas camadas de mucosa conchal e parte do osso da concha. Essa forma de utilizar o enxerto e a ausência de uma incisão septal são as diferenças entre essa técnica e a anteriormente descrita. Os mesmos autores descrevem outra técnica para perfurações maiores. Uma incisão hemitransfixante foi utilizada, e retalhos bipediculados foram criados e suturados, com interposição de enxerto de concha nasal inferior.[4]

A mesma abordagem endoscópica endonasal e etapas previamente descritas foram aplicadas utilizando enxerto de concha nasal inferior com adição de fáscia *temporalis* para cobrir a superfície cruenta da concha inferior. Também foram incluídas incisão hemitransfixante e corte da margem da perfuração com bisturi em foice em um estudo preliminar.[5]

Cassano descreveu uma técnica utilizando abordagem endonasal combinada à incisão hemitransfixante. Em um dos lados foi criado um retalho de avanço ou rotacional para fechamento do defeito. Do outro lado, o mucopericôndrio foi descolado e um enxerto de concha inferior foi aplicado.[6]

A técnica de regeneração mucosa foi descrita utilizando cartilagem auricular da concha com pericôndrio como enxerto. Por uma abordagem de rinoplastia aberta, o mucopericôndrio foi descolado; o enxerto foi formatado para se encaixar no defeito ósseo e cartilaginoso, e suturado à cartilagem e ao osso remanescentes, sem criação de retalhos de avanço ou rotacionais. O defeito mucoso foi fechado por cicatrização em segunda intenção (a área sobre o enxerto foi deixada para regeneração e reepitelização pela mucosa septal circunjacente). Essa abordagem é similar à da timpanoplastia cartilaginosa, em que se espera que os remanescentes da membrana timpânica cicatrizem sobre o enxerto.[7,8] Embora a técnica de regeneração mucosa tenha sido descrita utilizando uma abordagem de rinoplastia aberta, seria possível realizá-la endoscopicamente.

A cartilagem conchal combinada à fáscia temporal também foi descrita como um enxerto apropriado na literatura. Com essa técnica, a margem da perfuração é descolada por meio de uma abordagem endoscópica endonasal, e o enxerto é posicionado e fixado com grampos bioabsorvíveis.[9]

A cartilagem auricular da concha também foi utilizada como um enxerto de interposição. O mucopericôndrio e o mucoperiósteo foram largamente descolados até a coana, domo nasal e assoalho do nariz. Um incisão de relaxamento vertical posterior e/ou horizontal inferior pode ser adicionada. O enxerto é mantido em posição com suturas absorvíveis atadas ao septo residual.[10]

Enxertos septais autólogos (cartilagem ou osso), colhidos posteriormente à perfuração, foram utilizados como enxerto. Um retalho mucopericondral pediculado local foi criado em um dos lados, e o outro lado do defeito foi deixado cicatrizar por segunda intenção.[11]

Cartilagem ou osso residuais cobertos por fáscia do quadríceps foram utilizados para reparo de perfuração septal. No mesmo estudo, um enxerto livre de concha média foi utilizado adicionalmente em uma perfuração maior. Utilizando uma abordagem intranasal com assistência endoscópica, a incisão e dissecção do mucopericôndrio e mucoperiósteo é aproximadamente a mesma das etapas previamente descritas, mas há remoção da crista do osso maxilar. Não foram utilizados pontos.[12]

Uma técnica utilizando derme acelular como enxerto, sem criação de retalhos locais de avanço ou rotação, foi descrita. Uma peça de derme acelular de espessura média foi utilizada para cobrir o defeito por escavação do enxerto sob o mucopericôndrio descolado. *Splints* de Silastic bilaterais foram posicionados para manter o mucopericôndrio e o enxerto em posição com uma sutura transeptal. Nenhuma sutura foi utilizada para fixar o enxerto e o defeito foi deixado para mucosalização pelo mucopericôndrio circunjacente.[13]

Aloenxerto dérmico acelular humano também foi utilizado para reparo de perfurações septais por meio de abordagem endoscópica endonasal. Uma incisão hemitransfixante é utilizada para elevar o mucopericôndrio de um lado, e um retalho rotacional é criado do outro lado. O aloenxerto é inserido entre a cartilagem e o mucopericôndrio no lado oposto, de modo *underlay*.[14]

9.3 Exemplo de Caso

Homem de 45 anos de idade com histórico de cirurgia septal há 2 anos foi encaminhado para o nosso departamento. O paciente apresentava crostas nasais, com obstrução nasal e epistaxes recorrentes. Esses sintomas não melhoraram com o tratamento conservador.

O exame endoscópico nasal demonstrou uma perfuração septal de tamanho médio. Nenhum sinal de cirurgia conchal anterior foi encontrado, e uma abordagem endoscópica com enxerto livre foi realizada. Incisão hemitransfixante esquerda foi feita com dissecção do mucopericôndrio. Turbinectomia inferior parcial foi realizada e o enxerto foi modelado. O enxerto de concha inferior foi achatado e comprimido em posição, conforme previamente descrito. O primeiro ponto foi realizado posteriormente, com um orifício em cerca de 5 mm posterior à margem posterior da perfuração e outro orifício no enxerto. *Splints* de Silastic foram deixados por 1 semana. Duchas e pomadas nasais diárias foram recomendadas. Notou-se que a superfície cruenta do enxerto se encontrava recoberta por mucosa em 8 semanas (▶ Fig. 9.7). Obteve-se o completo fechamento da perfuração sem mais sintomas (▶ Fig. 9.8).

9.4 Complicações

- Atrofia da concha nasal no local em que o enxerto é tomado. Isso levaria a ressecamento e crostas nasais.
- Necrose do enxerto de concha inferior após seu posicionamento entre o mucopericôndrio de ambos os lados. Essa possibilidade é maior quando a perfuração é grande e o enxerto não possui suprimento sanguíneo periférico suficiente para sobreviver. Isso levaria à falha ou perfuração residual.
- Sangramento pós-operatório.
- Lacerações do mucopericôndrio são raras e limitadas, uma vez que a técnica não inclui descolamento extenso de retalhos.

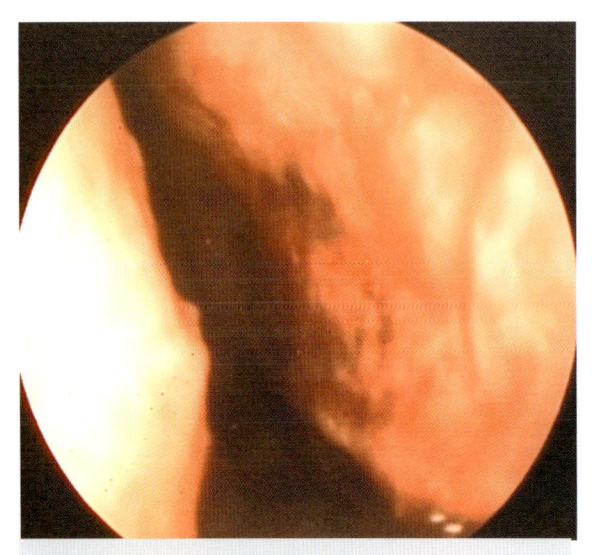

Fig. 9.7 Superfície cruenta do enxerto recoberta por mucosa após 8 semanas.

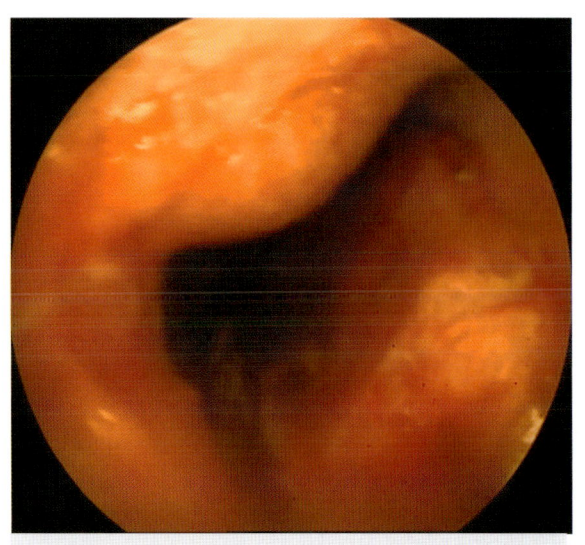

Fig. 9.8 Completo fechamento da perfuração obtido 3 meses após a cirurgia.

9.5 Dicas e Truques

- Somente uma turbinectomia parcial deve ser realizada, deixando mucosa conchal suficiente para se evitar alterações atróficas e formação de crostas.
- O enxerto de concha inferior é gentilmente aberto e achatado, mantendo-se parte do osso da concha nasal. Esse ósseo remanescente adicionará força ao enxerto.
- Somente um descolamento limitado do mucopericôndrio é realizado para acomodar o enxerto. Isso evitará lacerações do mucopericôndrio, especialmente após tentativas prévias de reparo.
- Cauterização da porção remanescente da concha inferior, que é altamente vascularizada, é necessária para se evitar sangramentos pós-operatórios.
- Pacientes com perfurações grandes não são candidatos a esse procedimento. Mesmo que um grande enxerto seja aplicado, necrose parcial ou total é esperada em razão da falta de suprimento sanguíneo periférico suficiente.
- Nenhuma técnica é ideal para o reparo de todos os casos de perfurações nasosseptais. O tamanho e a localização da perfuração septal, a condição do mucopericôndrio, cirurgia prévia e condição patológica da mucosa nasal são todos fatores a determinar a técnica. Adicionalmente, a experiência e preferências do cirurgião devem ser consideradas.

Referências

[1] Kim SW, Rhee CS. Nasal septal perforation repair: predictive factors and systematic review of the literature. Curr Opin Otolaryngol Head Neck Surg. 2012; 20(1):58–65
[2] Moon IJ, Kim SW, Han DH, et al. Predictive factors for the outcome of nasal septal perforation repair. Auris Nasus Larynx. 2011; 38(1):52–57
[3] Mansour HA. Repair of nasal septal perforation using inferior turbinate graft. J Laryngol Otol. 2011; 125(5):474–478
[4] Tastan E, Aydogan F, Aydin E, et al. Inferior turbinate composite graft for repair of nasal septal perforation. Am J Rhinol Allergy. 2012; 26(3):237–242
[5] Jeon EJ, Choi J, Lee JH, et al. The role of temporalis fascia for free mucosal graft survival in small nasal septal perforation repair. J Craniofac Surg. 2014; 25(2):e164–e166
[6] Cassano M. Endoscopic repair of nasal septal perforation with "slide and patch" technique. Otolaryngol Head Neck Surg. 2014; 151(1):176–178
[7] Yenigun A, Meric A, Verim A, Ozucer B, Yasar H, Ozkul MH. Septal perforation repair: mucosal regeneration technique. Eur Arch Otorhinolaryngol. 2012; 269(12):2505–2510
[8] Ozkul HM, Balikci HH, Karakas M, Bayram O, Bayram AA, Kara N. Repair of symptomatic nasoseptal perforations using mucosal regeneration technique with interpositional grafts. J Craniofac Surg. 2014; 25(1):98–102
[9] Kaya E, Cingi C, Olgun Y, Soken H, Pinarbasli Ö. Three layer interlocking: a novel technique for repairing a nasal septum perforation. Ann Otol Rhinol Laryngol. 2015; 124(3):212–215
[10] Giacomini PG, Ferraro S, Di Girolamo S, Ottaviani F. Large nasal septal perforation repair by closed endoscopically assisted approach. Ann Plast Surg. 2011; 66(6):633–636
[11] Li F, Liu Q, Yu H, Zhang Z. Pedicled local mucosal flap and autogenous graft for the closure of nasoseptal perforations. Acta Otolaryngol. 2011; 131(9):983–988
[12] Chen FH, Rui X, Deng J, Wen YH, Xu G, Shi JB. Endoscopic sandwich technique for moderate nasal septal perforations. Laryngoscope. 2012; 122(11):2367–2372
[13] Sharma A, Janus J, Diggelmann HR, Hamilton GS, III. Healing septal perforations by secondary intention using acellular dermis as a bioscaffold. Ann Otol Rhinol Laryngol. 2015; 124(6):425–429
[14] Chhabra N, Houser SM. Endonasal repair of septal perforations using a rotational mucosal flap and acellular dermal interposition graft. Int Forum Allergy Rhinol. 2012; 2(5):392–396

Capítulo 10

Reparo de Perfuração do Septo Nasal Utilizando Enxerto de Concha Nasal Média

10.1	Introdução	71
10.2	Indicações	71
10.3	Etapas Cirúrgicas	72
10.4	Exemplos de Casos	73
10.5	Dicas e Truques	74

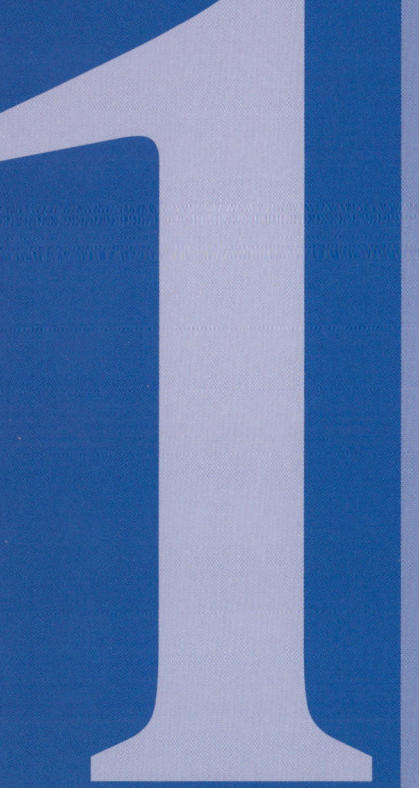

10 Reparo de Perfuração do Septo Nasal Utilizando Enxerto de Concha Nasal Média

Deniz Hanci ▪ Huseyin Altun

> **Resumo**
>
> Perfurações sintomáticas do septo nasal frequentemente requerem tratamento cirúrgico. O reparo de perfurações septais por retalho da concha nasal média (retalho conchal monopediculado de base superior incluindo osso) é uma nova técnica unilateral de retalho mucoso da concha nasal média. Este capítulo tem como objetivo descrever a técnica cirúrgica para reparo de perfurações septais por abordagem endonasal assistida por endoscópio. A decisão quanto à concha média mais apropriada ao procedimento cirúrgico se baseia no tamanho e localização da concha média e nas imagens de tomografia computadorizada (TC).

10.1 Introdução

A incidência estimada de perfuração do septo nasal é de 1%.[1] De fato, o otorrinolaringologista deve identificar a causa, que é, na maioria dos casos, iatrogênica ou idiopática, para decidir quanto à necessidade de cirurgia e selecionar a técnica cirúrgica atualmente disponível mais apropriada ao caso a considerar.

Perfurações do septo nasal são defeitos completos dos tecidos mucosos e cartilaginosos do septo nasal. Esses defeitos, quando presentes nas porções cartilaginosas do septo, com comunicação direta entre as duas fossas nasais, leva a alterações do fluxo aéreo, o que é frequentemente acompanhado por vários sintomas. Perfurações septais também podem ser detectadas durante exames clínicos de rotina. Perfurações septais anteriores e largas são mais sintomáticas, enquanto perfurações posteriores tendem a ser menos sintomáticas, em razão da umidificação provida pelas conchas nasais inferiores. Enquanto algumas perfurações permanecem despercebidas pelo paciente, em muitos casos esses sofrem com epistaxes recorrentes, sensação de obstrução nasal, coriza, formação de crostas, ressecamento nasal, sensação de corpo estranho, cefaleia, dor e sibilância nasal. Perfurações septais diferem largamente no que se refere a causa ou origem. Os sintomas em pacientes com perfurações do septo nasal são atribuídos a perturbações no fluxo aéreo nasal fisiológico. Em vez do fluxo normal, laminar e em forma de parábola, a perfuração cria um fluxo turbulento, resultando na redução do processo normal de umidificação, o que, por sua vez, gera formação de crostas e ressecamento na área afetada. Cauterizações agressivas da mucosa nasal para tratamento de epistaxes, trauma autoinfligido, trauma externo, neoplasias (carcinomas, linfomas de células T), doenças infecciosas (p. ex., sífilis, difteria e tuberculose), doenças inflamatórias (sarcoidose, granulomatose de Wegener, lúpus eritematoso sistêmico), abuso de drogas inaláveis e perfurações iatrogênicas secundárias a cirurgias do septo nasal são possíveis fatores etiológicos.[2,3]

A conduta frente a perfurações do septo nasal requer, inicialmente, tratamento clínico. Pacientes com formação significativa de crostas intranasais podem ser tratados com irrigações nasais e emolientes tópicos. O ressecamento pode ser tratado com *sprays* nasais de estrogênios tópicos.[4]

Perfurações sintomáticas do septo nasal frequentemente requerem tratamento cirúrgico. Irrigações nasais e emolientes tópicos não melhoram os sintomas dos pacientes de modo significativo. O uso de obturadores septais, como próteses de botões de silicone, com frequência não é capaz de reduzir os sintomas dos pacientes e leva a problemas adicionais, resultantes da presença de um corpo estranho no nariz. A reepitelização do defeito com mucosa respiratória de origem nasal é o método de escolha para o fechamento das perfurações septais. O reparo cirúrgico das perfurações do septo nasal é, de fato, um desafio difícil para qualquer rinologista, dado o grande risco de reperfurações. Muitas abordagens cirúrgicas para reparo de perfurações do septo nasal foram descritas na literatura,[5] entretanto, as técnicas de fechamento disponíveis são tecnicamente difíceis e requerem experiência dos cirurgiões.

Este capítulo tem como objetivo descrever e apresentar nossa experiência com uma técnica nova e simples de abordagem endonasal assistida por endoscópio para o reparo de perfurações septais.

O suprimento sanguíneo para a concha nasal média é feito por ramos laterais das artérias esfenopalatina e etmoidal anterior.

10.2 Indicações

Nossa técnica sugere que a abordagem endonasal é adequada à exposição cirúrgica de perfurações septais, formação de retalhos e suturas. A ausência de cicatrizes externas e morbidade no sítio doador são vantagens desta técnica. O uso do endoscópio nasal permite uma precisão superior em todas as etapas cirúrgicas, na medida em que assegura excelente exposição das áreas cirúrgicas.

Em nossa opinião, somente as técnicas que utilizam retalhos da mucosa nasal garantem uma fisiologia nasal normal, uma vez que utilizam epitélio respiratório normal para o fechamento.[6] Nossos retalhos, apesar de monopediculados e, frequentemente, de grandes dimensões, nunca demonstraram sofrimento vascular.

Numerosos desenhos de retalhos foram descritos na literatura. O principal fator que contribui para alta taxa de fechamento é a escolha do desenho do retalho que se adequa à perfuração do septo nasal. Esta escolha é dependente da localização da perfuração (anterior ou posterior), do tamanho da perfuração (o tamanho da perfuração é inversamente proporcional à quantidade de mucosa viável para ser utilizada como retalho), habilidade para se preservar o suprimento vascular do retalho e disponibilidade de tecido intranasal viável para ser utilizado como retalho.

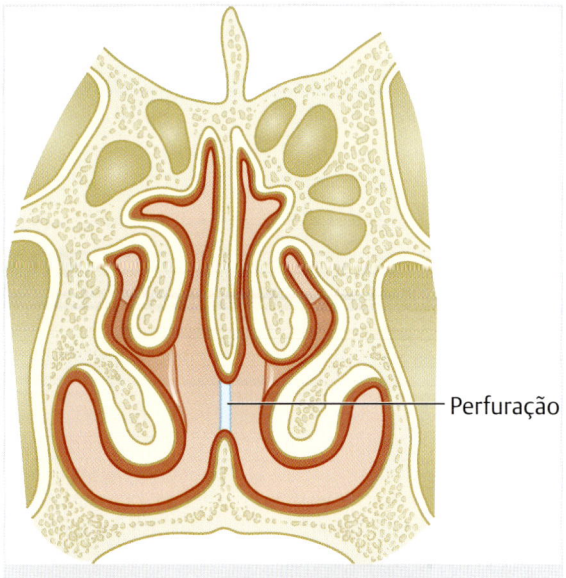

Fig. 10.1 Perfuração septal na porção média do septo.

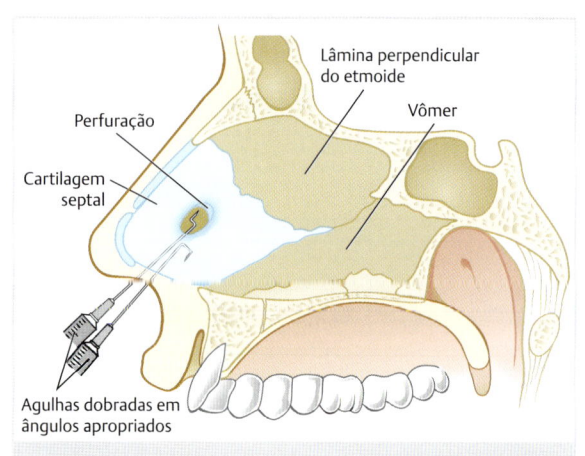

Fig. 10.2 Descolamento dos retalhos mucosos utilizando agulhas.

Um novo retalho, com muitas vantagens em comparação a outras técnicas cirúrgicas, é descrito no presente estudo. Com esta técnica, a mucosa respiratória normal do nariz é utilizada para reconstrução da anatomia e fisiologia do nariz. A mucosa da concha nasal possui boa vascularização, promovendo o processo cicatricial. Adaptação individualizada do tamanho desse retalho mucoso e ósseo ao tamanho da perfuração é possível.

10.3 Etapas Cirúrgicas

1. Sob anestesia geral, o septo nasal e a concha nasal média são infiltrados com solução de epinefrina e lidocaína 1% na razão de 1:100.000 para redução do sangramento intraoperaório.
2. O nariz é descongestionado com xilometazolina HCL em cotonoides. Todos os pacientes recebem antibioticoterapia no intra e no pós-operatório. Após 5 minutos de descongestão, ambas as fossas nasais são examinadas e a perfuração septal é medida (▶ Fig. 10.1). Cada etapa cirúrgica é realizada sob visão endoscópica.
3. A mucosa em torno da perfuração é, então, incisada circunferencialmente, a aproximadamente 3 mm da sua borda. A margem posterior da perfuração é facilmente descolada com uma lâmina, utilizando-se a ponta de uma agulha 20 G, enquanto instrumentos angulados são utilizados para o descolamento de retalhos mucosos nas margens anterior, superior e inferior da perfuração (▶ Fig. 10.2). A concha nasal média mais apropriada é escolhida para o procedimento cirúrgico de acordo com seu tamanho, localização e imagens da TC.
4. A concha nasal escolhida é, então, lateralizada e dissecada a partir da linha média, no sentido superoinferior e anteroposterior, e a concha é aberta como uma folha (▶ Fig. 10.3).

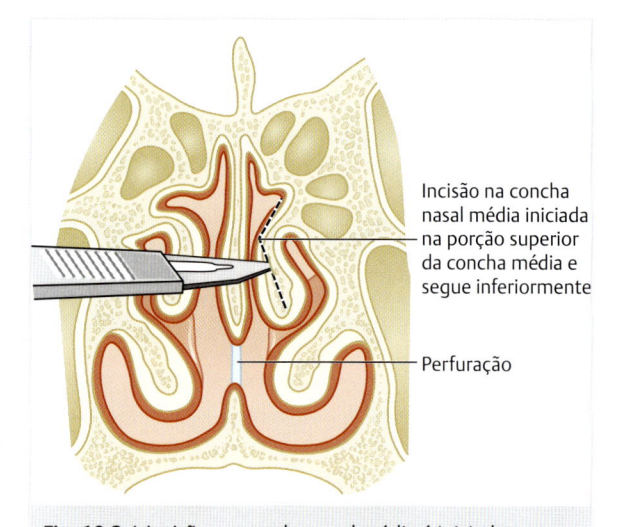

Fig. 10.3 A incisão na concha nasal média é iniciada na porção superior da concha nasal média e segue inferiormente.

5. O osso conchal é removido circunferencialmente a cerca de 5 mm da sua borda. Esta incisão de relaxamento permite a criação de um retalho conchal monopediculado, que inclui, superiormente, o osso conchal. O comprimento do retalho é adaptado ao tamanho do defeito septal. É mais apropriado colher o enxerto de tamanho ligeiramente maior do que o tamanho da perfuração. As porções anterior, posterior e inferior do retalho de mucosa conchal preparado são posicionados entre o retalho de mucopericôndrio e a cartilagem septal, em porções inferior, posterior e anterior. O retalho é, então, suturado à mucosa septal das margens anterior, posterior e inferior da perfuração com fios absorvíveis (ácido poliglicólico 5.0) (▶ Fig. 10.4). *Splints* de Silastic

Reparo de Perfuração do Septo Nasal Utilizando Enxerto de Concha Nasal Média

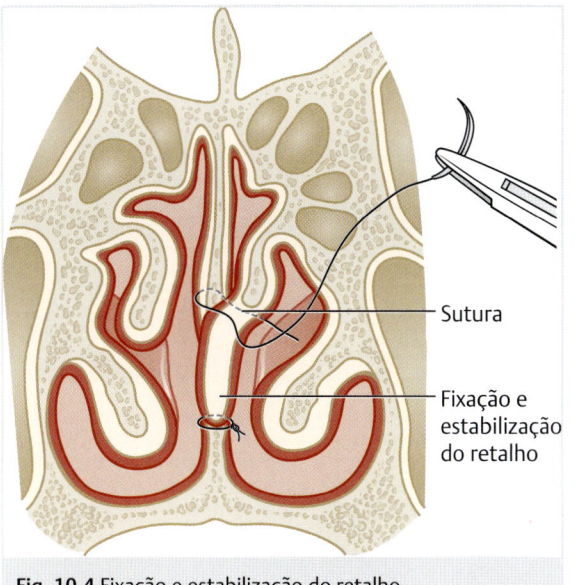

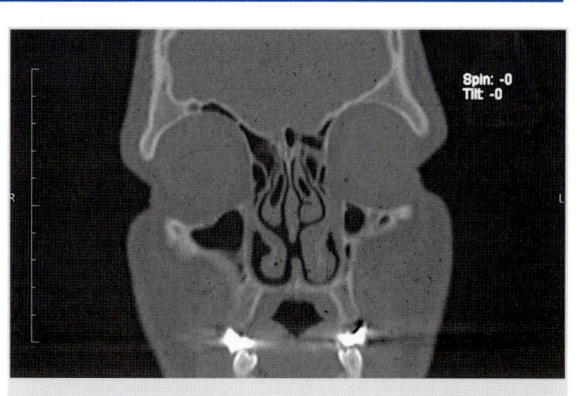

Fig. 10.4 Fixação e estabilização do retalho.

Fig. 10.5 Corte coronal de TC dos seios paranasais mostrando perfuração septal.

são, subsequentemente, posicionados de modo bilateral. Os *splints* nasais são removidos no 10º dia de pós-operatório, em ambulatório. Gotas nasais de solução salina e cremes antibióticos são prescritos para manter o nariz umedecido e limpo durante 30 dias após a cirurgia. Controle endoscópico do sítio cirúrgico é realizado durante esse período. Após 2 meses, os pedículos do retalho de todos os pacientes são seccionados com tesouras, sob anestesia local. Cauterização bipolar é utilizada para controle de sangramentos. A ▶ Tabela 10.1 apresenta alguns pontos de dificuldade e soluções técnicas.

10.4 Exemplos de Casos

10.4.1 Caso 1

Homem de 40 anos de idade se apresenta com histórico de dificuldades para respirar e rinite alérgica. Ele foi submetido à septoplastia e turbinoplastia 3 anos antes. Ele se queixa de rinorreia, formação de crostas e epistaxe. O exame endoscópico nasal mostra uma perfuração septal com cerca de 1,5 cm de comprimento. A TC revela perfuração na porção média do septo, concha bolhosa bilateral e hipertrofia da concha nasal inferior esquerda (▶ Fig. 10.5). O paciente foi agendado para reparo da perfuração septal com retalho de concha

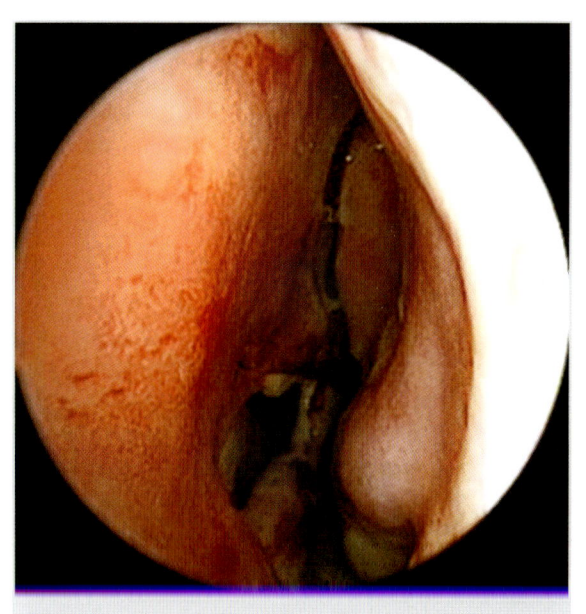

Fig. 10.6 Visão endoscópica da perfuração septal de um dos pacientes durante a cirurgia.

Tabela 10.1 Pontos de dificuldade e soluções técnicas	
Adaptação do comprimento do retalho ao tamanho do defeito septal	Colher o enxerto ligeiramente maior que o tamanho da perfuração
Escolher a concha média apropriada	Utilizar tomografia computadorizada
Desepitelialização da porção anterior da perfuração	Utilizar agulha curva
Formação de crostas sobre a mucosa	Utilizar pomadas e *splints* nasais de silicone durante 10 dias

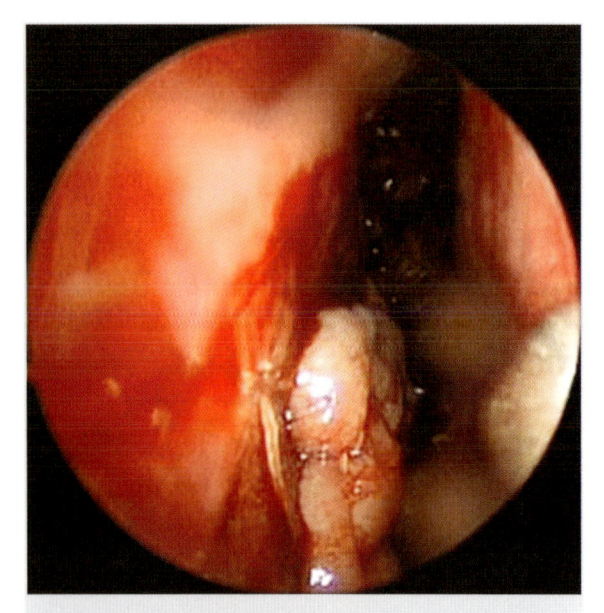

Fig. 10.7 Visão endoscópica da perfuração septal fechada com retalho conchal ao final da cirurgia.

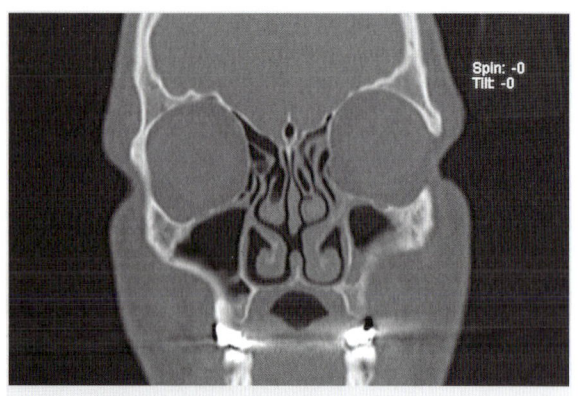

Fig. 10.8 Corte coronal de TC dos seios paranasais mostrando perfuração septal.

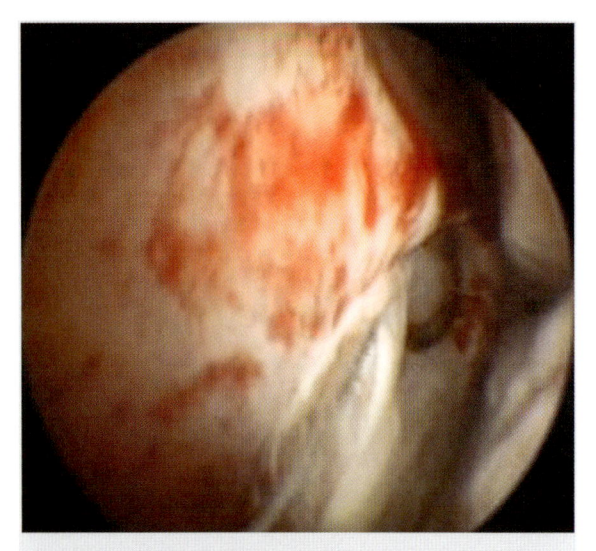

Fig. 10.9 Visão endoscópica da perfuração septal de um dos pacientes durante a cirurgia.

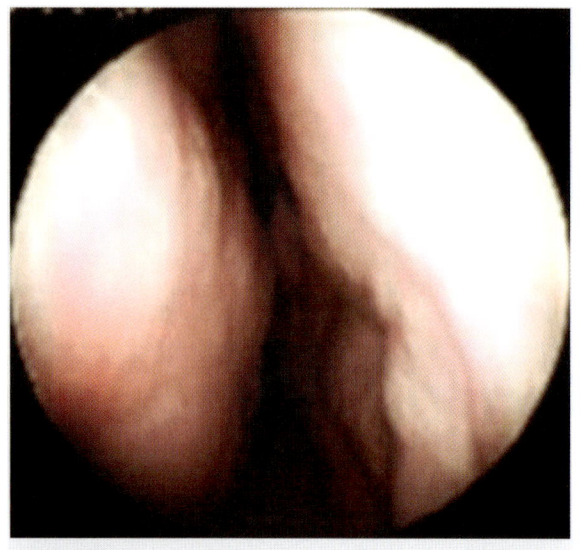

Fig. 10.10 Visão endoscópica da perfuração septal fechada com retalho conchal após 3 meses.

média. São mostradas imagens endoscópicas do septo no pré e no pós-operatório (▶ Fig. 10.6 e ▶ Fig. 10.7).

10.4.2 Caso 2

Mulher de 38 anos de idade se apresenta com histórico de sensação de nariz bloqueado e sinusite. A paciente foi submetida à septoplastia e cirurgia conchal por radiofrequência 6 anos antes. Ela se queixa de formação de crostas e epistaxe. O exame endoscópico nasal revela perfuração septal com cerca de 1 cm de comprimento e crostas. A TC mostra perfuração na porção média do septo e hipertrofia conchal (▶ Fig. 10.8). A paciente foi agendada para reparo endoscópico da perfuração septal com retalho de concha média. São mostradas imagens endoscópicas do septo no pré e pós-operatório (▶ Figs. 10.9 e ▶ Fig. 10.10).

10.5 Dicas e Truques

- Esse método não é utilizável em perfurações da porção anterior do septo.
- Utilizar instrumentos angulados para desepitelializar a mucosa em torno da perfuração.
- Colher o enxerto em tamanho maior do que a perfuração.
- A TC é útil para escolher esse método para reparo de perfurações.

Referências

[15] Ohlsén L. Closure of nasal septal perforation with a cutaneous flap and a perichondrocutaneous graft. Ann Plast Surg. 1988; 21(3):276–288

[16] Lanier B, Kai G, Marple B, Wall GM. Pathophysiology and progression of nasal septal perforation. Ann Allergy Asthma Immunol. 2007; 99(6):473–479, quiz 480–481, 521

[17] Døsen LK, Haye R. Nasal septal perforation 1981–2005: changes in etiology, gender and size. BMC Ear Nose Throat Disord. 2007; 7:1–4

[18] Batniji RK, Chmiel JF. Septal perforations: medical aspects. E-medicine. http://www.emedicine.com/ent/topic704.htm. Accessed November 10, 2016

[19] Goh AY, Hussain SS. Different surgical treatments for nasal septal perforation and their outcomes. J Laryngol Otol. 2007; 121(5):419–426

[20] Kridel RWH. Considerations in the etiology, treatment, and repair of septal perforations. Facial Plast Surg Clin North Am. 2004; 12(4):435–450, vi

Capítulo 11
Retalho da Concha Nasal Inferior

11.1	Indicações	79
11.3	Anatomia	79
11.4	Etapas Cirúrgicas	80
11.5	Exemplo de Caso	82
11.6	Discussão	82
11.7	Conclusão	84
11.8	Complicações	84
11.9	Dicas e Truques	84

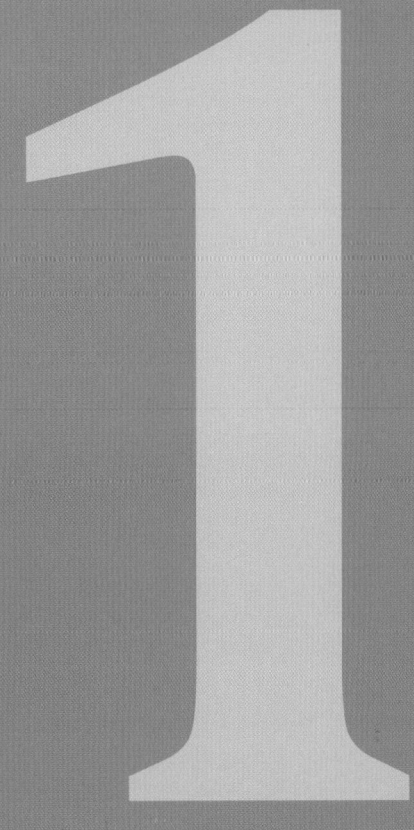

11 Retalho da Concha Nasal Inferior

Cristobal Langdon ▪ Isam Alobid

Resumo

Existem várias técnicas cirúrgicas disponíveis para reparo de perfurações do septo nasal (NSPs), mas as evidências mostram que nenhuma delas é reconhecida como consistentemente confiável. O uso de retalhos da concha nasal inferior (ITF) para reparo de NSPs de dimensões moderadas é uma técnica relativamente simples que oferece uma taxa de sucesso comparável à maioria das técnicas. As vantagens-chave do ITF incluem vascularização abundante, arco de rotação amplo, possibilidade de utilização de suporte esquelético e epitelial combinado e facilidade de coleta e inserção. Mais ainda, qualquer cirurgião endoscópico pode dominar a técnica, que pode constituir mais uma solução substituta para um problema difícil.

11.1 Indicações

- NSPs de tamanho médio (1 a 2 cm) e/ou grande (> 2 cm).
- NSPs sem suporte osteocartilaginoso.
- Retalho de resgate para NSPs.

11.2 Contraindicações

- Em qualquer paciente previamente submetido a ligaduras das artérias esfenopalatina ou etmoidal anterior ipsolaterais.
- Turbinectomias inferiores ou outras cirurgias da concha nasal inferior (IT) prévias podem reduzir a flexibilidade do retalho, limitar a capacidade de moldá-lo à forma do defeito e também podem comprometer seu suprimento vascular.

11.3 Anatomia

O osso do IT se desenvolve a partir de um centro de ossificação de cartilagem durante o quinto mês de vida intrauterina. No centro do IT encontra-se sua camada óssea central contendo osso não homogêneo e esponjoso, constituído por trabéculas ósseas entrelaçadas, separadas por um labirinto de espaços interconectados contendo tecido adiposo e vasos sanguíneos. Histologicamente, o IT compreende uma camada epitelial mucosa sobrejacente a uma membrana basilar, uma camada óssea e uma lâmina própria intercalada. A face medial da camada mucosa é mais espessa e possui maior área de superfície do que a mucosa lateral da concha nasal.[1]

A IT é vascularizada pela artéria nasal posterolateral (PLNA) (▶ Fig. 11.1). A PLNA desce verticalmente e ligeiramente anterior sobre a apófise vertical do osso palatino, penetrando a IT na porção superior da sua inserção lateral entre 1 e 1,5 cm da sua inserção posterior. Em 15% dos casos, a IT pode receber irrigação suplementar a partir de ramos palatinos da artéria palatina descendente.[2] Wu et al.[3] estudaram a anatomia vascular da IT em 11 cadáveres. Eles observaram que o diâmetro externo médio da PLNA é de 1,10 ± 0,11 mm (variação: 0,82 a 1,30); e que ela penetra a IT na face superior da sua inserção lateral, de 1 a 1,5 cm a partir da sua ponta posterior; e se divide em 2,50 ± 0,52 (variação: 2 a 3) artérias, como parte da circulação da IT. Após essa divisão, as artérias entram em um canal ósseo: um ramo permanece superior e lateral, enquanto o outro segue em uma posição inferior e mais medial. Ambos permanecem em canais

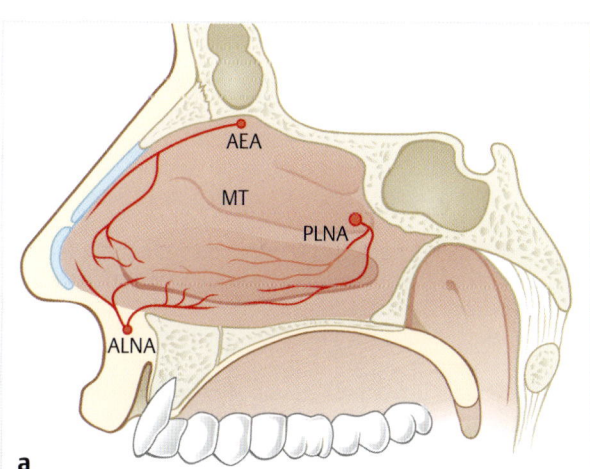

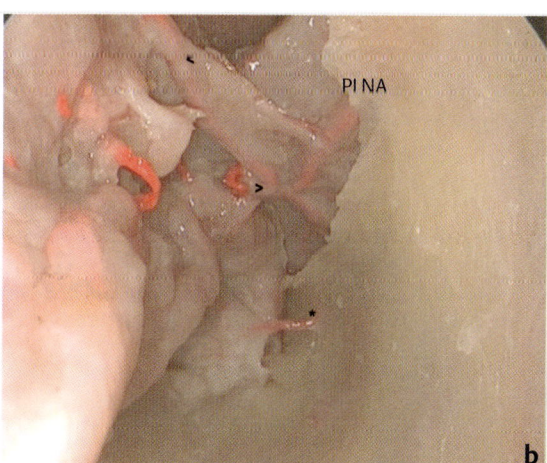

Fig. 11.1 (a) Esquema da vascularização da concha nasal inferior. AEA, artéria etmoidal anterior; ANLA, artéria nasal anterolateral (ramo da artéria facial); MT, concha nasal média; PLNA, artéria nasal posterolateral. (b) Fotografia endoscópica das artérias da concha nasal inferior. PLNA, artéria nasal posterolateral; <, artéria conchal inferior superolateral ; >, artéria conchal inferior inferomedial; *, ramo da artéria palatina descendente para a concha nasal inferior.

ósseos ou bastante próximos ao osso pela maior parte do comprimento da concha nasal. O ramo inferior (medial) emite ramos que perfuram o osso da concha nasal inferior em sua porção anterior, formando um padrão regular que alterna ramos superiores e inferiores em ângulos retos em relação à artéria principal. À medida que as artérias correm anteriormente, elas aumentam em tamanho, sugerindo que existe um fluxo sanguíneo adicional significativo na porção anterior. Esse suprimento sanguíneo provém de anastomoses com a artéria etmoidal anterior e a artéria nasal lateral, que, por sua vez, é ramo da artéria facial.

O ITF apresenta uma excelente distância anteroposterior, mas não possui grande largura. Gras-Caberizo et al.[4] estudaram quatro espécimes cadavéricos e demonstraram uma variação da distância anteroposterior entre 4,2 e 5 cm, com variação de largura entre 1,2 e 1,4 cm. Amit et al.[5] obtiveram resultados similares, com comprimento e larguras médios de 4,8 e 1,8 cm, respectivamente, em 11 espécimes cadavéricos. Harvey et al.[6] obtiveram um comprimento similar (5,4 cm), mas uma largura maior (2,2 cm), estendendo a dissecção até o meato inferior e/ou assoalho da fossa nasal.

11.4 Etapas Cirúrgicas

11.4.1 Preparação da Cavidade Nasossinusal

Cotonoides impregnados com solução de epinefrina 1:10.000 são introduzidos em ambas as fossas nasais durante a preparação para a cirurgia. No início da cirurgia, os sítios correspondentes às incisões planejadas são injetados com solução de epinefrina e lidocaína 1% na razão de 1:100.000. Deve-se evitar injetar a área adjacente ao pedículo vascular do retalho (leva a vasospasmo do pedículo, com potencial para comprometer a sua viabilidade) e a porção interior da concha nasal (o que equivalheria a uma injeção intravascular).

11.4.2 Retalho da Concha Nasal Inferior de Base Posterior: Técnica Cirúrgica

1. A cavidade nasal é descongestionada e preparada como previamente descrito.
2. A IT pode ser gentilmente medializada, para melhor visualização da sua superfície medial e da mucosa do meato inferior, e, então, subsequentemente fraturada no sentido lateral, para se ganhar acesso à parede lateral do nariz.
3. Uma uncinectomia permite a identificação do óstio natural do seio maxilar e da porção posterior da IT. Em alguns casos, um alargamento do óstio do seio maxilar permite, posteriormente, melhor exposição da PLNA e facilita a preservação do pedículo (▶ Fig. 11.2).
4. Descolar a mucosa da face anterior do processo ascendente do osso palatino em plano submucoperiosteal, procedendo posteriormente até identificar a crista etmoidal, forame esfenopalatino e artéria esfenopalatina e seus ramos terminais. O forame esfenopalatino é identificado superiormente à IT

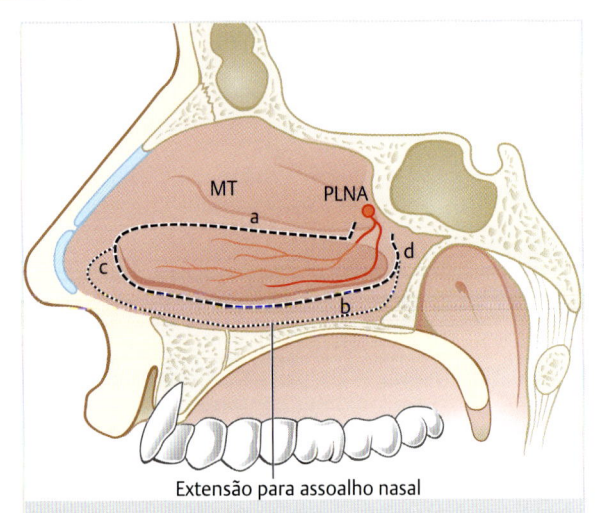

Fig. 11.2 Retalho da concha nasal inferior de base posterior (pITF). Desenho esquemático mostrando a incisão para descolamento do pITF. Cuidados devem ser tomados ao realizar a incisão posterior, uma vez que a PLNA corre imediatamente anterior ao local em que a incisão posterior deve ser realizada. MT, concha nasal média; PLNA, artéria nasal posterolateral; a, incisão superior; b, incisão inferior; c, incisão anterior; d, incisão posterior.

posterior, posteriormente à lamela basal da concha nasal média. O suprimento vascular do pedículo para a IT pode, por vezes, ser visualizado como uma pulsação. Existem variações anatômicas significativas dos ramos da artéria esfenopalatina, e, por consequência, do forame ou forames esfenopalatino(s). De fato, a PLNA pode-se estender anteriormente até a parede posterior do seio maxilar.[7,8] Reconhecer essas variações anatômicas durante a realização da antrostomia maxilar e descolamento mucoperiósteo é vital para evitar lesões do pedículo vascular.

5. Definir os limites superior e inferior do retalho:
   a) Realizar uma incisão no sentido posteroanterior ao longo do plano sagital superior da IT (*incisão superior*).
   b) Realizar, então, uma incisão sagital inferior ao longo do meato inferior (*incisão inferior*); em alguns casos, pode-se estender o retalho até o meato inferior e o assoalho nasal.
6. Uma incisão vertical na cabeça da IT conecta, então, as duas incisões (*incisão anterior*). Essa incisão é realizada em forma de S, começando na incisão superior e curvando-se em torno do contorno da cabeça da IT até o meato inferior. Cuidados devem ser tomados para se evitar a ruptura da válvula de Hasner.
7. Utilizar um descolador de periósteo (descolador de Freer ou Cottle) para descolar o mucoperiósteo da IT, no sentido anteroposterior, medial e lateralmente ao osso da IT. O sítio doador é mantido aberto e deixado cicatrizar, como é frequente após turbinectomias parciais.
8. Após coletar o retalho, as margens da perfuração são facilmente descoladas e/ou escarificadas com

lâmina 12 ou *phaco*. As duas camadas mucosas que circundam as margens da perfuração são separadas uma da outra, em uma largura de ao menos 3 a 4 mm, circunferencialmente.

9. Finalmente, as bordas são suturadas com fios absorvíveis (p. ex., Vicryl 2.0). Usualmente, são realizadas suturas anteriores, médias e posteriores, para se obter um fechamento completo. Por vezes, as suturas posteriores são de difícil realização, sendo reservadas para uma segunda cirurgia quando o pedículo é desinserido da parede lateral.
10. Segundo estágio: após 6 semans a 6 meses, o pedículo é desinserido da parede lateral; cauterização bipolar é utilizada para hemostasia. O pedículo é transeccionado e o excesso de pedículo é descartado. Três semanas após a cirurgia, o lado contralateral do retalho se encontra, usualmente, epitelizado. Os pacientes são instruídos a manter ambos os lados umedecidos com *sprays* de solução salina durante o perído de 3 semanas.

11.4.3 Retalho da Concha Nasal Inferior de Base Anterior

1. Repetir as etapas 1 a 5 do retalho de base posterior.
2. Uma vez que o pedículo desse retalho possui base anterior, cuidados devem ser tomados para não lesionar os ramos da AEA, que passa anteriormente ao *agger nasi*. Esses ramos formam um arco em forma de "C" inferiormente ao osso nasal e espinha do osso frontal, antes de penetrar a IT.
3. Cauterização da PLNA com cautério bipolar/monopolar ou clipes podem ser utilizados.
4. Prolongar a *incisão posterior* através da cauda da IT, até em frente à tuba auditiva e abaixo, até o meato inferior. Essa etapa é crucial à liberação da margem posterior do retalho.
5. Toda a porção da IT é usualmente coletada.
6. A seguir, o mucoperiósteo que recobre a concha nasal é descolado em direção anteroposterior, utilizando-se um descolador de Cottle e tesouras endoscópicas. O retalho inclui a totalidade da mucosa da IT, sendo destacado de suas inserções inferior e lateral (▶ Fig. 11.3).
7. Finalmente, o retalho é baseado anteriormente e vascularizado pela AEA e ramos da artéria nasal anterolateral (ALNA) (▶ Fig. 11.4).
8. Após coletar o retalho, as margens da perfuração são facilmente descoladas e/ou escarificadas com lâmina 12 ou *phaco*. As duas camadas mucosas que circundam as margens da perfuração são separadas uma da outra, em uma largura de ao menos 3 a 4 mm, circunferencialmente.
9. Finalmente, as bordas são suturadas com fios absorvíveis (p. ex., Vicryl 2.0). Usualmente, são realizadas suturas anteriores, médias e posteriores para se obter um fechamento completo. Por vezes, as suturas posteriores são de difícil realização, sendo reservadas a uma segunda cirurgia, quando o pedículo é desinserido da parede lateral.
10. Após 6 semanas a 6 meses, o pedículo é desinserido da parede nasal lateral; cauterização bipolar é utilizada para hemostasia. O pedículo é transeccionado e o excesso de pedículo é descartado. Três semanas após a cirurgia, o lado contralateral do retalho encontra-se, usualmente, reepitelizado. Os pacientes são instruídos a manter ambos os lados umedecidos com *sprays* de solução salina durante 3 semanas.

11.4.4 Cuidados Pós-Operatórios

O tamponamento nasal é removido em 48 a 72 horas, com cuidado para não deslocar as lâminas de Silastic. Duchas nasais com solução salina são indicadas 3 vezes ao dia, com ao menos 100 cc de solução salina por fossa nasal. Uma pomada com vitamina A para aplicação tópica no vestíbulo nasal é recomendada 2 vezes ao dia; isso

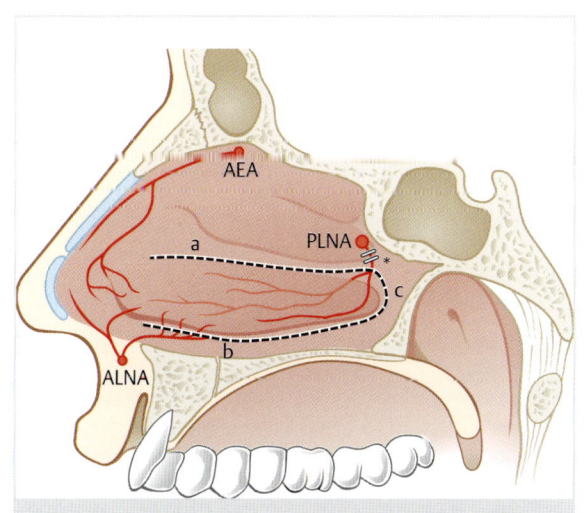

Fig. 11.3 Retalho da concha nasal inferior de base anterior (aITF). Desenho esquemático mostrando a incisão para descolamento do aITF. AEA, artéria etmoidal anterior; ALNA, artéria nasal anterolateral (ramo da artéria facial); PLNA, artéria nasal posterolateral; a, incisão superior; b, incisão inferior; c, incisão posterior; *, clipagem ou cauterização da PLNA.

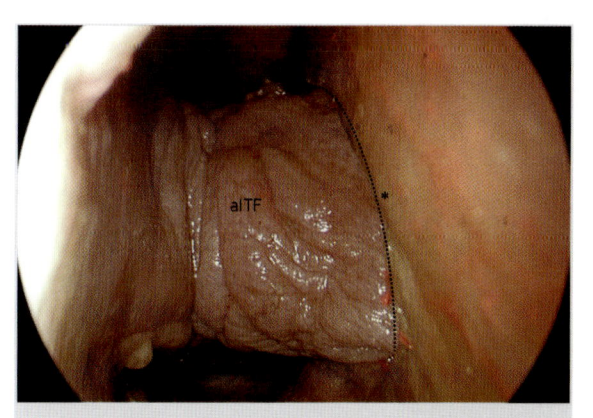

Fig. 11.4 Dissecção cadavérica demonstrando uma reconstrução de perfuração septal através de retalho de concha inferior de base anterior (aITF). *, margem anterior da perfuração septal completamente fechada pelo retalho.

ajuda a hidratar e manter a cavidade nasal úmida após a cirurgia. É de suma importância reavaliar o paciente semanalmente no primeiro mês. Ampla aspiração de secreções nasais e remoção de crostas, evitando-se tensão sobre o retalho, são igualmente importantes. As lâminas de Silastic devem ser removidas entre a segunda e terceira semana de pós-operatório. A superfície doadora do retalho cicatriza por segunda intenção, produzindo crostas durante o processo de cicatrização.[9,10]

11.5 Exemplo de Caso

Homem de 65 anos de idade com diagnóstico de desordem respiratória obstrutiva do sono em tratamento com pressão positiva contínua na via aérea (CPAP) apresenta-se com crostas, ressecamento e obstrução nasais. O exame físico revela NSP de 2,5 cm (▶ Fig. 11.5). Ele possui histórico de septoplastia prévia.

A tomografia computadorizada (TC) mostra um defeito septal anterior, com suporte osteocartilaginoso escasso (▶ Fig. 11.6). Ambas as IT se encontravam intactas e não havia opacificação em seios paranasais.

O paciente foi agendado para fechamento endonasal endoscópico da NSP com um ITF de base posterior. Três meses após a cirurgia, foi submetido à ressonância magnética (RM) cerebral, solicitada por um neurologista. Nessa imagem, pode-se observar a perfeita integração da porção anterior do ITF ao septo nasal (▶ Fig. 11.7). Finalmente, 6 meses após a cirurgia o paciente foi agendado para uma cirurgia endonasal endoscópica para liberação da inserção posterior do ITF e fechamento da porção posterior do defeito septal (▶ Fig. 11.8).

11.6 Discussão

Retalhos locais do septo nasal têm sido os tratamentos cirúrgicos mais comuns para as NSPs até os dias de hoje.[9,11,12] O reparo bem-sucedido das perfurações septais depende de vários fatores. O tamanho da perfuração é um importante preditor do sucesso no fechamento,[13] então, perfurações maiores são de fechamento cirúrgico mais difícil. O tamanho vertical da perfuração é mais importante, uma vez que o avanço das margens mucopericondriais a partir do assoalho do nariz até o dorso causa grande tensão. Kim e Rhee[14] realizaram uma revisão sistemática para avaliar os fatores preditivos de sucesso no fechamento. Eles observaram que o tamanho da perfuração foi o fator mais significativo para um fechamento completo. Os insucessos cirúrgicos ocorreram mais frequentemente em pacientes com perfuraçães grandes (> 2 cm) do que naqueles com perfurações pequenas a moderadas (< 2 cm). Mais ainda, a cobertura bilateral da perfuração com um retalho mucoso vascularizado facilitava o fechamento completo.

Em 1980, Masing *et al.*[15] introduziram o ITF para fechamento de perfurações septais. Eles relataram uma taxa promissora próxima a 80% de fechamento com-

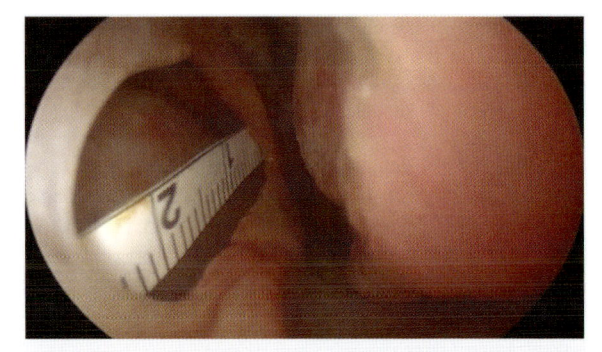

Fig. 11.5 Visão endoscópica (lente de 0 grau), fossa nasal esquerda. Perfuração septal de 2,5 cm, anteroposteriormente.

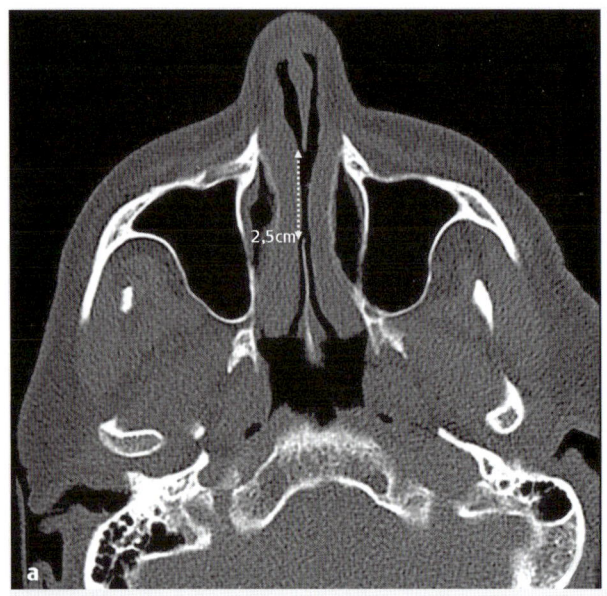

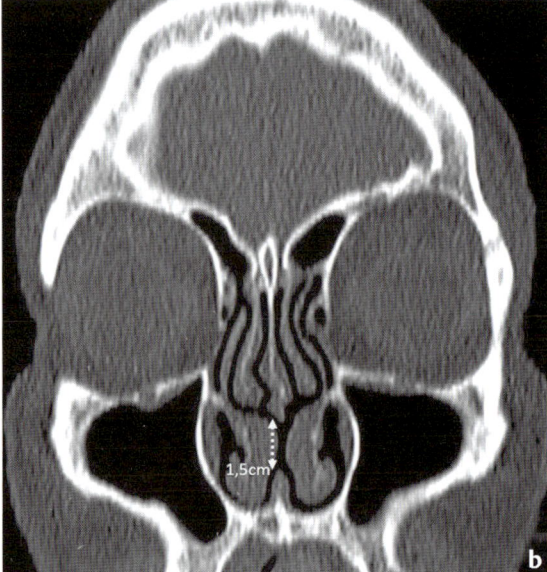

Fig. 11.6 (a) Corte axial de TC. A seta branca mostra a extensão anteroposterior da perfuração septal. Nenhuma opacificação sinusal é observada; as conchas nasais inferiores encontram-se preservadas e sem patologia. (b) Corte coronal de TC. A seta branca mostra a extensão da altura da perfuração septal.

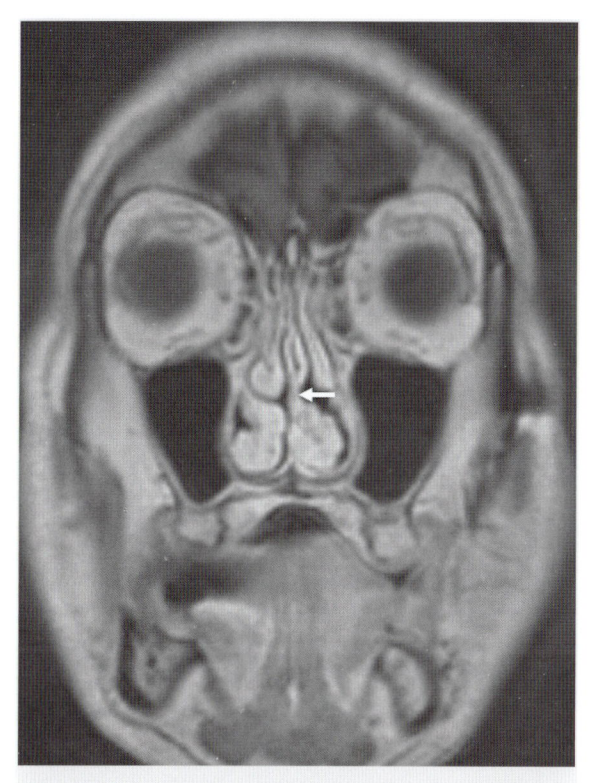

Fig. 11.7 Imagem de ressonância magnética, corte coronal. A seta branca mostra o fechamento completo da porção anterior da perfuração septal pelo retalho da concha nasal inferior.

pleto. Oito anos depois, Vuyk e Versluis,[16] utilizando uma variação da técnica de Masing et al., foram capazes de fechar completamente somente 30% das suas perfurações. Resultados similares foram obtidos por Murakami et al.[17] Eles foram capazes de fechar somente 3 das 8 NSPs que repararam (38%), e 2 outros pacientes apresentavam perfurações puntiformes residuais, mas se encontravam assintomáticos. Friedman et al.,[9] após um período de acompanhamento mínimo de 18 meses, fecharam com sucesso 70% das perfurações por eles tratadas. Mais recentemente, Tastan et al.,[18] em 27 pacientes, utilizando o ITF isoladamente ou em combinação com um retalho de avanço mucoso bipediculado, obtiveram um fechamento completo da perfuração em 24 (88,8%) dos 27 pacientes, e um fechamento incompleto somente foi observado em 2 pacientes com perfurações de tamanho médio e 1 paciente com uma perfuração grande.

A técnica do ITF possui a vantagem de trazer tecido com suprimento vascular nutridor para o defeito septal, uma vez que as ITs possuem dupla vascularização, oriunda tanto de um ramo descendente da artéria esfenopalatina, posteriormente, quanto de um ramo da artéria facial adjacente à abertura piriforme, anteriormente. Uma segunda vantagem desse retalho é o volume de tecido disponível para transferência. Murakami et al.[17] demonstraram, em um pequeno estudo em cadáveres, que a mucosa da IT possui uma área de superfície de cerca de 5 cm². A principal desvantagem dos ITFs é a necessidade de um segundo tempo cirúrgico para liberar o retalho da parede nasal lateral. Entre os dois tempos cirúrgicos, os pacientes geralmente se queixam de obstrução nasal, uma vez que a abundância de tecido que torna esse retalho confiável pode apresentar um efeito de massa suficiente para causar uma obstrução parcial da via aérea. A avaliação do volume apropriado do retalho é importante para prevenir essa complicação. Outra desvantagem é o fato de que uma das superfícies não é epitelizada, devendo cicatrizar por meio do crescimento secundário do epitélio. Finalmente, o fechamento de uma perfuração septal por ITF requer uma curva de

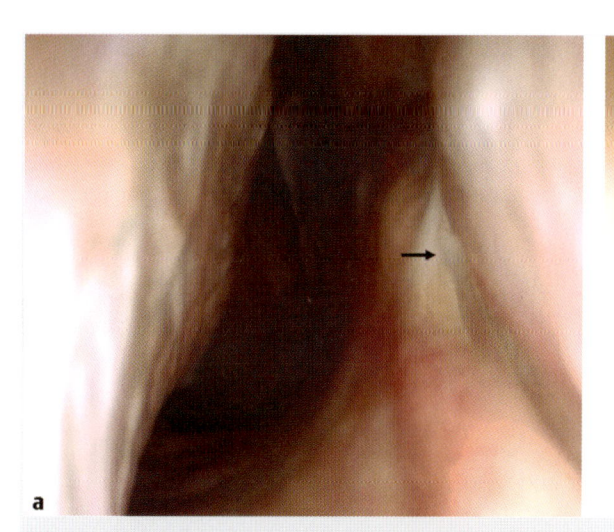

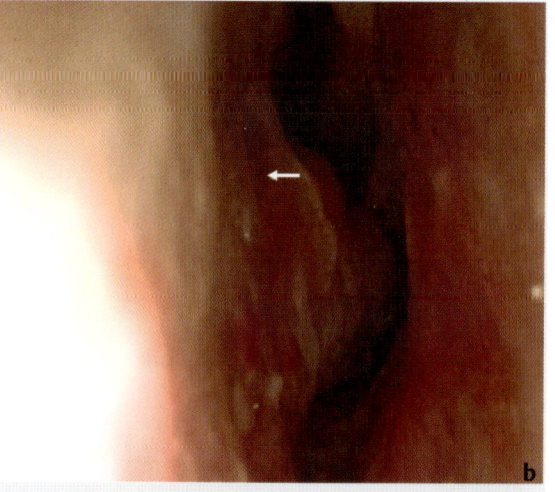

Fig. 11.8 (a) Porção posterior da fossa nasal direita. A seta preta indica a borda posterior fechada da perfuração. **(b)** Porção anterior da fossa nasal esquerda. A seta branca indica a borda anterior integrada e fechada pelo retalho de concha nasal inferior da perfuração. Embora o retalho seja volumoso, o paciente não se queixava de alterações na respiração nasal, não sendo, então, necessária nenhuma redução no retalho.

Tabela 11.1 Complicações e soluções técnicas

Complicações	Soluções técnicas
Sangramento a partir da PLNA ou de alguma artéria da concha nasal inferior durante a coleta do retalho	Coletar gentilmente o retalho de modo subperióstico, mantendo as artérias no interior do retalho mucoperióstico
Preservação da PLNA	Manter-se 1 cm anterior à inserção posterior da concha nasal inferior
Preservação dos ramos da AEA	Manter-se 1 cm posterior à inserção posterior da concha nasal inferior
Infecção na área desnudada do osso remanescente da concha nasal inferior	Remover todo o osso desnudado e/ou cuidados pós-operatórios minuciosos podem prevenir infecções
Reperfuração do septo nasal	Realizar sobrecorreção do defeito nasal com retalho ao menos 20 a 30% maior do que o defeito, uma vez que o retalho retrair-se-á durante o processo de cicatrização
Retalho volumoso resultando em obstrução nasal	Pode-se desbastar o retalho volumoso com um microdesbridador. Utilizar radiofrequência para retrair o tecido da concha nasal inferior
Sinequias nasais	Cuidados pós-operatórios minuciosos, removendo toda a fibrina, prevenirão quanto a sinequias.

AEA, artéria etmoidal anterior; PLNA, artéria nasal posterolateral.

aprendizado considerável, e a crescente familiarização com esses retalhos melhora a cirurgia do retalho e os resultados do tratamento.

11.7 Conclusão

A técnica do ITF provê um fechamento sem tensões de perfurações localizadas anterior e medialmente, ou em casos de reparo cirúrgico prévio malsucedido. A abundância de tecido da IT torna esse um retalho robusto e confiável, especialmente em casos em que não há qualquer suporte osteocartilaginoso disponível. Entretanto, ao mesmo tempo o retalho possui massa suficiente para causar obstrução da via aérea, o que faz com que os pacientes tenham que retornar para uma segunda cirurgia, em que o pedículo da IT será liberado.

11.8 Complicações

Ver ▶ Tabela 11.1.

11.9 Dicas e Truques

- Sempre avaliar o suporte osteocartilaginoso em torno da perfuração nasal. Se não houver suporte, o osso da IT pode ser utilizado como tal.
- A coleta do retalho deve sempre ser realizada em plano subperióstico, para se evitar lesões dos pedículos arteriais.
- Manter-se ao menos 1 cm anterior à inserção posterior do IT, a fim de evitar lesões da PLNA.
- Circundar a perfuração na etapa final da cirurgia, para evitar sangramentos durante a coleta do retalho.

Referências

Referências em negrito são leituras recomendadas.

[1] Berger G, Balum-Azim M, Ophir D. The normal inferior turbinate: histomorphometric analysis and clinical implications. Laryngoscope. 2003; 113(7):1192–1198
[2] Orhan M, Midilli R, Gode S, Saylam CY, Karci B. Blood supply of the inferior turbinate and its clinical applications. Clin Anat. 2010; 23(7):770–776
[3] Wu P, Li Z, Liu C, Ouyang J, Zhong S. The posterior pedicled inferior turbinate-nasoseptal flap: a potential combined flap for skull base reconstruction. Surg Radiol Anat. 2015
[4] Gras-Cabrerizo JR, Ademá-Alcover JM, Gras-Albert JR, et al. Anatomical and surgical study of the sphenopalatine artery branches. Eur Arch Otorhinolaryngol. 2014; 271(7):1947–1951
[5] Amit M, Cohen J, Koren I, Gil Z. Cadaveric study for skull base reconstruction using anteriorly based inferior turbinate flap. Laryngoscope. 2013; 123(12):2940–2944
[6] Harvey RJ, Sheahan PO, Schlosser RJ. Inferior turbinate pedicle flap for endoscopic skull base defect repair. Am J Rhinol Allergy. 2009; 23(5):522–526
[7] Schwartzbauer HR, Shete M, Tami TA. Endoscopic anatomy of the sphenopalatine and posterior nasal arteries: implications for the endoscopic management of epistaxis. Am J Rhinol. 2003; 17(1):63–66
[8] Chiu T. A study of the maxillary and sphenopalatine arteries in the pterygopalatine fossa and at the sphenopalatine foramen. Rhinology. 2009; 47(3):264–270
[9] **Friedman M, Ibrahim H, Ramakrishnan V. Inferior turbinate flap for repair of nasal septal perforation. Laryngoscope. 2003; 113(8):1425–1428**
[10] Alobid I, Mason E, Solares CA, et al. Pedicled lateral nasal wall flap for the reconstruction of the nasal septum perforation. A radio-anatomical study. Rhinology. 2015; 53(3):235–241

[11] Teymoortash A, Hoch S, Eivazi B, Werner JA. Experiences with a new surgical technique for closure of large perforations of the nasal septum in 55 patients. Am J Rhinol Allergy. 2011; 25(3):193–197

[12] Islam A, Celik H, Felek SA, Demirci M. Repair of nasal septal perforation with "cross-stealing" technique. Am J Rhinol Allergy. 2009; 23(2):225–228

[13] André RF, Lohuis PJ, Vuyk HD. Nasal septum perforation repair using differently designed, bilateral intranasal flaps, with nonopposing suture lines. J Plast Reconstr Aesthet Surg. 2006; 59(8):829–834

[14] Kim SW, Rhee CS. Nasal septal perforation repair: predictive factors and systematic review of the literature. Curr Opin Otolaryngol Head Neck Surg. 2012; 20(1):58–65

[15] Masing H, Gammert C, Jaumann MP. [Our concept concerning treatment of septal perforations (author's transl)]. Laryngol Rhinol Otol (Stuttg). 1980; 59(1):50–56

[16] Vuyk HD, Versluis RJ. The inferior turbinate flap for closure of septal perforations. Clin Otolaryngol Allied Sci. 1988; 13(1):53–57

[17] Murakami CS, Kriet JD, Ierokomos AP. Nasal reconstruction using the inferior turbinate mucosal flap. Arch Facial Plast Surg. 1999; 1(2):97–100

[18] Tastan E, Aydogan F, Aydin E, et al. Inferior turbinate composite graft for repair of nasal septal perforation. Am J Rhinol Allergy. 2012; 26(3):237–242

Capítulo 12
Reparo com Utilização da Parede Nasal Lateral

12.1	Indicações	89
12.2	Contraindicações	89
12.3	Anatomia	89
12.4	Etapas Cirúrgicas	90
12.5	Exemplo de Caso	91
12.6	Discussão	92
12.7	Conclusão	92
12.8	Complicações	92
12.9	Dicas e Truques	93

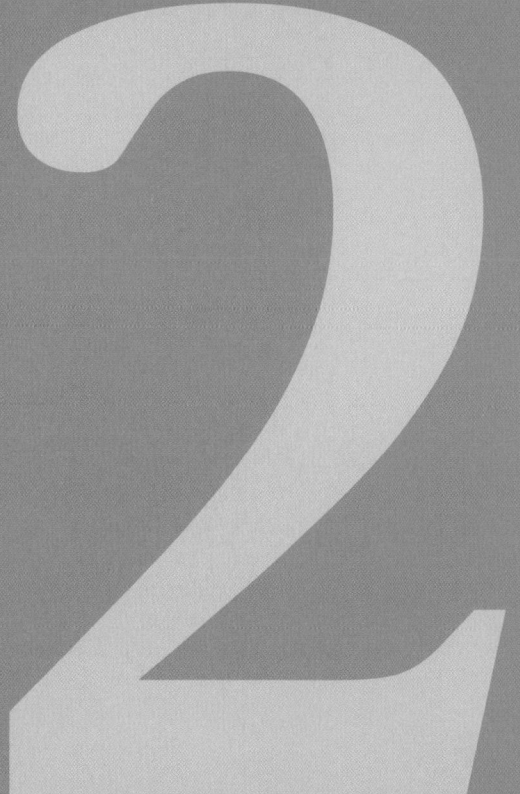

12 Reparo com Utilização da Parede Nasal Lateral

Cristobal Langdon ▪ Mauricio López-Chacón ▪ Arturo Cordero Castillo ▪ Alfonso Santamaría ▪ Paula Mackers ▪ Isam Alobid

Resumo

Recentemente provou-se que uma nova técnica baseada na utilização retalhos pediculares da parede nasal lateral (PLNW), tanto anteriores (APLNW) quanto posteriores (PPLNW), constitui uma opção reconstrutiva confiável e versátil para defeitos extensos na base do crânio. Com base nas últimas evidências, um retalho PLNW pode ser útil como um procedimento alternativo para reconstrução de grandes defeitos no septo nasal. A parede nasal lateral recebe suprimento sanguíneo de múltiplos ramos arteriais, anteriores, posteriores e superiores, embora seu tronco arterial principal emerja posteriormente da artéria nasal posterolateral (um ramo da artéria esfenopalatina). A artéria alar lateral (ramo da artéria facial) e artéria etmoidal anterior suprem as áreas anterior e superior do retalho APLNW. Tais suprimentos sanguíneos podem permitir o fechamento de perfuração septais por retalhos PLNW de desenho anterior ou posterior.

12.1 Indicações

- Perfurações do septo nasal médias (1 a 2 cm) ou grandes (> 2 cm).
- Perfurações do septo nasal sem suporte osteocartilaginoso.
- Retalho de resgate para reperfurações do septo nasal.

12.2 Contraindicações

- Histórico de cauterização ou embolização da artéria esfenopalatina.
- Histórico de cauterização da artéria etmoidal anterior.
- Histórico de dacriocistorrinostomia ipsolateral ao retalho.

12.3 Anatomia

A compreensão da anatomia vascular da parede nasal lateral é crucial para a colheita do retalho PLNW.[1,2] A área útil de mucosa da PLNW (▶ Fig. 12.1a, b) cobre, superiormente, desde a axila da concha nasal média, seguindo, então, inferiormente, até a abertura piriforme e o assoalho do nariz, e mais inferiormente, até a inserção posterior da concha nasal inferior. Finalmente, um plano sagital superior limita sua extensão no nível da parede lateral do seio maxilar até a lâmina perpendicular do osso palatino, onde se encontra a artéria nasal posterolateral (PLNA). Dependendo do defeito, pode-se utilizar retalhos de base anterior ou posterior. Os retalhos de base anterior receberão a maior parte do seu suprimento sanguíneo da artéria etmoidal anterior, ramo da artéria oftálmica, e da artéria nasal anterolateral (ALNA), ramo da artéria facial. Retalhos de base posterior se baseiam em ramos da artéria esfenopalatina, principalmente da PLNA (▶ Fig. 12.2). Na mucosa da parede nasal lateral, a PLNA corre anteroinferiormente sobre a lâmina perpendicular do osso palatino, emitindo ramos para as

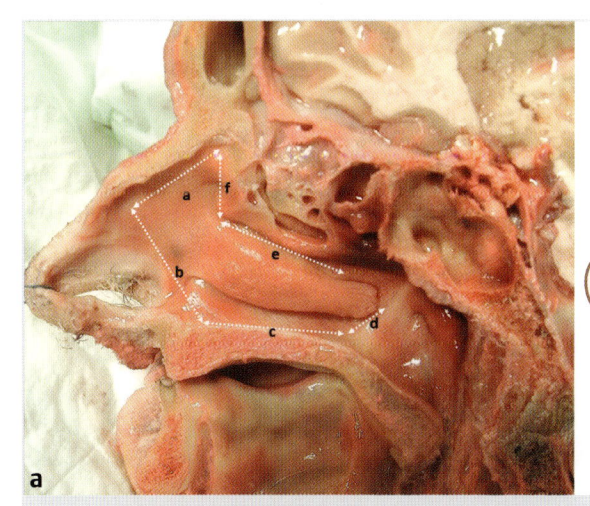

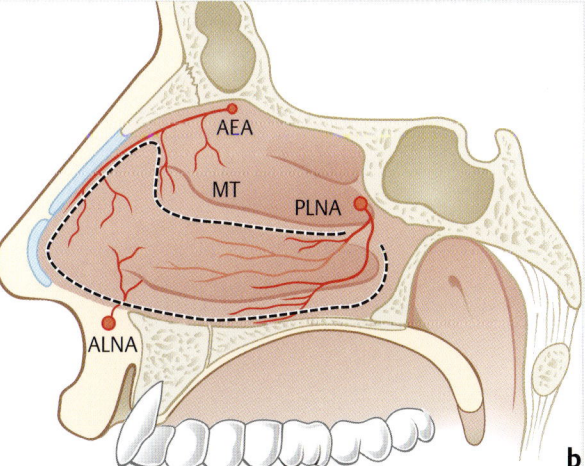

Fig. 12.1 (**a**) Incisão para retalho da parede nasal lateral. Parede nasal lateral direita, peça de cadáver. a, Incisão anterossuperior; b, incisão anterior; c, incisão inferior; d, incisão posterior; e, incisão na fontanela; f, incisão na linha maxilar. (**b**) Desenho esquemático do retalho da parede nasal lateral de pedículo posterior direito. AEA, artéria etmoidal anterior; ALNA, artéria nasal anterolateral; MT, concha nasal média; PLNA, artéria nasal posterolateral; linha tracejada, superfície do retalho da parede nasal lateral de pedículo posterior direito.

conchas nasais média e inferior, e para a fontanela. Lee et al.[3] estudaram 50 espécimes de cadáveres e observaram que a PLNA corre inferiormente sobre a lâmina perpendicular do osso palatino, passando, então, a um curso ligeiramente posterior à parede posterior do seio maxilar em 42% dos casos, e anterior à parede posterior em 18%. Wu et al.[4] estudaram a anatomia vascular da PLNA em 11 cadáveres. Eles observaram que o diâmetro externo médio da PLNA é de 1,10 ± 0,11 (variação: 0,82 a 1,30) mm, e que ela penetra a concha nasal inferior na face superior da sua inserção lateral, a 1 a 1,5 cm da sua ponta posterior, dividindo-se em 2,50 ± 0,52 (variação: 2 a 3) artérias, como parte da circulação da concha nasal inferior.

Com relação à anatomia do retalho, Alobid et al.[5] conduziram um estudo em 40 angiotomografias computadorizadas (angio-TC) anonimizadas e 20 hemicrânios de espécimes cadavéricos para correlacionar a área e o comprimento do retalho PLNW com o septo nasal, de modo a planejar a cirurgia para perfurações septais. Nas angio-TCs eles encontraram uma área média de retalho PLNW de 10,80 ± 1,13 cm², com uma área septal (22,54 ± 21,32 cm²) significativamente maior do que a área total de retalho PLNW (14,59 ± 1,21 cm²). O comprimento médio do retalho foi de 5,58 ± 0,39 cm, enquanto o do septo foi de 6,66 ± 0,42 cm; sendo assim, o retalho PLNW é insuficiente para reconstruir a totalidade do septo. No estudo em cadáveres, eles encontraram um comprimento do retalho de PLNW de 5,28 ± 0,40 cm. Esses resultados demonstram que as medidas obtidas através da TC são dados confiáveis e similares àqueles encontrados no estudo em cadáveres, podendo-se reparar ao menos 80% do defeito com um retalho PLNW. Com relação a retalhos de base anterior para perfurações septais, não há evidências disponíveis e, mesmo que eles sejam factíveis, o manejo do retalho em si é difícil, com alcance limitado de movimento.

12.4 Etapas Cirúrgicas

12.4.1 Preparação da Cavidade Nasossinusal

Cotonoides impregnados com uma solução de epinefrina na razão de 1:10.000 são colocados em ambas as fossas nasais durante a preparação para a cirurgia. No início da cirurgia, os sítios correspondentes às incisões planejadas são injetados com uma solução de epinefrina e lidocaína a 1%, na razão de 1:100.000. Deve-se evitar injetar na área adjacente ao pedículo vascular do retalho (isso causa vasospasmo do pedículo, potencialmente comprometendo sua viabilidade) e a concha nasal inferior (o que pode equivaler a uma injeção intravascular).

12.4.2 Técnica Cirúrgica Detalhada

- O retalho PLNW é desenhado de acordo com o tamanho e a forma do defeito. O assoalho e a parede lateral do nariz são infiltrados com uma solução de bupivacaína (0,25% contendo epinefrina (1:100.000).
- Incisões podem ser realizadas com cautério monopolar utilizando uma ponta de agulha estendida e insulada (Valley Lab, Boulder, Colorado) ou uma ponta estendida Colorado (Stryker Corporation, Kalamazoo, Michigan). Alternativamente, o mucoperiósteo pode ser incisado com um *laser* de contato, descolador de Cottle ou qualquer outro instrumento afiado de preferência.
- Começar com uma incisão que segue a linha maxilar (correspondendo, intranasalmente, à junção do processo uncinado com o processo frontal do osso maxilar).
- Continuar, então, com uma incisão anterossuperior (▶ Fig. 12.3), que corre anteriormente à axila da

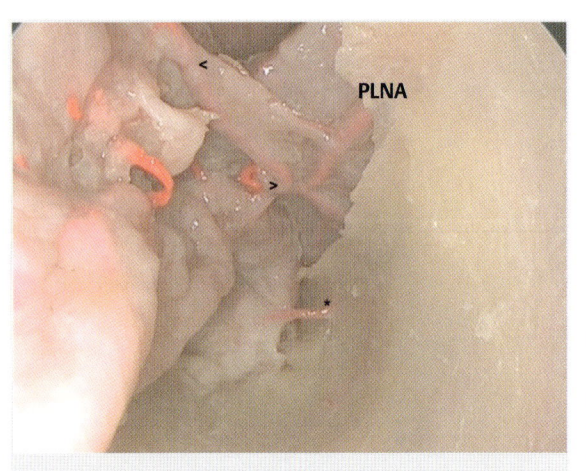

Fig. 12.2 Fotografia endoscópica das artérias da concha nasal inferior. PLNA, artéria nasal posterolateral; <, artéria conchal inferior superolateral; >, artéria conchal inferior inferomedial; *, ramo da artéria palatina descendente para a concha nasal inferior.

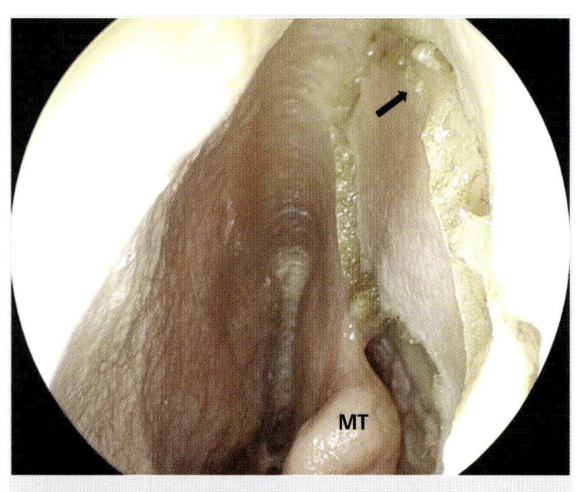

Fig. 12.3 Visão endoscópica, endoscópio de 45 graus. Incisão anterossuperior na parede nasal lateral esquerda (seta preta). MT, concha nasal média.

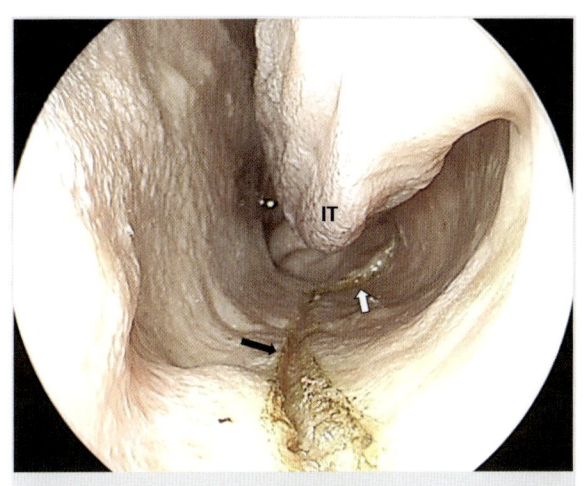

Fig. 12.4 Visão endoscópica, endoscópio de 0 grau. Limites inferior (seta preta) e posterior (seta branca) do retalho de parede nasal lateral. IT, concha nasal inferior.

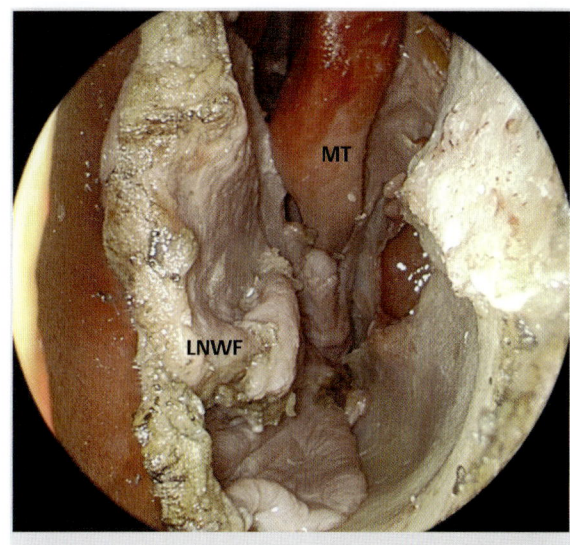

Fig. 12.5 Fossa nasal esquerda, peça de cadáver demonstrando o retalho de parede nasal lateral (LNWF) completamente colhido e repousando sobre o septo nasal. MT, concha nasal média.

concha nasal média e, inferiormente, até a abertura piriforme, em frente à cabeça da concha nasal inferior.
- A incisão inferior (▶ Fig. 12.4) segue sobre o assoalho do nariz, desde a borda posterior do palato duro até a espinha nasal anterior. Unir, então, as incisões anterossuperior e inferior.
- A incisão posterior do pedículo se junta à incisão sagitalmente orientada que se estende sobre a face superior da concha nasal inferior, imediatamente inferior ao processo uncinado. Posteriormente ao processo uncinado, a incisão pode migrar superiormente para incorporar a fontanela do seio maxilar. Alternativamente, uma antrostomia maxilar ipsolateral pode ser aberta, a fim de facilitar a incisão previamente descrita.
- Na porção mais posterior dessa incisão, o forame esfenopalatino e suas artérias correspondentes serão encontrados. Nessa etapa, é fundamental preservar todas as artérias, uma vez que o retalho será por elas nutrido.
- O retalho é descolado subperiosticamente com um descolador de Cottle ou de outro tipo, e a dissecção continua ao longo da porção medial (óssea) da concha nasal inferior.
- O óstio do ducto lacrimal é poupado curvando-se a incisão anterior horizontal sobre ele ou realizando-se uma incisão elíptica em torno da abertura. Uma vez que a incisão em torno do ducto nasolacrimal esteja completa, a mucosa é descolada medialmente. É útil realizar uma fratura "em galho verde" da concha nasal inferior medialmente, uma vez que isso facilita a visualização e o descolamento do mucoperiósteo da sua porção meatal.
- A mucosa remanescente da porção lateral da concha nasal inferior o o meato inferior são descolados e o osso conchal residual é removido com ruginas ou instrumentos cortantes.
- Uma vez que o retalho seja colhido (▶ Fig. 12.5), as margens da perfuração são reavivadas para se obter margens frescas.
- O retalho é suturado com fios absorvíveis ao tecido circunjacente. Usualmente, as suturas são realizadas anterossuperiormente, anteroinferiormente, posterossuperiormente e posteroinferiormente (▶ Fig. 12.6a, b).
- Lâminas de Silastic são introduzidas para dar suporte ao retalho e prevenir quanto a aderências. O assoalho e a parede nasal lateral são deixados desnudos, para fechamento por segunda intenção.
- Os pacientes são orientados a utilizar duchas de solução salina para minimizar a formação de crostas.
- A secção do pedículo e sutura da margem posterior do retalho são realizadas, sob anestesia geral, após 3 meses de pós-operatório.

12.5 Exemplo de Caso

Homem de 51 anos de idade se apresenta com grande perfuração septal após septoplastia realizada 20 anos antes. Durante 15 anos ele utilizou um botão septal, que teve que ser removido em razão de uma infecção. Ele apresentava crostas, ressecamento e obstrução nasais. O exame endoscópico revelou uma perfuração do septo nasal de 2,4 cm. A TC mostrava um defeito septal anterior, com suporte osteocartilaginoso limitado. Ambas as conchas nasais inferiores se encontravam intactas e não havia sinais de opacificação sinusal.

O paciente foi agendado para reparo endoscópico endonasal da perfuração do septo nasal por um retalho PLNW de base posterior. Meses após a cirurgia, uma perfeita integração da porção anterior do retalho PLNW ao septo nasal foi observada (Vídeo 12.1). Finalmente, 6 meses após a cirurgia ele foi agendado para uma cirurgia endonasal endoscópica de liberação da inserção posterior do retalho PLNW e fechamento da porção posterior do defeito septal (Vídeo 12.2).

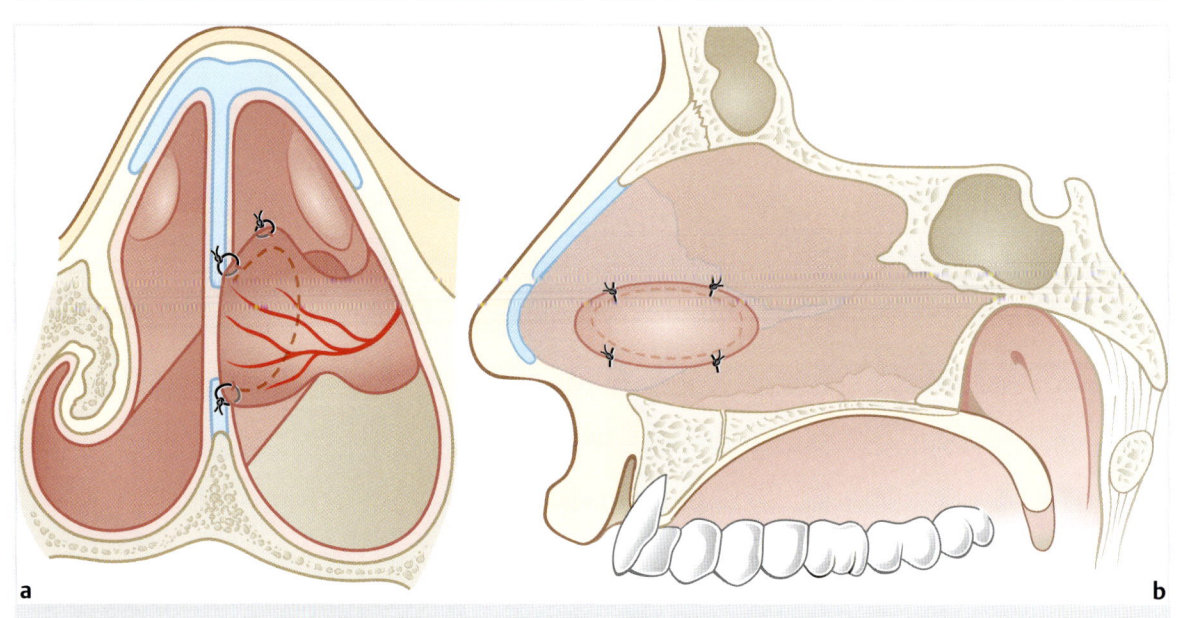

Fig. 12.6 (a,b) Visão esquemática de reconstrução com retalho PLNW.

12.6 Discussão

O fechamento de perfurações septais é de extrema complexidade, portanto, a literatura médica corrente descreve um número incontável de técnicas. Retalhos nasais septais locais têm sido o tratamento cirúrgico mais comum para perfurações do septo nasal até os dias de hoje.[6,7,8] Kim e Rhee[9] realizaram uma revisão sistemática para avaliar fatores preditivos para fechamento bem-sucedido. Eles observaram que o tamanho da perfuração é o fator preditivo para fechamento completo mais significativo. Falhas cirúrgicas ocorrem mais frequentemente em pacientes com grandes perfurações (> 2 cm) do que naqueles com perfurações pequenas a moderadas (< 2 cm).

O retalho PLNW provê uma quantidade significativa de tecido mucoperiósteo vascularizado e saudável para grandes perfurações septais, mesmo quando não há suporte osteocartilaginoso. As vantagens do retalho PLNW são o suprimento vascular abundante e a fácil rotação. Adicionalmente, o retalho consiste em mucosa do trato respiratório, o que permite que o septo reparado tenha uma fisiologia normal. A maior desvantagem do PLNW é a necessidade de um segundo procedimento para liberação do pedículo. Outra questão é o fato de o retalho ser volumoso, podendo levar à obstrução nasal parcial. Adicionalmente, a superfície doadora do retalho deve cicatrizar por segunda intenção, produzindo crostas durante o processo cicatricial.[6,10] A colheita do retalho PLNW não é difícil, assumindo-se que o cirurgião tenha experiência em cirurgia endonasal endoscópica. Entretanto, a atenção meticulosa à técnica de colheita é primordial para se obter resultados favoráveis, tanto na colheita quanto no fechamento da perfuração septal.

Alobid *et al.*[5] descreveram os casos de três pacientes (55,7 ± 7,5 anos de idade; dois homens e uma mulher) com grandes perfurações septais (34,0 mm ± 3,0 mm, grande diâmetro), que foram reconstruídas com o retalho PLNW, com completo fechamento do defeito. Todas as perfurações eram localizadas na área do septo anterior – médio. O sítio doador foi mantido aberto para fechamento por segunda intenção durante 3 meses. Todos os pacientes se queixavam de graus variáveis de obstrução nasal causada por crostas, principalmente no lado do retalho. Atualmente, não há qualquer outro estudo na literatura inglesa relacionado com reconstrução de perfurações septais e retalhos PLNW, uma vez que essa técnica foi recentemente descrita[1] para reconstruções na base do crânio. Complicações e sugestões técnicas devem ser extrapoladas a partir desses estudos.

12.7 Conclusão

A reconstrução de perfurações septais grandes ou subtotais permanece um problema desafiador. A utilização de retalhos mucoperiósteos pediculados permite a manutenção da fisiologia nasal normal. O presente estudo demonstra que os retalhos PPLNW são uma alternativa viável para o reparo de grandes defeitos sintomáticos, uma vez que eles cobrem aproximadamente até ¾ do septo nasal. Familiarização com o suprimento sanguíneo nasal e compreensão das dimensões potenciais do defeito septal permitem mais opções para a correção de um problema difícil.

12.8 Complicações

Ver ▶ Tabela 12.1.

Tabela 12.1 Complicações e soluções técnicas	
Complicações	**Soluções técnicas**
Sangramento a partir da PLNA ou de alguma artéria da concha nasal inferior durante a colheita do retalho	Colher gentilmente o retalho de modo subperióstico, a fim de manter as artérias no interior do retalho mucoperiósteo
Preservação da PLNA	Manter-se 1 cm anterior à inserção posterior da concha nasal inferior
Infecção do remanescente desnudo do osso da concha nasal inferior	Remover todo o osso desnudo e/ou cuidados pós-operatórios meticulosos podem prevenir quanto a infecções
Reperfuração do septo nasal	Sobrecorrigir o defeito nasal com um retalho ao menos 20 a 30% maior do que o defeito, já que haverá contração do retalho durante o processo de cicatrização
Retalho volumoso resultando em obstrução nasal	Pode-se desbastar o retalho volumoso com um microdesbridador. Utilizar radiofrequência para contrair o tecido da concha nasal inferior
Sinequias nasais	Cuidados pós-operatórios meticulosos, removendo toda a fibrina, prevenirão quanto à formação de sinequias

AEA, artéria etmoidal anterior; PLNA, artéria nasal posterolateral.

12.9 Dicas e Truques

- Sempre procurar por suporte osteocartilaginoso em torno da perfuração nasal. Caso não haja suporte, pode-se utilizar o retalho da parede nasal lateral (LNWF), uma vez que ele provê mucosa saudável suficiente para dar suporte e cobrir a perfuração.
- A colheita do retalho deve ser sempre subperióstea, para se evitar danos aos pedículos arteriais.
- Manter-se ao menos a 1 cm anterior à inserção posterior da concha nasal inferior, a fim de evitar lesões da PLNA.
- Um corte preciso do ducto nasolacrimal reduz o risco de sinéquia no ducto.
- Circundar a perfuração na etapa final da cirurgia, para se evitar sangramentos durante a colheita do retalho.

Referências

[39] Rivera-Serrano CM, Bassagaisteguy LH, Hadad G, et al. Posterior pedicle lateral nasal wall flap: new reconstructive technique for large defects of the skull base. Am J Rhinol Allergy. 2011; 25(6):e212–e216

[40] Hadad G, Rivera-Serrano CM, Bassagaisteguy LH, et al. Anterior pedicle lateral nasal wall flap: a novel technique for the reconstruction of anterior skull base defects. Laryngoscope. 2011; 121(8):1606–1610

[41] Lee HY, Kim HU, Kim SS, et al. Surgical anatomy of the sphenopalatine artery in lateral nasal wall. Laryngoscope. 2002; 112(10):1813–1818

[42] Wu P, Li Z, Liu C, Ouyang J, Zhong S. The posterior pedicled inferior turbinate-nasoseptal flap: a potential combined flap for skull base reconstruction. Surg Radiol Anat. 2015

[43] Alobid I, Mason E, Solares CA, et al. Pedicled lateral nasal wall flap for the reconstruction of the nasal septum perforation. A radio-anatomical study. Rhinology. 2015; 53(3):235–241

[44] Friedman M, Ibrahim H, Ramakrishnan V. Inferior turbinate flap for repair of nasal septal perforation. Laryngoscope. 2003; 113(8):1425–1428

[45] Teymoortash A, Hoch S, Eivazi B, Werner JA. Experiences with a new surgical technique for closure of large perforations of the nasal septum in 55 patients. Am J Rhinol Allergy. 2011; 25(3):193–197

[46] Islam A, Celik H, Felek SA, Demirci M. Repair of nasal septal perforation with "cross-stealing" technique. Am J Rhinol Allergy. 2009; 23(2):225–228

[47] Kim SW, Rhee CS. Nasal septal perforation repair: predictive factors and systematic review of the literature. Curr Opin Otolaryngol Head Neck Surg. 2012; 20(1):58–65

[48] Yip J, Macdonald KI, Lee J, et al. The inferior turbinate flap in skull base reconstruction. J Otolaryngol Head Neck Surg. 2013; 42:6–11

Capítulo 13
Retalho Septal da Artéria Etmoidal Anterior

13.1	Anatomia Cirúrgica	97
13.2	Fatores Analíticos Relevantes	98
13.3	Etapas Cirúrgicas	99
13.4	Complicações e Soluções Técnicas	102
13.5	Exemplos de Casos	102
13.6	Dicas e Truques	103

13 Retalho Septal da Artéria Etmoidal Anterior

Paolo Castelnuovo ▪ Fabio Ferreli ▪ Pietro Palma

Resumo

Perfurações do septo nasal (NSPs) são defeitos da cartilagem septal e/ou do septo nasal ósseo, com prevalência aproximada de 1% na população adulta, embora esta prevalência tenha sido, provavelmente, subestimada, já que muitos pacientes permanecem assintomáticos. Existem diferentes opções cirúrgicas para fechar as perfurações. Os autores discutem o retalho septal de artéria etmoidal anterior. Este retalho tem sua indicação principal para pacientes sintomáticos com perfurações septais anteriores. Um retalho mucoso unilateral com grande e flexível pedículo, que leve um suprimento sanguíneo apropriado para o retalho, deve ser colhido. A extensão para o meato inferior pode criar um retalho mucoso adicional, permitindo que o retalho seja avançado sem tensões.

13.1 Anatomia Cirúrgica

Numerosos desenhos de retalhos foram descritos na literatura para fechamento de perfurações septais. O avanço ou rotação de tecido mucopericôndrico/mucoperiósteo a partir do septo ou do assoalho nasal tem sido largamente utilizado.

Este estudo foca no uso de um retalho septal mucoso monolateral pediculado em ramos septais da artéria etmoidal anterior (AEA), estendido para o assoalho do nariz e meato inferior.

O conhecimento da vascularização do septo nasal é crucial, caso o objetivo seja preservar seus ramos durante a incisão do mucopericôndrio e mucoperiósteo para a colheita do retalho septal.

O suprimento sanguíneo para o septo nasal se dá pelos ramos septais da artéria esfenopalatina. Nesse ponto, ela se anastomosa com ramos das artérias palatina e labial, e com ramos septais das artérias etmoidais anterior e posterior; eles são facilmente reconhecíveis na porção cranial da área septal (▶ Fig. 13.1). Um estudo anatômico sobre o padrão arterial do septo nasal, realizado por microdissecção, demonstrou que as AEAs estavam presentes em todos os casos, mas as artérias etmoidais posteriores estavam ausentes em alguns casos.[1] Essas artérias, em conjunto com o ramo septal médio da artéria esfenopalatina e o ramo labial superior da artéria facial, contribuem, principalmente, para o triângulo anastomótico do septo anterior. Somente a área posterossuperior é vascularizada por ramos da artéria etmoidal posterior.[2] A artéria etmoidal se origina na cavidade orbitária de um segmento terminal da artéria oftálmica, um ramo colateral da artéria carótida interna, e passa entre os músculos oblíquo superior e reto medial. A AEA chega, então, à sutura frontoetmoidal pelo forame etmoidal anterior, junto com os nervos etmoidais anteriores. A artéria cruza diagonalmente o teto do etmoide, no sentido posterolateral para anteromedial (▶ Fig. 13.2). A AEA se divide, então, na porção lateral da lâmina cribriforme do osso etmoide, dando origem a dois ou três ramos para a mucosa da porção cranial do septo (▶ Fig. 13.3). Finalmente, eles chegam à fenda olfatória, gerando ramos terminais para o bulbo olfatório e as meninges.

Fig. 13.1 Rede vascular do septo nasal em plano sagital. Círculo branco, ramo septal da artéria etmoidal anterior.

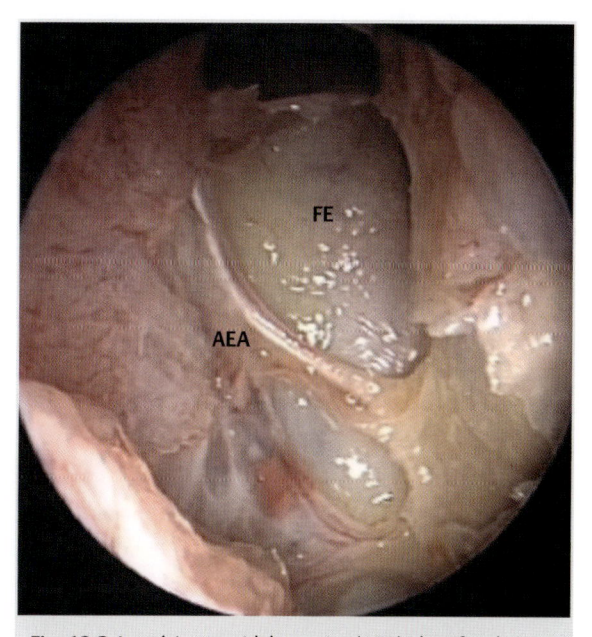

Fig. 13.2 A artéria etmoidal anterior (AEA) identificada na porção dorsal da primeira fóvea etmoidal (FE) após etmoidectomia completa em espécime de cadáver (fossa nasal esquerda). A artéria cruza o seio etmoidal diagonalmente, em direção anteromedial, até atingir a lâmina cribriforme.

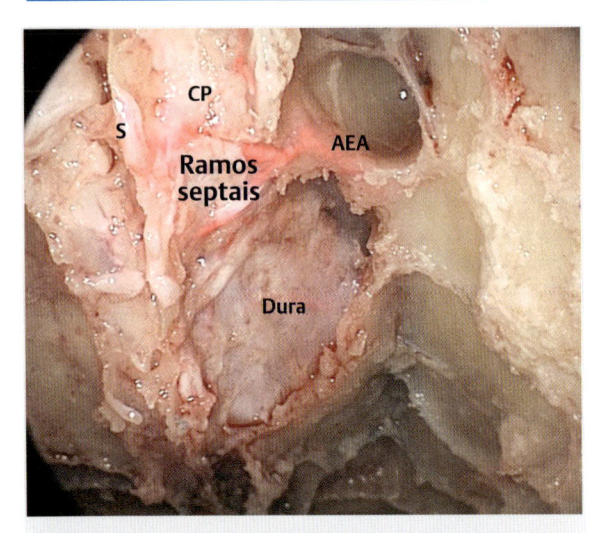

Fig. 13.3 No nível da lâmina cribriforme (CP), a artéria etmoidal anterior (AEA) emite dois ou três ramos para a mucosa da porção cranial do septo (S).

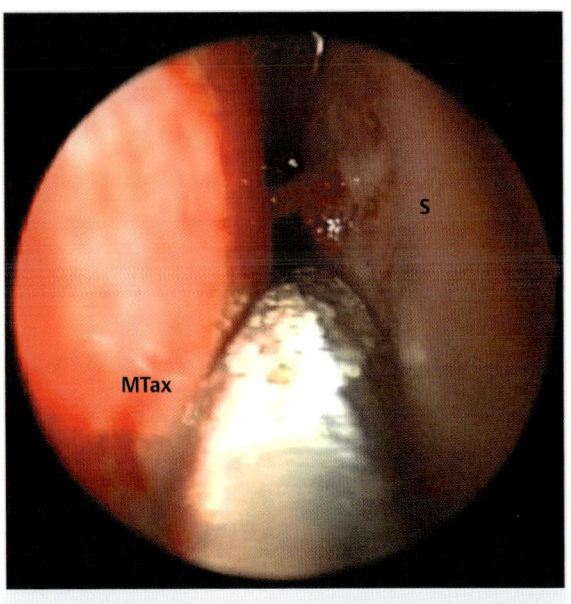

Fig. 13.4 Fossa nasal direita. Sangramento pode ser observado originando-se de um ramo septal da artéria etmoidal anterior. S, septo; MTax, axila da concha nasal média.

Deve-se levar em consideração que os ramos septais da AEA se situam no mesmo nível ou imediatamente posteriores à projeção septal da axila da concha nasal média, como confirmado por uma análise anatômica recente, que calculou a distância média em 7,35 mm (variação: 5,5 a 8,7 mm), nunca superior a 1 cm.[3]

Sangramentos podem ser observados originando-se de um ramo septal da AEA, demonstrando uma clara relação anatômica com a axila da concha nasal média (▶ Fig. 13.4). É extremamente importante considerar esta relação anatômica durante a colheita do retalho.

13.2 Fatores Analíticos Relevantes

O tamanho e a localização da perfuração possuem um papel muito importante no processo de tomada de decisões ao se planejar a cirurgia e na escolha da técnica mais apropriada. A sintomatologia é essencial para se determinar se é necessário reparar a perfuração. Caso a perfuração se situe na porção posterior do septo e seja assintomática, raramente será necessário o reparo.

Todas as perfurações da nossa série se localizavam na porção anterior do septo, sendo o tamanho médio das perfurações septais 15 mm (variação: 10 a 25 mm).

Com base nos critérios anatômicos da vascularização do septo nasal, caracterizados pela presença constante de ramos septais da AEA, colhemos o retalho mucoso monolateral com um pedículo grande e flexível, para fornecer um suprimento sanguíneo apropriado ao retalho. A extensão para o meato inferior cria um retalho mucoso ainda maior, permitindo o avanço do retalho sem tensões.[4]

Estes dois aspectos, o retalho desenhado livre de tensões e a preservação do suprimento vascular do retalho, são os principais fatores que contribuem para a alta taxa de fechamento.

Com a nossa técnica, a mucosa respiratória normal do nariz é utilizada para reconstruir a anatomia e a fisiologia do septo nasal.

Este retalho septal não é útil para perfurações posteriores, uma vez que o retalho não pode ser estendido até a porção posterior do septo, onde o mucoperiósteo é descolado.

Com relação à necessidade de provisão bilateral do retalho, a cobertura por retalho monolateral foi advogada por alguns autores, já que isso limita a área doadora a um lado do nariz, preservando, assim, mais mucosa respiratória nasal, enquanto são obtidas taxas favoráveis de fechamento.[5,6,7]

Diferentemente de estudos prévios, uma série de casos recente sugeriu que as NSPs podem ser reparadas com sucesso sem a utilização de enxertos de interposição.[8] Mesmo incorporando enxertos, os resultados cirúrgicos podem variar de acordo com o tipo de retalho utilizado para o reparo, então o sucesso relatado do enxerto de interposição, na verdade, não é considerado estatisticamente significativo.[9]

Além disso, uma vez que nenhum enxerto de cartilagem é colhido, a técnica também abole a morbidade do sítio doador. A escolha em se utilizar um retalho monolateral e evitar a interposição de qualquer enxerto pode ajudar a reduzir o tempo de cirurgia.

Ao final do procedimento, recomendamos a utilização de lâminas de Silastic para se evitar a formação de escaras no pós-operatório.

Em nossa opinião, a abordagem endonasal endoscópica é adequada à exposição cirúrgica de perfurações septais anteriores, dissecções dos retalhos e sutura.

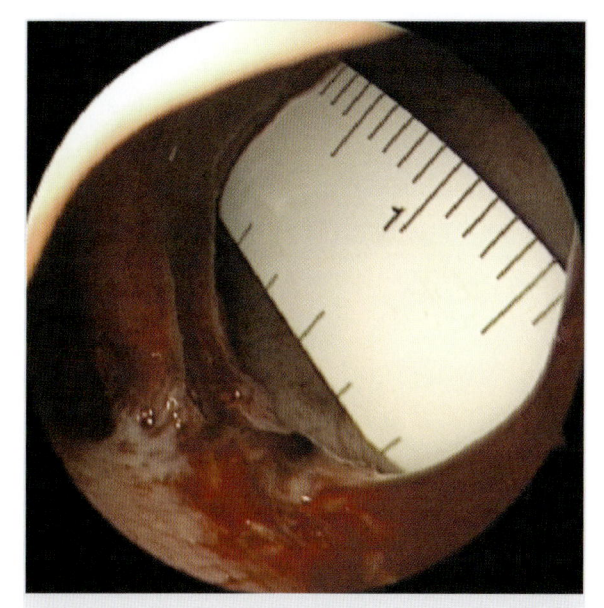

Fig. 13.5 Fossa nasal direita. A perfuração septal é medida em visualização direta por endoscópio.

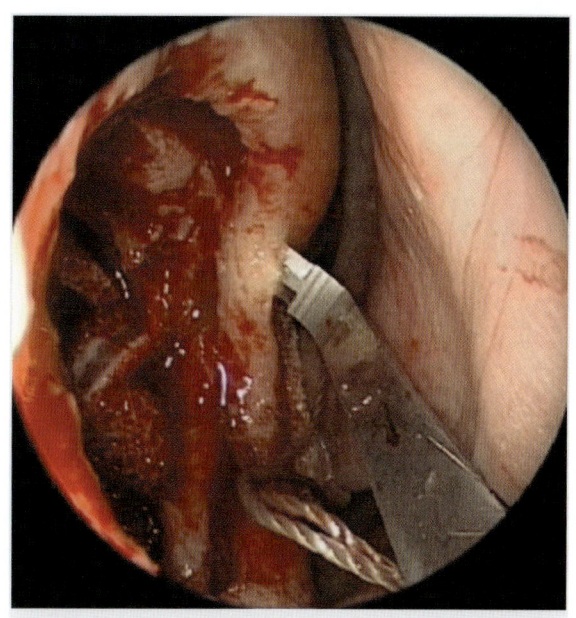

Fig. 13.6 Fossa nasal esquerda. A curetagem de todas as bordas da perfuração septal permite o reavivamento das margens e promove uma pequena quantidade de sangramento que ajudará na integração do retalho após a sutura.

O uso do endoscópio nasal permite uma precisão superior em todas as etapas cirúrgicas, já que assegura excelente acesso aos sítios cirúrgicos. Fatores críticos para uma boa hemostasia são a obtenção de boa visualização do campo cirúrgico e a contribuição do anestesista.

13.3 Etapas Cirúrgicas

O paciente é submetido à anestesia geral com hipotensão controlada.

1. Após vasoconstrição tópica, um endoscópio rígido de 4 mm e 0 grau é utilizado para visualização das duas fossas nasais. O septo e o assoalho do nariz são infiltrados com adrenalina e hidrocloridrato de mepivacaína 1%, na razão de 1:100.000. A perfuração é sempre medida (▶ Fig. 13.5).
2. A curetagem da margem anterior do septo permite um efeito de "reavivamento das margens" e promove pequena quantidade de sangramento, que ajudará na integração do retalho após a sutura (▶ Fig. 13.6). A porção posterior da perfuração marca o início do retalho de base superior, que contém tanto mucopericôndrio quanto mucoperiósteo.
3. Utilizando uma faca Beaver (▶ Fig. 13.7a, b), o cirurgião modela a borda posterior do retalho verticalmente, ao longo do septo, 1 cm posterior à projeção septal da axila da concha média (▶ Fig. 13.8).

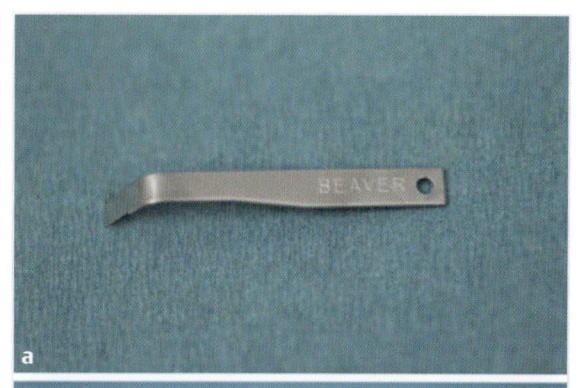

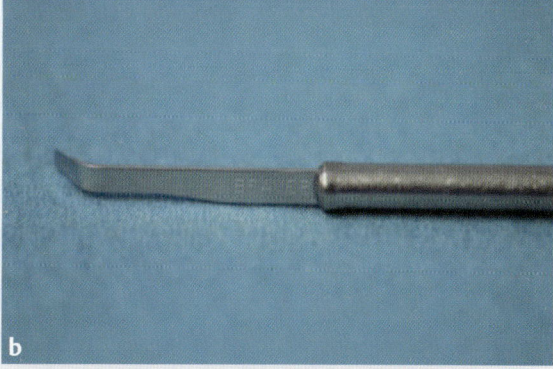

Fig. 13.7 Imagens detalhadas de uma faca Beaver (**a**), com o cabo (**b**), utilizada para realizar as incisões vertical e transversa para reparo de perfuração septal com retalho septal de artéria etmoidal anterior.

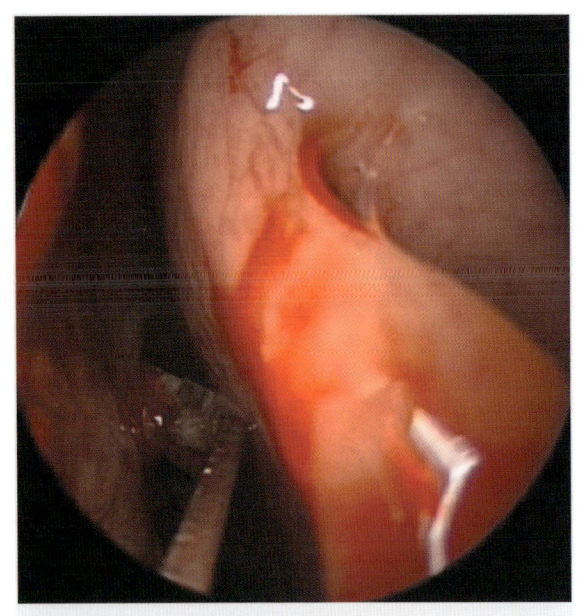

Fig. 13.8 Fossa nasal esquerda. A incisão vertical é realizada 0,5 a 1 cm posteriormente à projeção septal da axila da concha nasal média.

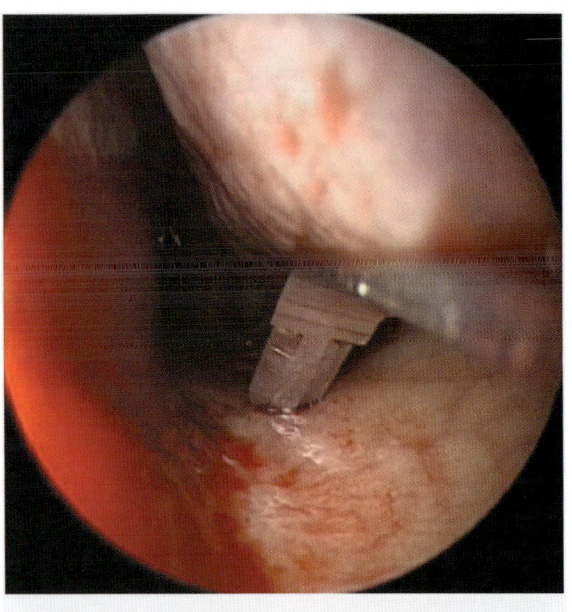

Fig. 13.9 Fossa nasal esquerda. O retalho é limitado, posteriormente, pela junção entre palatos duro e mole.

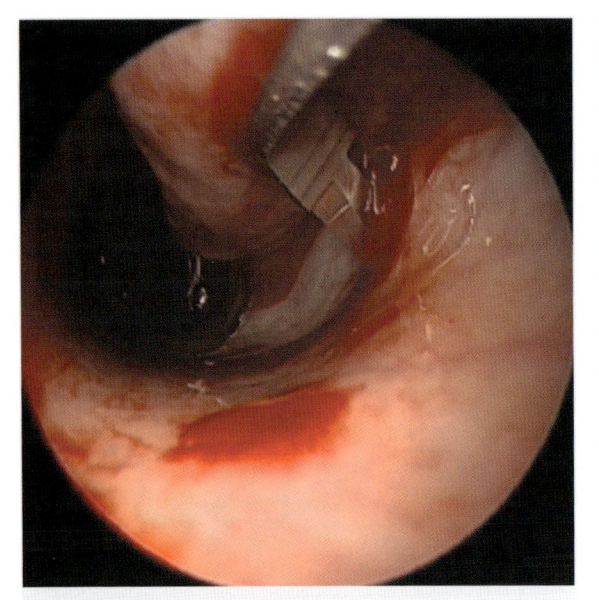

Fig. 13.10 Fossa nasal esquerda. A incisão horizontal é estendida lateralmente sob a concha nasal inferior.

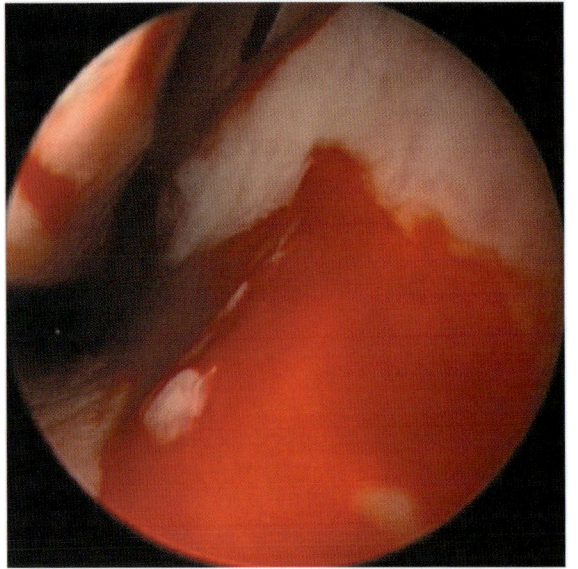

Fig. 13.11 Fossa nasal esquerda. A incisão torna-se paralela ao septo, seguindo a borda lateral do meato inferior, até chegar à porção anterior.

4. Esta incisão é continuada ao longo do assoalho do nariz, seguindo a borda posterior do palato duro (▶ Fig. 13.9), e chegando até a parede lateral da porção posterior do meato inferior (▶ Fig. 13.10).
5. Então, a incisão se torna paralela ao septo, seguindo a borda lateral do meato inferior, até chegar à porção anterior (▶ Fig. 13.11).
6. Neste ponto, a incisão se torna perpendicular ao septo, chegando à borda inferior da perfuração (▶ Fig. 13.12).
7. A extensão para o meato inferior cria um retalho mucoso maior, permitindo o avanço do retalho sem tensões. Uma vez que um extenso descolamento do retalho é essencial para maximizar a mobilidade e o suprimento vascular do retalho, um retalho de avanço e rotação de base superior, suprido pela AEA, é desenvolvido (▶ Fig. 13.13).
8. O retalho mucoso preparado é cuidadosamente avançado para cobrir a perfuração, sendo a porção posterior do septo e o assoalho do nariz mantidos descobertos (▶ Fig. 13.14).

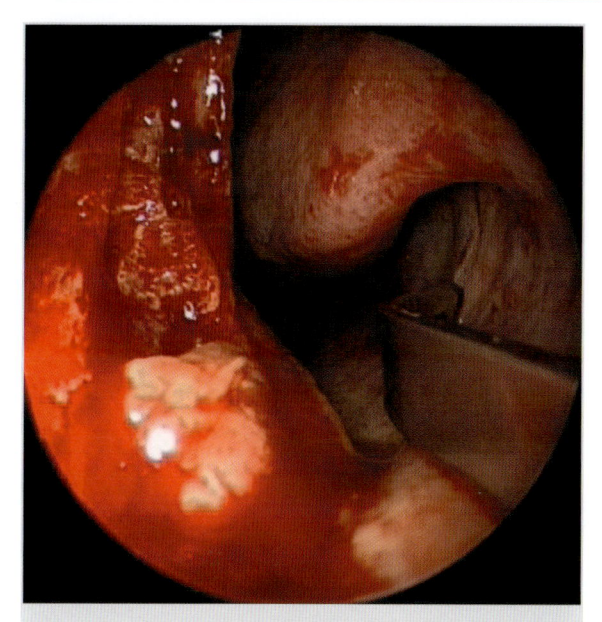

Fig. 13.12 Fossa nasal esquerda. Ao final, a incisão se torna perpendicular ao septo, atingindo a borda inferior da perfuração.

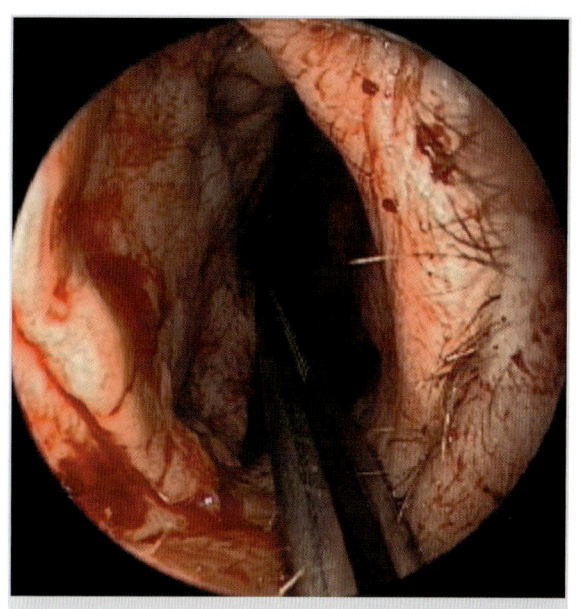

Fig. 13.14 Fossa nasal esquerda. O grande retalho mucoso é rodado para cobrir a perfuração.

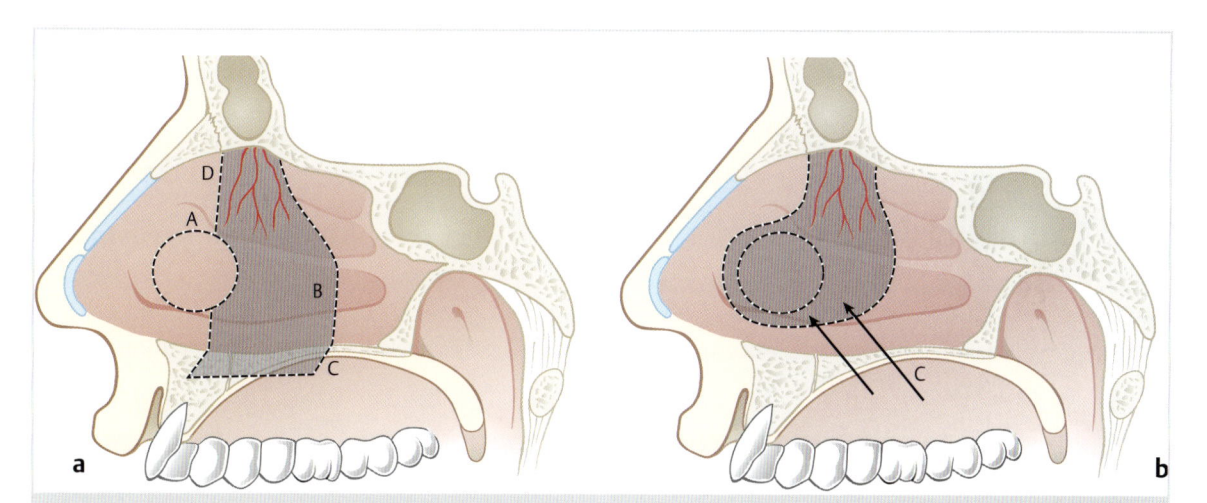

Fig. 13.13 Retalho septal de artéria etmoidal anterior. A primeira incisão vertical é realizada no nível da borda posterior da perfuração (A). A segunda incisão vertical é realizada 1 cm posteriormente à projeção septal da axila da concha nasal média (B). Inferiormente, a incisão se estende na direção do assoalho da fossa nasal, mantendo-se a junção entre os palatos duro e mole como borda posterior desta incisão (C). Os ramos septais da artéria etmoidal anterior (D) são o principal suprimento para este retalho. Este desenho permite ao cirurgião modelar o retalho em um tamanho adequado, pediculado nos ramos septais da artéria etmoidal anterior. Tal retalho pode ser anteriormente transferido, como indicado pelas setas, para cobrir todas as bordas da perfuração, com mínima ou nenhuma tensão no pedículo vascular.

9. O cirurgião não desenvolve um retalho para cobrir a perfuração do outro lado (▶ Fig. 13.15).
10. O retalho é, então, suturado à mucosa nas margens superior e anterior da perfuração com fios reabsorvíveis (poliglactina 910 [Vicryl 5.0; Ethicon Inc]) (▶ Fig. 13.16).
11. Lâminas de Silastic são inseridas bilateralmente e mantidas no local por em torno de 3 semanas, para evitar formação de escaras no pós-operatório. As fossas nasais são tamponadas com esponjas estéreis de polivinil (Merocel), sendo os tampões removidos 2 dias após a cirurgia (▶ Fig. 13.17).

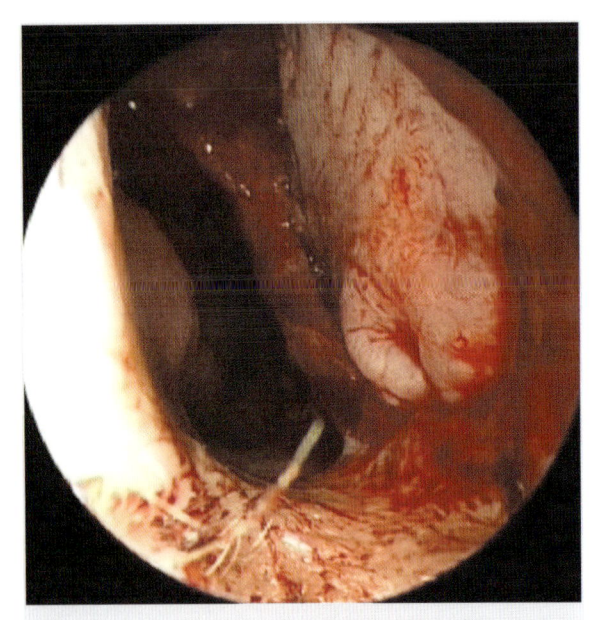

Fig. 13.15 O retalho é visto pela fossa nasal direita fechando a perfuração sem necessidade de um enxerto de cartilagem.

13.4 Complicações e Soluções Técnicas

A ▶ Tabela 13.1 discute os pontos de dificuldade e as soluções técnicas.

Tabela 13.1 Pontos de dificuldade e soluções técnicas

Pontos de dificuldade	Soluções técnicas
Septoplastia prévia	Palpar cuidadosamente o septo, antecipando a extensão da ressecção submucosa prévia. Tomar cuidados adicionais ao descolar os retalhos mucosos sobre áreas com ausência de cartilagem ou osso septal, ou ao mover a incisão posteriormente, para evitar dissecção em áreas previamente operadas
Válvula de Hasner no meato inferior	Realizar a incisão abaixo da área da válvula de Hasner. É importante realizar a incisão sob controle endoscópico direto do meato inferior
Preservação dos ramos septais da artéria etmoidal anterior	Realizar a segunda incisão vertical no septo 1 cm posterior à projeção septal da axila da MT, para preservar estes vasos
Risco de lesão do palato mole durante a incisão horizontal	Palpar os palatos duro e mole para identificar o limite entre eles
Desvio posterior com perfuração septal pré-existente	Realizar a incisão mucosa posteriormente à perfuração e tratar o desvio posterior

MT, concha nasal média.

13.5 Exemplos de Casos

13.5.1 Caso 1

Mulher de 42 anos de idade apresenta-se com longo histórico de epistaxes leves intermitentes, formação de crostas e obstrução nasal. A paciente foi previamente submetida a várias cauterizações septais com anestesia local e nitrato de prata e tamponamentos nasais para epistaxes anteriores recorrentes. Ao exame físico, o exame endoscópico revelou perfuração septal anterior me-

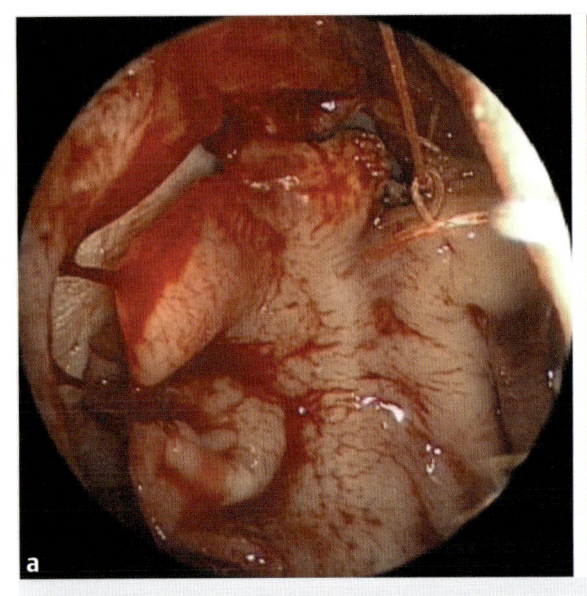

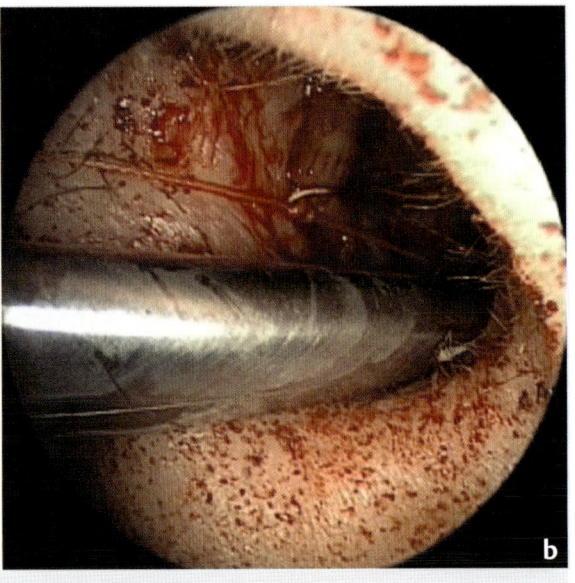

Fig. 13.16 Fossa nasal esquerda. O retalho septal é suturado às margens superior (**a**) e anterior (**b**) da perfuração. Duas suturas reabsorvíveis, realizadas com agulha curva, são suficientes para estabilizar o retalho.

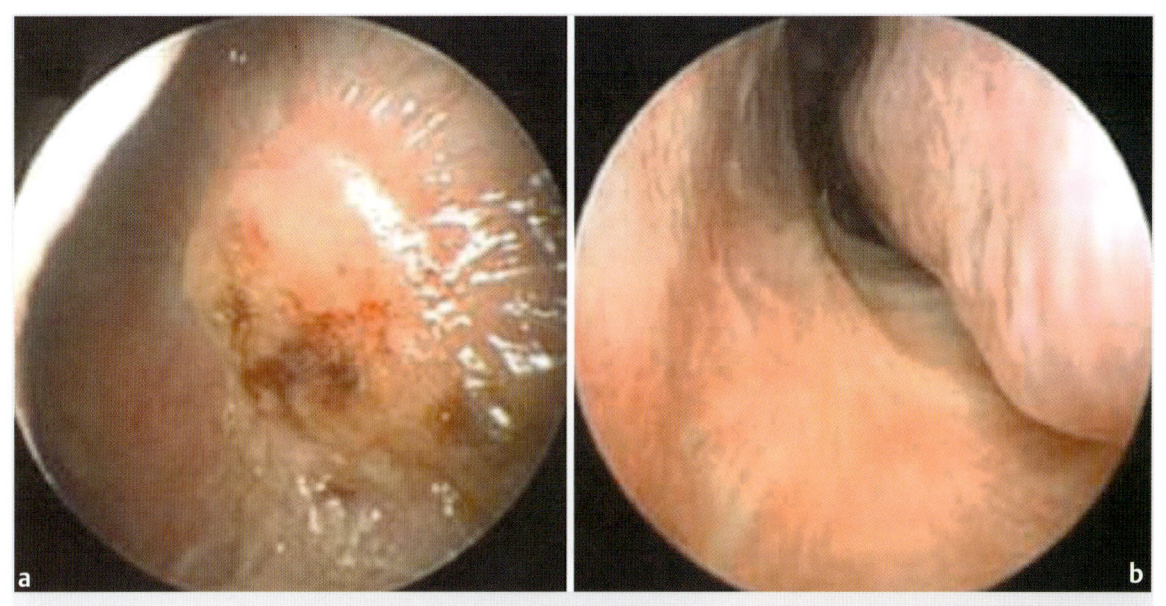

Fig. 13.17 As imagens endoscópicas com 6 meses de pós-operatório mostram o fechamento completo da perfuração (**a**) e o assoalho nasal se encontra completamente recoberto por mucosa nasal (**b**).

dindo 1,6 cm, com crostas e área de sangramento nas bordas, sem evidências de lesões mucosas suspeitas. De acordo com o tamanho e a localização do defeito septal, a paciente foi submetida ao fechamento endonasal endoscópico da NSP por meio de um retalho septal AEA. As lâminas de Silastic foram mantidas nas fossas nasais por 20 dias. No acompanhamento de 2 anos, a perfuração septal encontra-se fechada e a paciente refere resolução completa dos sintomas, sem novos episódios de epistaxe (Vídeo 13.1).

13.5.2 Caso 2

Homem de 49 anos de idade apresenta-se com obstrução nasal persistente, principalmente do lado esquerdo, e sibilância nasal. O paciente havia sido previamente submetido a duas septoplastias. A endoscopia em consultório revelou perfuração septal dupla (respectivamente, defeitos septais de tamanho moderado e pequeno, nas porções anterior e média do septo), e esporão septal à esquerda, imediatamente posterior. O septo nasal foi palpado para identificação de cartilagem e osso residuais próximos aos defeitos septais. TC confirmou a presença de cartilagem e osso residuais na porção posterior do septo. Uma revisão endoscópica de septoplastia foi realizada para corrigir o esporão septal, e também para aumentar a flacidez e mobilidade da camada mucosa do septo para o retalho. Um retalho septal da AEA foi colhido para fechar ambas as perfurações septais. Em um ano de pós-operatório, as perfurações septais encontravam-se completamente fechadas, e os sintomas relacionados com os defeitos significativamente reduzidos (Vídeo 13.2).

13.6 Dicas e Truques

- Para se evitar um retalho muito volumoso no nível da porção cranial do septo nasal e na área da perfuração, o que pode obstruir parcialmente o fluxo aéreo, é melhor colher o retalho com um pedículo não tão grande. É suficiente desenvolver um pedículo com não mais do que 1 cm de largura, preservando a artéria e, ao mesmo tempo, permitindo uma movimentação mais fácil do retalho com uma quantidade mínima de excesso tecidual.
- É crucial obter o fechamento da perfuração septal sem tensão no pedículo. Com o tempo, a retração cicatricial em direção anteroposterior poderia comprometer a cicatrização correta da mucosa, levando à subsequente reperfuração do septo no nível da porção mais anterior do retalho.

Referências

[1] Chiu T, Dunn JS. An anatomical study of the arteries of the anterior nasal septum. Otolaryngol Head Neck Surg. 2006; 134(1):33–36
[2] Babin E, Moreau S, de Rugy MG, Delmas P, Valdazo A, Bequignon A. Anatomic variations of the arteries of the nasal fossa. Otolaryngol Head Neck Surg. 2003; 128(2):236–239
[3] Gras-Cabrerizo JR, García-Garrigós E, Ademá-Alcover JM, et al. A unilateral septal flap based on the anterior ethmoidal artery (Castelnuovo's flap): CT cadaver study. Surg Radiol Anat. 2016; 38(6):723–728
[4] Castelnuovo P, Ferreli F, Khodaei I, Palma P. Anterior ethmoidal artery septal flap for the management of septal perforation. Arch Facial Plast Surg. 2011; 13(6):411–414

[5] Newton JR, White PS, Lee MS. Nasal septal perforation repair using open septoplasty and unilateral bipedicled flaps. J Laryngol Otol. 2003; 117(1):52–55

[6] Woolford TJ, Jones NS. Repair of nasal septal perforations using local mucosal flaps and a composite cartilage graft. J Laryngol Otol. 2001; 115(1):22–25

[7] Lee HR, Ahn DB, Park JH, et al. Endoscopic repairment of septal perforation with using a unilateral nasal mucosal flap. Clin Exp Otorhinolaryngol. 2008; 1(3):154–157

[8] Teymoortash A, Werner JA. Repair of nasal septal perforation using a simple unilateral inferior meatal mucosal flap. J Plast Reconstr Aesthet Surg. 2009; 62(10):1261–1264

[9] Kim SW, Rhee CS. Nasal septal perforation repair: predictive factors and systematic review of the literature. Curr Opin Otolaryngol Head Neck Surg. 2012; 20(1):58–65

Capítulo 14
Retalho Mucoso de Avanço Unilateral

14.1 Indicações	107
14.2 Etapas Cirúrgicas	107
14.3 Exemplo de Caso	109
14.4 Dicas e Truques	109

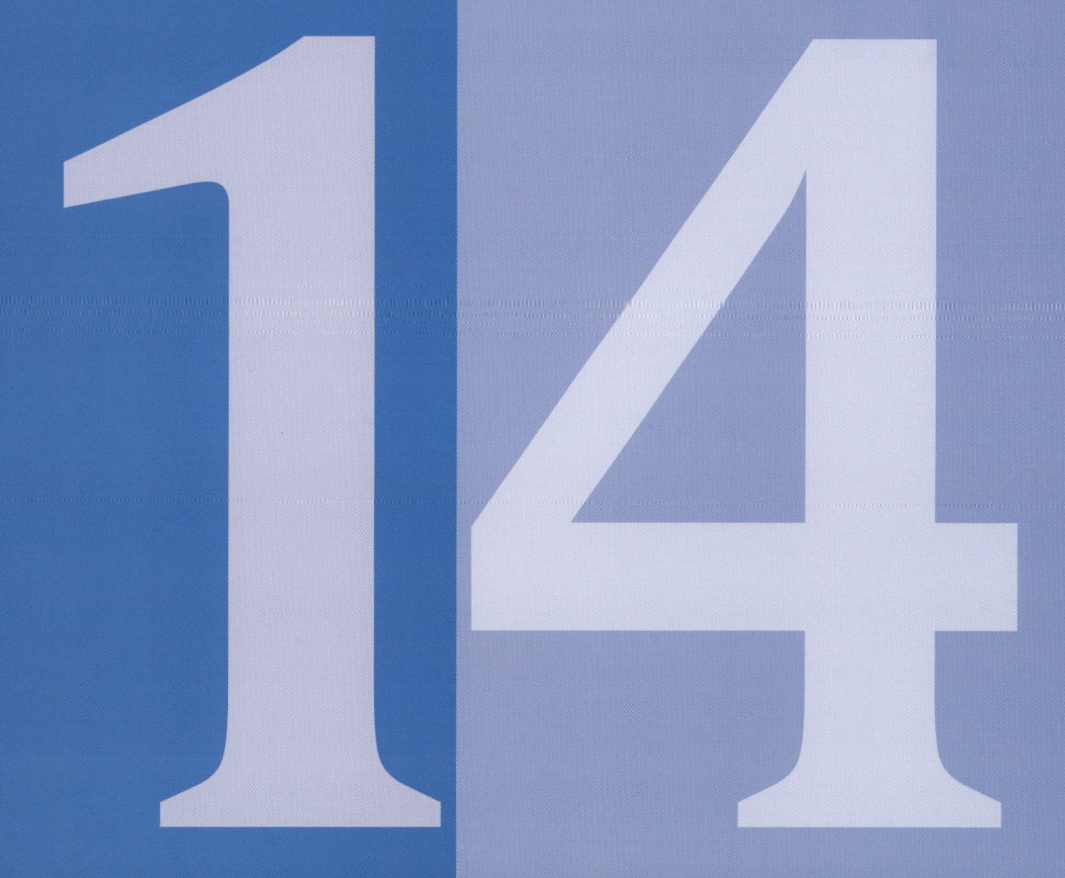

14 Retalho Mucoso de Avanço Unilateral

Jung Soo Kim ▪ Sung Jae Heo

Resumo

A técnica de retalho de avanço unilateral utiliza um lado do retalho mucoso da porção inferior (retalho de base inferior) e da porção superior (retalho de base superior) da perfuração da fossa nasal. O lado contralateral, não coberto pelo retalho, cicatriza por meio da regeneração da mucosa. Em geral, o retalho de avanço bilateral parece o método ideal para reconstrução da perfuração. Mesmo que o retalho mucoso de um dos lados falhe em fechar a perfuração, o retalho mucoso contralateral pode levar ao sucesso da cirurgia. Entretanto, um retalho unilateral possui como vantagem menor tempo cirúrgico e pode ser utilizado quando a perfuração é tão grande que torna difícil a cobertura simultânea da perfuração em ambos os lados pelo retalho. Nos casos de perfurações septais muito grandes, retalhos mucosos bilaterais podem levar a novas perfurações septais, iatrogênicas, no local do descolamento do retalho. Portanto, o retalho de avanço unilateral também constitui um método útil para fechamento de perfurações septais.

14.1 Indicações

- Perfurações septais de quase todos os tamanhos e formas.
- Pacientes não portadores de doenças inflamatórias ou vasculares sistêmicas.
- A margem da perfuração septal não se encontra em estado infeccioso ou inflamatório.

14.2 Etapas Cirúrgicas
14.2.1 Aspectos Gerais

A técnica de retalho mucoso de avanço unilateral utiliza dois retalhos, de bases inferior e superior, que são classificados de acordo com sua localização em relação à perfuração (▶ Fig. 14.1 e ▶ Fig. 14.2). É mais fácil desenvolver grandes retalhos a partir da porção inferior da margem da perfuração, uma vez que existem mais mucosa utilizável e espaço para manuseio dos instrumentos na porção inferior da cavidade nasal. Sendo assim, o esteio do fechamento da perfuração é o retalho de base inferior. Para facilitar a mobilização suficiente de um retalho inferior, a incisão deve ser paralela à fossa nasal, na porção inferior da concha nasal inferior. A dissecção mucosa no assoalho da fossa nasal permite a máxima mobilidade do retalho. Quando ainda mais mobilidade do retalho inferior é necessária, apesar da dissecção suficiente na fossa nasal inferior, a incisão na direção da porção anterior do retalho, até atingir a incisão hemitransfixante, permite mobilidade adicional. O suprimento sanguíneo do retalho estendido até a incisão hemitransfixante provém somente da fossa nasal posterior, formando um retalho de avanço monopediculado.

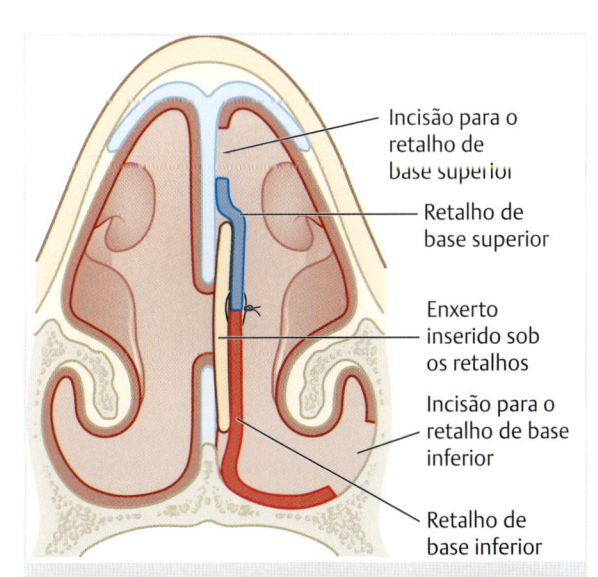

Fig. 14.1 Técnica de retalho mucoso de avanço unilateral utilizando retalhos de base inferior e superior em uma das fossas nasais e enxerto de interposição.

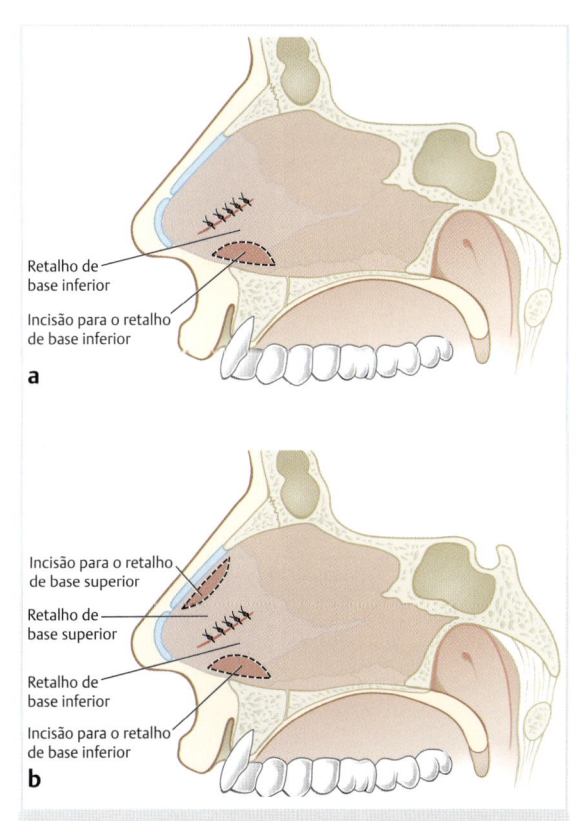

Fig. 14.2 Retalho mucoso de avanço unilateral utilizando retalho de base inferior (**a**) e ambos os retalhos, de base inferior e superior (**b**).

Na medida em que o retalho se torna maior, o risco de uma nova perfuração aumenta. Especialmente, o desenvolvimento simultâneo deste retalho em ambos os lados apresenta possibilidade de nova perfuração em decorrência da exposição de cartilagem no lado anteroinferior do septo em ambos os lados.[1,2]

Quando o retalho inferior não é capaz de cobrir suficientemente a perfuração ou obter um estado livre de tensões no local de fechamento, um retalho de base superior pode ser utilizado. Para a colheita de um grande retalho de base superior, deve-se estender a dissecção mucosa na direção do mucopericôndrio sob a cartilagem lateral superior. A dissecção mucosa na porção superior pode ser mais facilmente realizada utilizando-se uma abordagem de rinoplastia aberta. A criação simultânea de um retalho de base superior bilateral leva à interrupção do fluxo sanguíneo para a cartilagem septal, podendo acarretar nova perfuração septal. Sendo assim, um desenho preciso do tamanho do retalho e da localização da incisão são fatores importantes para o fechamento bem-sucedido da perfuração septal.

14.2.2 Técnicas de Sutura

Uma das partes desafiadoras do fechamento de perfurações é a sutura da mucosa septal. Quando a perfuração está localizada na porção anterior do septo nasal, podemos suturar o retalho utilizando as duas mãos, sob visão direta. Entretanto, a sutura com duas mãos é impossível na maioria dos casos de perfuração septal, sendo uma das mãos utilizada para manejar o endoscópio. Suturar com apenas uma das mãos e o calibre estreito da fossa nasal fazem com que o cirurgião tema realizar o fechamento da perfuração septal. Entretanto, nossa técnica descrita abaixo é simples e de fácil assimilação.

O material de sutura recomendável para esta técnica é um fio absorvível 5.0, como o Vicryl, utilizando-se uma agulha cortante capaz de penetrar facilmente a mucosa septal. A agulha passa através de ambos os lados das margens da mucosa septal perfurada sob visão endoscópica, sendo o nó formado fora do nariz, após o que o assistente segura uma das pontas do fio, enquanto o cirurgião segura a outra ponta, no lado da agulha de sutura, e, juntos, puxam lentamente, ambos os lados de modo simultâneo. O assistente deve observar o monitor, identificando se o fio está sendo apropriadamente puxado, e só então o nó é atado. Nós subsequentes são realizados do lado de fora do nariz, mas o assistente e o cirurgião não devem puxá-los simultaneamente. Em vez disso, o assistente deve segurar o fio de modo bastante leve, enquanto o cirurgião puxa, pouco a pouco, o fio no interior do nariz, atando o nó. A sutura deve ser iniciada na porção posterior e avançada anteriormente, uma vez que, caso a porção anterior seja suturada primeiro, poderá atrapalhar a visão durante a sutura da porção posterior (▶ Fig. 14.3).

14.2.3 Enxerto de Interposição

Um enxerto de interposição é inserido entre os dois lados da mucosa septal, após a sutura do retalho mucosal, o que aumenta as taxas de sucesso da cirurgia, promovendo a epitelização da membrana mucosa suturada. Os materiais para o enxerto de interposição incluem

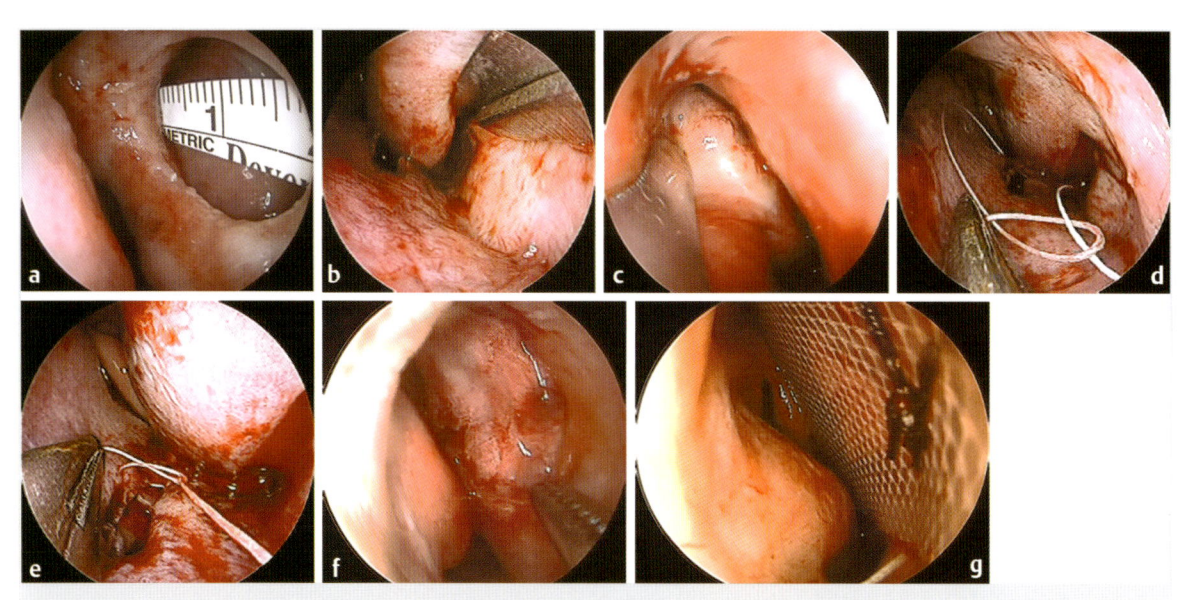

Fig. 14.3 (**a**) Visão endoscópica de uma perfuração septal (~ 2 cm de perfuração). (**b**) A incisão para o retalho inferior deve ser conduzida o mais longe possível, até o assoalho do nariz. (**c**) A incisão para o retalho superior deve ser realizada o mais próximo possível do teto nasal. (**d**) O nó é formado fora do nariz e vagamente se aproxima do sítio da perfuração. (**e**) O assistente aperta o fio com força apropriada e o cirurgião puxa levemente o fio. (**f**) Fáscia temporal é inserida no lado contralateral do retalho mucoso de avanço unilateral, suturado para fechamento da perfuração. (**g**) Posicionamento de lâminas de Silastic em ambos os lados do septo nasal. É melhor manter os *splints* por 3 a 4 semanas.

pericrânio, periósteo da mastoide, cartilagem septal, osso septal, cartilagem da concha auricular, aloenxerto dérmico acelular e outros. O material mais comumente utilizado para enxertos é a fáscia temporal, e fáscia homóloga processada também pode ser utilizada, sem muitas diferenças em relação à fáscia autóloga, em termos de resultados. O enxerto posicionado entre os retalhos mucosos septais funciona como um molde durante a epitelização e previne quanto a recorrências de perfurações durante o processo de cicatrização. Além disso, o enxerto preenche pequenos espaços que surgem durante a sutura do retalho. Especialmente, enxertos são úteis em casos de retalho de avanço unilateral pois o retalho cobre um dos lados da perfuração. Em geral, é melhor realizar um enxerto de interposição ao menos 2 cm maior ou, quando possível, com o dobro do tamanho da perfuração.[3]

14.2.4 Inserção de Lâmina de Silastic e Cuidados Pós-Operatórios

Após completar-se a sutura e inserção do enxerto, lâminas de Silastic devem ser inseridas em ambas os lados do septo nasal para prevenir o ressecamento do retalho mucoso, promovendo o processo cicatricial, considerando-se que lâminas de Silastic transparentes permitem a inspeção do sítio do reparo durante o acompanhamento pós-operatório. As lâminas de Silastic usualmente são fixadas com fios de sutura não absorvíveis 5-0. O nariz deve ser levemente tamponado com gaze ou Gelfoam, lembrando que se o tamponamento for muito intenso poderá causar necrose em decorrência da interrupção no fluxo sanguíneo na mucosa, resultando em falha cirúrgica. O tamponamento deve ser removido no primeiro ou segundo dia de pós-operatório. Uma vez que um dos lados do septo estará exposto com enxerto de interposição, as lâminas de Silastic devem ser mantidas por 3 a 4 semanas, e os pacientes devem ser orientados a utilizar um umificador e aplicar pomadas com antibióticos nas fossas nasais 3 a 4 vezes por dia.

14.3 Exemplo de Caso

Homem de 48 anos de idade com grande perfuração septal compareceu ao nosso hospital. O paciente havia sido submetido à septoplastia 3 anos antes em uma clínica local. Após a cirurgia, ele apresentava som de assovio incômodo na cavidade nasal sempre que respirava. Foi submetido a cirurgias para reparo de perfuração septal duas vezes em outras instituições, mas ambas falharam, e o tamanho da perfuração aumentou. O exame endoscópico revelou perfuração do septo nasal de 2 cm. A tomografia computadorizada (TC) mostrava defeito septal anterior com suporte osteocartilaginoso limitado (▶ Fig. 14.4).

O paciente foi agendado para fechamento endonasal endoscópico da perfuração do septo nasal por retalho mucoso de avanço unilateral. Meses após a cirurgia, observou-se o perfeito fechamento da perfuração (▶ Fig. 14.5). Os sintomas referidos pelo paciente desapareceram e nenhuma recorrência foi observada.

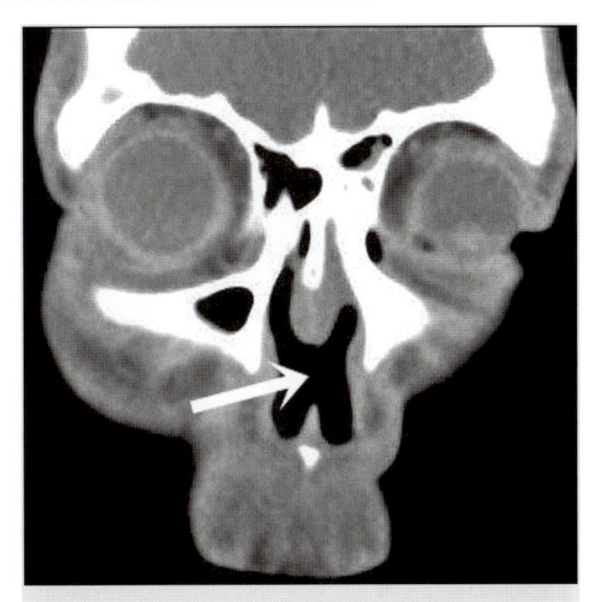

Fig. 14.4 Corte coronal de TC mostrando a perfuração do septo nasal anterior (seta branca).

14.4 Dicas e Truques

- É mais fácil desenvolver retalhos grandes a partir da porção inferior da margem inferior da perfuração.
- Quando é necessária maior mobilidade do retalho inferior, apesar de uma dissecção suficiente na fossa nasal inferior, a incisão na direção da porção anterior do retalho, até atingir a incisão hemitransfixante, permite uma mobilidade adicional.
- Um estado livre de tensões do retalho suturado é um fator-chave para o sucesso cirúrgico.
- Para colher um retalho superior grande, uma abordagem por rinoplastia aberta é um método útil.
- A técnica de sutura introduzida anteriormente pelos autores é de fácil aprendizado e realização.

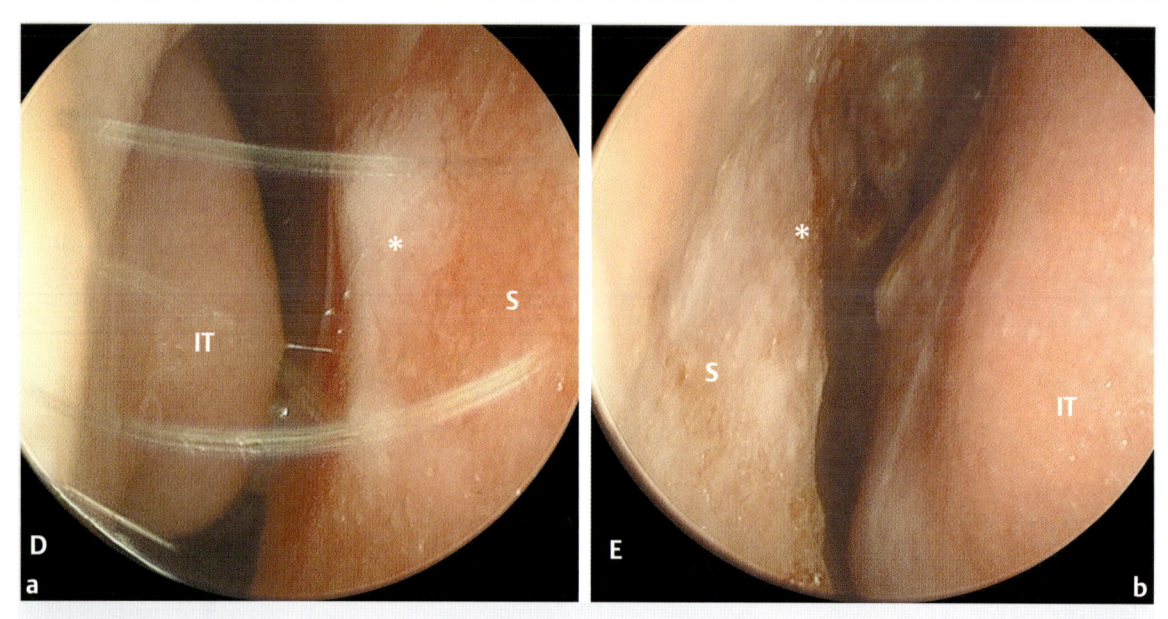

Fig. 14.5 (a,b) A perfuração encontra-se completamente fechada e a mucosa de ambos os lados do septo nasal recuperada 3 meses após a cirurgia para fechamento. *, sítio prévio de perfuração septal; IT, concha nasal inferior; E, lado esquerdo; D, lado direito; S, septo nasal.

Referências

[1] Kim JS, Jang YJ. Septal perforation. In: Jang YJ, ed. Rhinoplasty and Septoplasty. 1st ed. Seoul, South Korea: Kookja Publishing; 2014:100–106

[2] Lee HR, Ahn DB, Park JH, et al. Endoscopic repairment of septal perforation with using a unilateral nasal mucosal flap. Clin Exp Otorhinolaryngol. 2008; 1(3):154–157

[3] Watson D, Barkdull G. Surgical management of the septal perforation. Otolaryngol Clin North Am. 2009; 42(3):483–493

Capítulo 15
Técnica para Retalho Bilateral *Cross-Over*

15.1 Indicações	113
15.2 Considerações Pré-Operatórias	113
15.3 Instrumentação	113
15.4 Etapas Cirúrgicas	113
15.5 Exemplo de Caso	114
15.6 Dicas e Truques	114

15 Técnica para Retalho Bilateral *Cross-Over*

Shirley Shizue Nagata Pignatari ▪ Aldo Cassol Stamm ▪ Leonardo Balsalobre

Resumo

A correção de uma perfuração septal pode ser realizada de várias maneiras. Apesar da substancial literatura publicada disponível sobre o tratamento das perfurações septais, a técnica ideal ainda não está totalmente estabelecida. A escolha pode depender de etiologia, tamanho e localização, e também da preferência do cirurgião, embora haja uma percepção generalizada de que o tamanho da perfuração pode ser um fator significativo para o sucesso da cirurgia, uma vez que insucessos cirúrgicos tendem a ocorrer mais frequentemente em pacientes com grandes perfurações. A cobertura bilateral da perfuração com retalhos mucosos vascularizados também parece ser um fator que contribui para o fechamento completo, quando comparada com técnicas de retalhos únicos unilaterais.[1,2] Os autores descrevem sua técnica, a assim chamada *técnica do retalho bilateral cross-over*.

15.1 Indicações

- Essa técnica cirúrgica foi concebida para o reparo de perfurações septais de tamanho médio, com não mais do que 2 cm de diâmetro.
- Essa técnica somente pode ser realizada com sucesso se remanescentes de cartilagem recobertos por mucosa permanecerem presentes acima da perfuração.

15.2 Considerações Pré-Operatórias

- Uma boa visualização (endoscópio de 0 grau) e utilização de instrumentos cirúrgicos muito delicados garantem um procedimento mais fácil, mais rápido e mais seguro. Instrumentos adequados e delicados são essenciais para encurtar o procedimento cirúrgico. Em alguns casos, microinstrumentos otológicos podem ser utilizados.
- Todas as etapas iniciais devem ser direcionadas para a prevenção de trauma mucoso e sangramentos desnecessários, mantendo-se as bordas da perfuração intocadas. Elas servirão como pedículos para os retalhos.
- Para facilitar a modelagem e o deslocamento dos retalhos mucosos septais, um descolamento por infiltração pode ser realizado inicialmente, utilizando-se solução salina.

15.3 Instrumentação

- Endoscópio de 0 grau.
- Bisturi.
- Descolador-aspirador.

15.4 Etapas Cirúrgicas

Todo o procedimento cirúrgico pode ser realizado com o auxílio de um endoscópio de 0 grau. Deve-se escolher o lado com maior espaço e melhor exposição cirúrgica, mantendo-se as bordas da perfuração intocadas.

15.4.1 Etapa 1: Criação dos Retalhos

Retalho Superior

Após infiltração apropriada, iniciar com uma incisão em forma de raquete ou quadrado (lado direito), começando na porção média da perfuração, anteriormente, estendendo-se para cima, abaixo do mucopericôndrio da cartilagem remanescente, superiormente, e assegurando-se de que o tamanho da raquete ou quadrado delimitado pela incisão seja suficiente para cobrir a perfuração, e terminando a incisão na porção média posterior da perfuração (▶ Fig. 15.1a, b).

Deve-se descolar o retalho mucopericôndrico cuidadosamente, sem lesionar a mucosa que recobre a borda da metade superior da perfuração. Esse retalho cruzará a borda da perfuração para a fossa nasal contralateral (▶ Fig. 15.1c).

Retalho Inferior

Uma incisão com a mesma forma é realizada no lado contralateral, começando na porção média da perfuração, anteriormente (exatamente no mesmo nível em que a incisão para o retalho superior foi realizada), estendendo a incisão pelo assoalho da fossa nasal até o meato inferior, perfazendo um retalho em forma de raquete ou quadrado que segue a margem livre da concha nasal inferior, virando o bisturi de volta para o septo, terminando a incisão na porção média da perfuração, posteriormente (▶ Fig. 15.1d, e). Novamente, descolar cuidadosamente o retalho mucopericôndrico sem lesionar a mucosa da borda da metade inferior da perfuração. Esse retalho passará pela perfuração para o lado contralateral (▶ Fig. 15.1f).

15.4.2 Etapa 2: Posicionamento dos Retalhos

Muito cuidadosamente, descolar a mucosa das margens da perfuração junto com os retalhos e translocá-los; ambos os retalhos, superior e inferior, passam através da perfuração para os lados contralaterais, e suas faces cruentas se encontram para cobrir a perfuração (▶ Fig. 15.2 a-c).

Os retalhos podem ser mantidos em posição com uma sutura frouxa de categute, conectando ambos os retalhos à cartilagem superior, ou pode-se apenas adicionar cola de fibrina em torno dos retalhos, bilateralmente. Os retalhos também podem ser mantidos em posição com *splints* de silicone, mantidos por 4 ou 5 dias. Dois meses

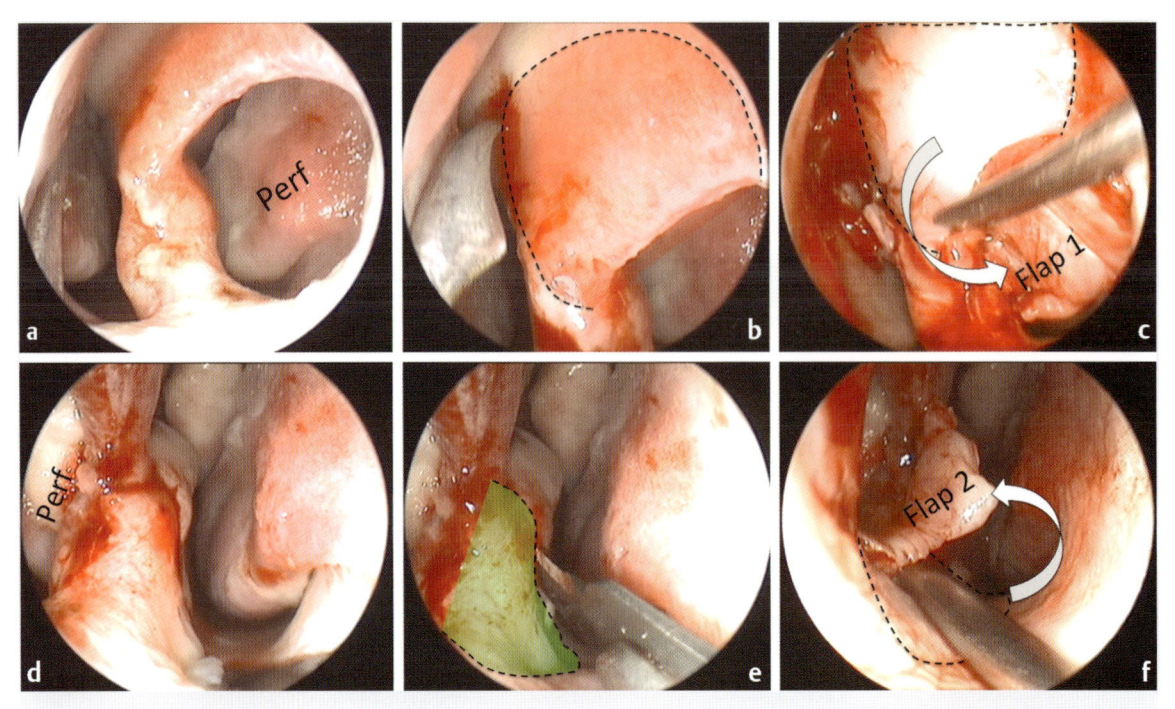

Fig. 15.1 (**a**) Visão endoscópica do lado direito de uma perfuração septal anterior (*perf*). (**b**) Incisão em forma de raquete (lado direito) delimitando o retalho superior, assegurando-se que o tamanho da raquete é grande o suficiente para cobrir a área da perfuração. (**c**) O retalho submucopericôndrico superior (*flap 1*) é deslocado sem lesionar a mucosa que recobre a borda da metade superior da perfuração. Este retalho atravessa a perfuração para a fossa nasal contralateral. (**d,e**) O mesmo procedimento é realizado para criação do retalho inferior: a incisão no *lado contralateral* começa no mesmo nível da borda da perfuração (*perf*), onde o nível da incisão do retalho superior foi realizado, mas estendendo a incisão para o assoalho da fossa nasal até o meato inferior, seguindo a margem livre da concha nasal inferior, e virando o bisturi para trás, terminando o retalho em forma de raquete. (**f**) Este retalho (*flap 2*) segue através da perfuração para o outro lado.

após a cirurgia, os retalhos apresentarão o mesmo aspecto da mucosa septal (▶ Fig. 15.3a, b).

Os autores operaram com sucesso 11 pacientes com perfurações septais iatrogênicas. Um caso de insucesso foi verificado em um paciente com uma perfuração septal de etiologia desconhecida.

15.5 Exemplo de Caso

Mulher de 32 anos foi encaminhada com queixas de sibilância nasal durante a respiração. Ela havia sido submetida a uma septoplastia e turbinectomia inferior 3 anos antes. Explicou que, após a cirurgia, a obstrução nasal melhorou, mas surgiu um sibilo nasal inspiratório. Tal sibilo foi-se tornando mais conspícuo, especialmente em ambientes silenciosos.

A rinoscopia anterior revelou uma perfuração septal anterior com aproximadamente 1,5 cm de comprimento. A palpação demonstrou a presença de cartilagem septal em torno da perfuração, especialmente na margem superior.

Foi proposto o fechamento da perfuração septal pela técnica do retalho bilateral *cross-over*. As etapas cirúrgicas encontram-se ilustradas no Vídeo 15.1.

15.6 Dicas e Truques

- Palpar as margens da perfuração para verificar a presença de remanescentes de cartilagem septal.
- Infiltrar a região submucopericôndrica antes da colheita dos retalhos.
- Manter intocadas as margens da perfuração.
- Colher os retalhos com tamanho maior do que o defeito septal.
- Evitar tensão na sutura que estabiliza os retalhos.
- Caso a primeira tentativa cirúrgica falhe, pode-se sempre tentar um segundo procedimento, mudando-se a posição em que os retalhos foram inicialmente colhidos em ambos os lados. Se um retalho superior do lado direito foi utilizado na primeira cirurgia, um retalho inferior do lado direito deve ser utilizado na segunda tentativa.

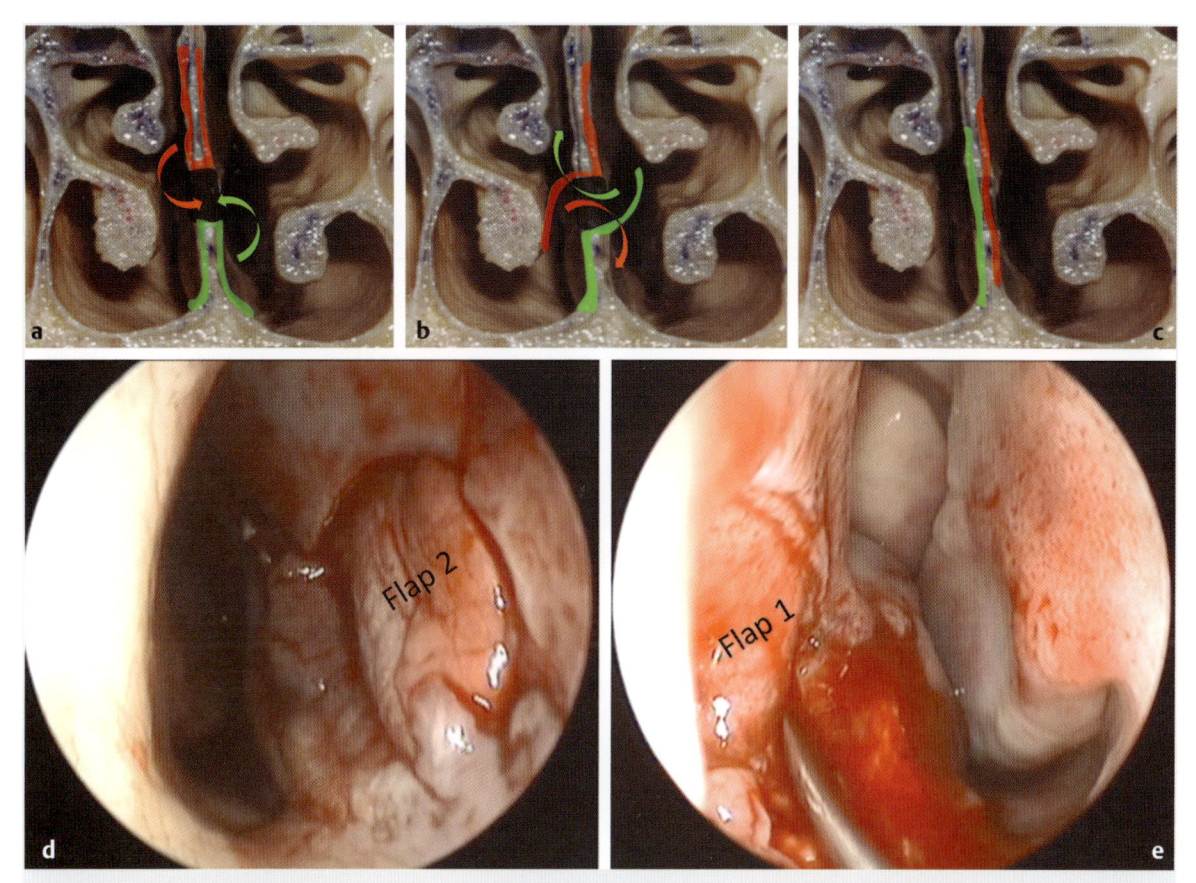

Fig. 15.2 (a-c) Ilustração da técnica cirúrgica mostrando uma perfuração septal e suas margens superior (vermelha) e inferior (verde) cobertas por mucopericôndrio. A sequência mostra como os retalhos superior e inferior são deslocados, passando (cross-over) pelas bordas da perfuração até que suas faces cruentas se oponham, cobrindo a área da perfuração. (**d, e**) Visão endoscópica do retalho superior (*flap 1*) e inferior (*flap 2*) posicionados ao final do procedimento.

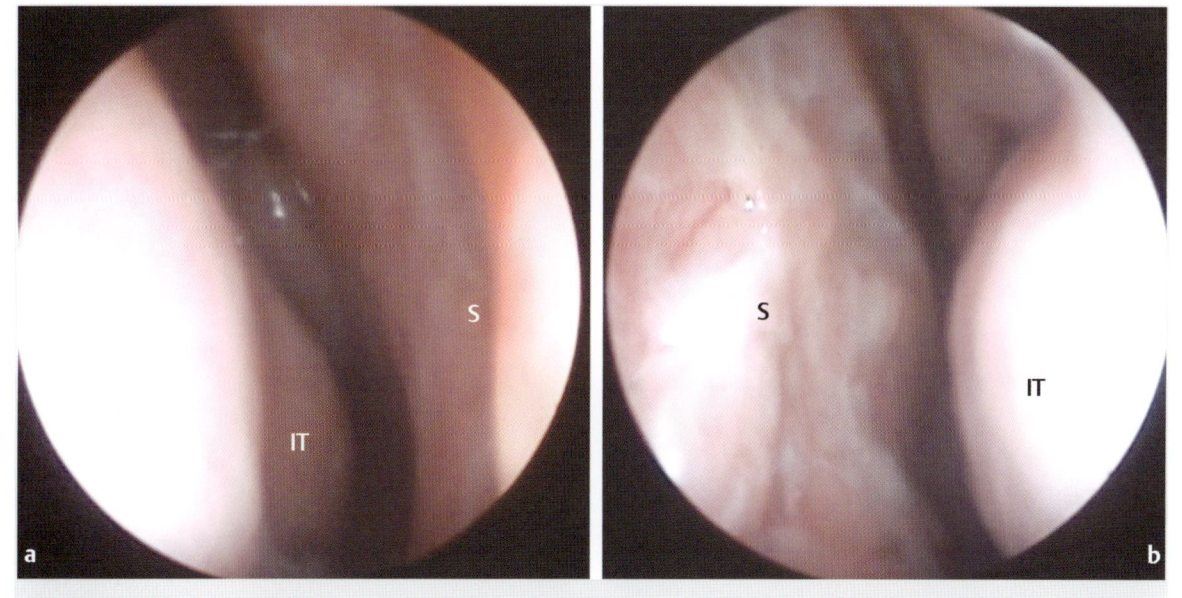

Fig. 15.3 (a, b) Visão endoscópica no segundo mês de pós-operatório de um reparo de perfuração septal. IT, concha nasal inferior; S, septo nasal.

Referências

[1] Kim SW, Rhee CS. Nasal septal perforation repair: predictive factors and systematic review of the literature. Curr Opin Otolaryngol Head Neck Surg. 2012; 20(1):58-65

[2] Pignatari S, Nogueira JF, Stamm AC. Endoscopic "crossover flap" technique for nasal septal perforations. Otolaryngol Head Neck Surg. 2010; 142(1):132-134.e1

Capítulo 16

Retalhos Mucosos Septais Bilaterais para Perfurações Septais

16.1	Introdução	119
16.2	Indicações	119
16.3	Técnica Cirúrgica	120
16.4	Complicações	122
16.5	Exemplo de Caso	122
16.6	Dicas e Truques	123

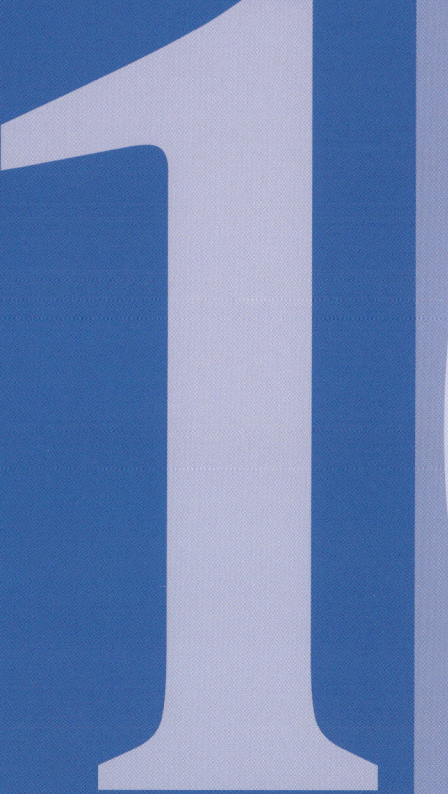

16 Retalhos Mucosos Septais Bilaterais para Perfurações Septais

José J. Letort

Resumo

O reparo de perfurações septais é uma cirurgia muito desafiadora e por vezes frustante para o cirurgião rinológico; descrevemos uma técnica baseada em uma dissecção lateral estendida da mucosa. Para tal, podemos utilizar tanto uma abordagem externa quanto endonasal endoscópica. A dissecção lateral dos retalhos estende-se superiormente, sob os ossos nasais e cartilagem laterais superiores e, inferiormente, sob a concha nasal inferior. Para o fechamento dos retalhos, uma sutura transfixante é preferível, para se evitar tensões e lacerações dos retalhos.

16.1 Introdução

Como cirurgião de rinoplastia, eu frequentemente tenho que lidar com perfurações septais em duas situações distintas. Primeiramente, há pacientes com perfurações sintomáticas decorrentees de cirurgias prévias ou outras causas prévias, e, em segundo lugar, há pacientes nos quais a perfuração ocorre durante a cirurgia, quando a mucosa é lesada bilateralmente, situação que requer uma fixação mucosa subsequente. Isso ocorre especialmente em cirurgias de revisão.

Existem várias opções para o tratamento de perfurações nasosseptais, desde as próteses[1] até um número de diferentes tipos de retalhos, com ou sem interposição de tecido. A literatura mostra resultados frequentemente contraditórios e raramente estatisticamente significativos.[2,3]

Para reparar essas perfurações, utilizo uma técnica para remoção de giba modificada, com preservação da mucosa. Isso pode ser realizado por meio de abordagem externa ou endoscópica. Ambas estas técnicas requerem uma boa dissecção da mucosa e suturas sem tensão dos retalhos.

Para esta técnica, é muito importante conhecer a anatomia do septo. Reveja o Capítulo 3 para maior discernimento sobre o suprimento sanguíneo do nariz e do septo nasal. Retalhos mucosos septais bilaterais são dissecados em plano submucopericôndrico-mucoperiósteo, no sentido anterior para o posterior e superior para o inferior, preservando, assim, o suprimento vascular das porções posterior e superior do septo.

A rede arterial do septo nasal provém da artéria septal, que corre no rebordo da coana posterior, após a divisão da artéria esfenopalatina, no nível do forame esfenopalatino. Estas artérias correm no sentido posteroanterior, portanto elas permitem uma boa dissecção dos retalhos bilaterais (▶ Fig. 16.1a, b).

O sistema da artéria carótida interna, com um de seus ramos, a artéria oftálmica, divide-se em artérias etmoidais anterior e posterior, que também possuem um papel importante na vascularização deste retalho.

16.2 Indicações

O avanço de retalhos locais, isolados ou combinados com técnicas de interposição de enxertos, é adequado para perfurações septais sintomáticas pequenas e moderadas, com boas margens superior e inferior.[4]

Os principais sintomas das perfurações do septo nasal por nós encontrados são crostas nasais, epistaxe e obstrução nasal, de acordo com o descrito na literatura. Em nossos pacientes, estes sintomas são mais intensos em virtude da altitude (2.800 m) e baixa umidade do ar.

Alguns pacientes podem sentir algum alívio com tratamentos conservadores, como umidificação, pomadas umidificantes e irrigações com soluções salinas nasais; entretanto, tais medidas possuem efeito limitado e temporário.[5]

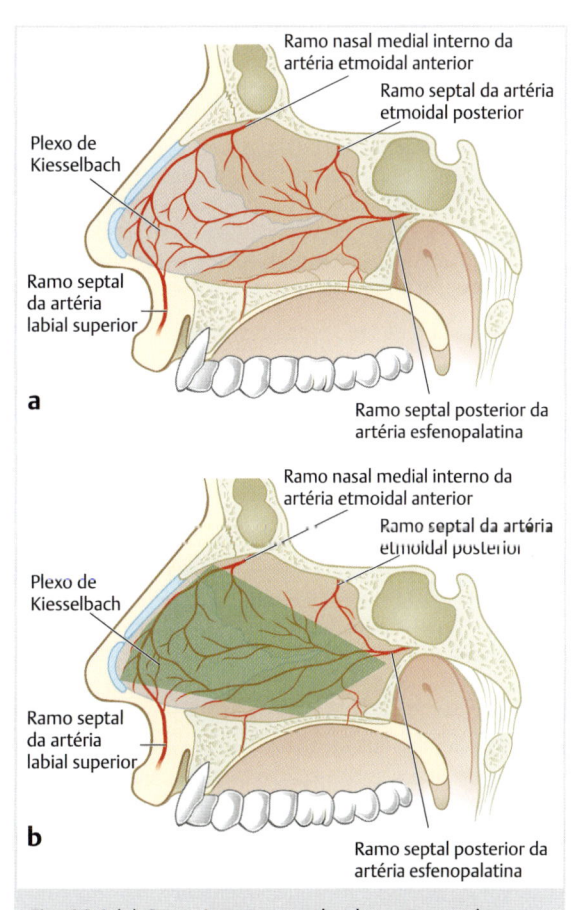

Fig. 16.1 (a) O suprimento vascular do septo provém das artérias esfenopalatina e etmoidais. (b) Desenho mostrando a extensão da dissecção (em verde), com preservação do suprimento vascular a partir das artérias esfenopalatina e etmoidais.

Pacientes com consumo abusivo de cocaína, uso exagerado de vasoconstritores nasais tópicos (oximetazolina), doenças sistêmicas (granulomatoses com poliangeítes), aqueles que praticam esportes de contato físico, e aqueles com outras condições similares que afetam o bom suprimento vascular não são bons candidatos para esta técnica.

16.3 Técnica Cirúrgica

A técnica dos retalhos mucosos bilaterais é baseada no retalho septal mucopericôndrico, o qual é insuficiente para a maioria das perfurações nasosseptais, devendo ser completado com retalhos mucoperiósteos de extensão lateral no assoalho do nariz e sob os ossos nasais. O uso de endoscópios é mandatório para a dissecção.

Lee *et al*.[6] descreveram uma técnica endoscópica similar, mas eles dissecam somente um dos lados, e utilizam fáscia temporal entre os retalhos.

16.3.1 Instrumentação

O instrumental utilizado nesta técnica é o mesmo utilizado em rinoplastias, quando uma abordagem aberta é utilizada. Caso se opte pela abordagem endoscópica, um endoscópio de 0 grau é o padrão para a dissecção mucosa. Um endoscópio de 30 ou 45 graus é útil para a extensão lateral da dissecção sob os ossos nasais e no assoalho do nariz, sob a concha nasal inferior. Para as margens mucosas, um fio de poliglactina (Vicryl) 5-0 é utilizado para as suturas.

16.3.2 Técnica

Etapa 1

Anestesia Local e Geral

Todos os pacientes são operados sob anestesia geral para completa amnésia, analgesia e sedação. O protocolo de anestesia local por nós utilizado é o seguinte:

- Lidocaína 2% combinada à epinefrina, na proporção 1:200.000.
- Oximetazolina 0,050% embebida em dois chumaços neurocirúrgicos.

Uma agulha calibre 27 com seringa de 5 cc é utilizada para infiltrar o anestésico local em plano subpericondral-subperiosteal, onde houver cartilagem ou osso, e entre ambas as mucosas, onde não houver cartilagem ou osso. Isso usualmente acontece em torno da perfuração, especialmente no caso de paciente pós-septoplastia. Nestes pacientes, nos quais a perda de cartilagem e osso é maior do que a perfuração, é bastante útil infiltrar o anestésico no plano correto, o que ajuda na dissecção.

Começamos a infiltração na porção posterior do septo nasal, e continuamos, então, com pequenas quantidades de anestésico local anteriormente. Isso nos ajuda a evitar sangramentos na área das injeções.

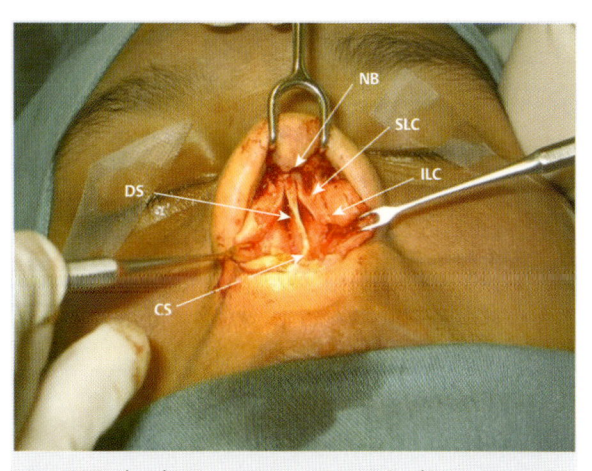

Fig. 16.2 Abordagem externa: A exposição dos ossos nasais (NB), cartilagens laterais superiores (SLC), cartilagens laterais inferiores (ILC), septo dorsal (DS) e septo caudal (CS) fazem desta abordagem uma boa alternativa para reparo de perfurações septais.

Finalmente, injetamos o assoalho de ambas as fossas, sob os ossos nasais e cartilagens laterais superiores. Cotonoides são colocados em ambas as fossas nasais. Neste momento, as vibrissas são aparadas com lâmina 15 para maximizar a visualização durante a cirurgia.

Etapa 2

Abordagem

Abordagem externa: a mesma técnica utilizada para rinoplastias aberta pode ser empregada. Uma incisão transcolumelar é realizada, seguida por incisões marginais, com exposição das cartilagens da ponta e do dorso nasal.

Uma dissecção desde a borda anterior do septo até a borda caudal é, então, realizada (▶ Fig. 16.2), neste momento devemos seccionar a junção septolateral para obter uma boa exposição do septo.

No caso da abordagem endoscópica, começamos com uma incisão hemitransfixante até encontrarmos o plano submucopericôndrico.

Etapa 3

Dissecção

Esta é a etapa cirúrgica mais importante. Após encontrarmos o plano submucopericôndrico – mucoperiósteo, começamos a dissecar o túnel superior com o endoscópio 0 grau e descolador de Cottle. Tão logo estejamos no plano correto, a dissecção prossegue com um descolador-aspirador.

A dissecção prossegue sob o dorso do nariz e cartilagens laterais superiores. Para melhor visualização, o endoscópio de 0 grau é trocado pelo de 30 ou 45 graus.

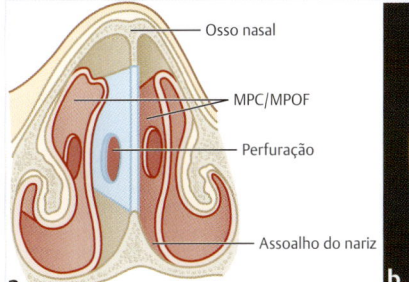

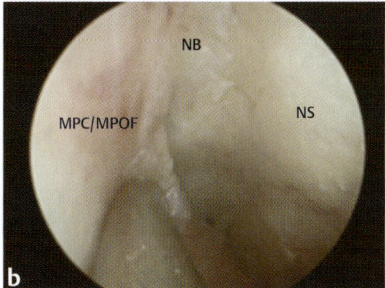

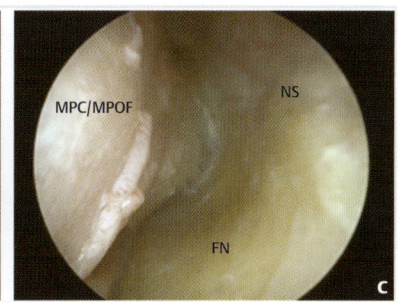

Fig. 16.3 (**a**) Esquema da dissecção do retalho (**b**) e (**c**), dissecção em cadáver realizada a partir dos ossos nasais (NB) até o assoalho do nariz (FN). MPC/MPOF, Retalho mucopericôndrico-mucoperiósteo; NS, septo nasal.

O túnel lateral estendido superior é criado.

Após a complementação do túnel superior, é fácil continuar com o túnel inferior. Para este propósito, a abordagem maxila-pré-maxila de Cottle é utilizada para dissecar desde os tecidos moles laterais até o filtro, até atingirmos a abertura piriforme e o assoalho da fossa nasal. Essa etapa pode ser realizada com um fotóforo, ao invés de um endoscópio.[7]

Neste momento, já sob visão endoscópica, um descolador curvo de 90 graus é utilizado para começar a dissecção do assoalho, e, então, um descolador-aspirador é utilizado para descolar a mucosa e estender a dissecção lateralmente, em plano subperiósteo no meato inferior e sob a concha nasal inferior.

Finalmente, endoscopicamente com o endoscópio de 0 grau e uma faca em foice, completamos a dissecção em torno da perfuração, tentando preservar a mucosa (▶ Fig. 16.3). Este etapa termina quando se obtém a extensão lateral unificada da fossa nasal (▶ Fig. 16.4). Se houver um desvio septal, começamos a dissecção pelo lado côncavo, cuja dissecção é mais fácil. A mesma técnica é utilizada no lado contralateral.

Etapa 4

Reparo

Para esta etapa, se houver qualquer desvio septal, as deformações ósseas e cartilaginosas são ressecadas com endoscópio 0 grau e pinça Takahashi por meio de corte com fórceps nasais.

Esta correção nos fornece mucosa extra para reparar a perfuração. Se o tamanho da perfuração nos permitir um fechamento sem tensão, uma primeira tentativa de suturar o retalho em posição é feita.

A interposição de qualquer tipo de tecido foi objeto de discussão – obtendo-se melhores resultados com esta técnica do que na sutura isolada da mucosa em alguns artigos.[8,9] Entretanto, outros autores não encontraram diferenças.[4,10,11] Geralmente, não utilizamos qualquer interposição de tecido.

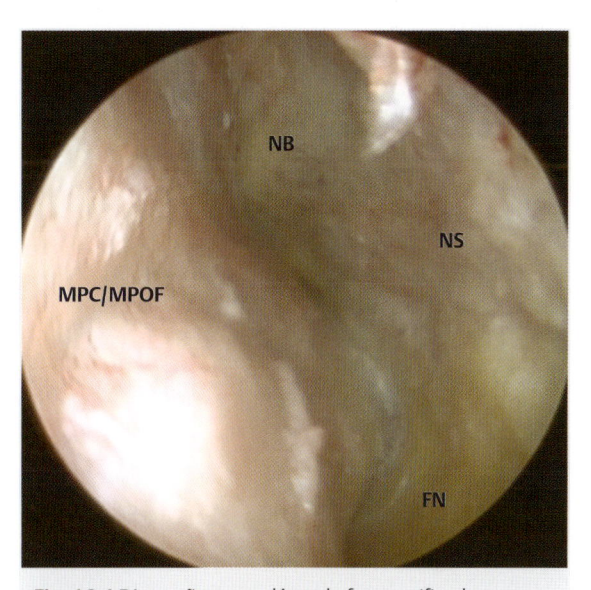

Fig. 16.4 Dissecção em cadáver da fossa unificada lateralmente estendida. NB, ossos nasais; NS, septo nasal; FN, assoalho do nariz; MPC/MPOF, retalho mucopericôndrico-mucoperiósteo.

Caso o tamanho da perfuração seja muito grande para o fechamento ou haja muita tensão nos retalhos, e caso o retalho sob tensão seja o inferior, podemos realizar alguns cortes paralelos na mucosa do assoalho, sobre o osso.

Caso a tensão venha da porção superior do retalho, o corte deve ser feito sob os ossos nasais e as cartilagens laterais superiores. O corte deve ser feito com cuidado, sob controle endoscópico, e o cirurgião deve ter certeza de que há osso ou cartilagem por trás desses cortes.

Em alguns casos, é necessário realizar uma incisão na porção inferior do retalho, desde a porção mais anterior em uma direção posterior, até não haver mais tensão excessiva sobre o retalho.

Esses cortes podem ser feitos com lâmina 11.

Etapa 5

Técnica para Sutura

São possíveis duas técnicas para a sutura dos retalhos:

1. *Sutura margem-a-margem*: As margens são suturadas separadamente em cada fossa nasal com fio Vicryl 5.0. Caso haja mucosa suficiente, sem tensões, é possível aplicar este tipo de técnica, mas, infelizmente, não é este o caso na maioria dos pacientes.
2. *Sutura transfixante*: Com o mesmo fio, as margens do retalho são aproximadas de forma transfixante, de uma fossa nasal para a outra. As vantagens desta técnica incluem as seguintes:
   - Menor tensão nos retalhos.
   - Menor risco de laceração da mucosa.
   - Nenhum espaço morto entre os retalhos.

Quando necessário, a combinação destas duas técnicas é possível (▶ Fig. 16.5a, b).

No caso de abordagem endonasal endoscópica, a incisão hemitransfixante é fechada com suturas interrompidas utilizando fios de absorção rápida 5.0. Já na abordagem aberta, a incisão marginal é fechada com suturas interrompidas de absorção rápida 5.0, enquanto a incisão transcolumelar é fechada com fio nylon 6.0.

O osso exposto é deixado descoberto. Os fios da sutura transcolumelar são removidos no sétimo dia de pós-operatório.

Etapa 6

Tamponamento

Se houver algum sangramento ou se for necessário estabilizar a mucosa, utilizamos algum tipo de tamponamento lubrificado durante 24 a 48 horas. O uso de lâminas de plástico ou Silastic na reconstrução é necessário, para reduzir o edema e ajudar na cicatrização da mucosa. Após 2 semanas as lâminas são cuidadosamente removidas.

Cuidados Pós-Operatórios

O paciente deve manter o seu nariz umidificado com duchas nasais de solução salina e aplicar pomadas com antibióticos em ambos os lados da reconstrução, até a complementação do processo cicatricial.

Antibioticoprofilaxia é prescrita na forma de cefalosporinas de primeira geração (cefadroxil 1 g via oral duas vezes ao dia), antes de e 7 dias após a cirurgia. Antibióticos alternativos são utilizados nos alérgicos a penicilinas.

16.4 Complicações

A complicação mais comum é a reperfuração septal. Outras complicações potenciais menos comuns incluem hiposmia, infecções, hematoma, estenose vestibular e epífora.[12]

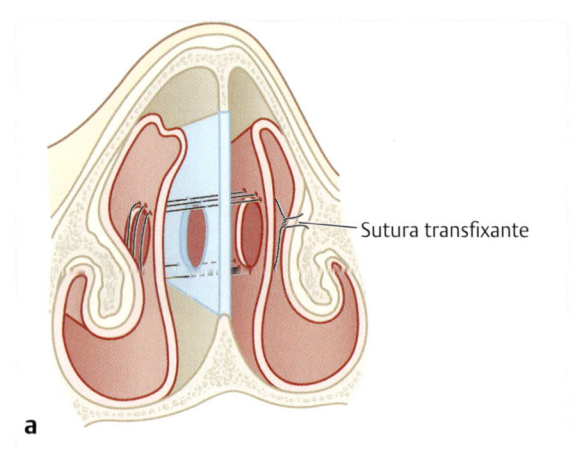

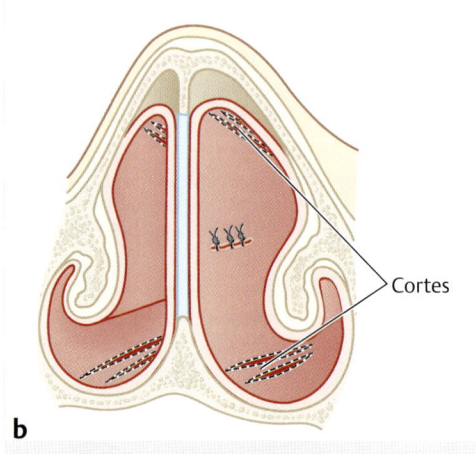

Fig. 16.5 Reparo com sutura transfixante de uma lado ao outro da cavidade nasal. (**a**) Fechamento da perfuração (**b**) Cortes paralelos nos retalhos mucopericôndricos – mucoperiósteos no assoalho e sob os ossos nasais na fossa nasal. TS, Sutura transfixante.

As causas de reperfuração incluem as seguintes:

- Tensão excessiva nos retalhos.
- Deiscência das suturas.
- Infecção.
- Pressão excessiva pelos *stents*.
- Candidatura imprópria para a cirurgia.
- Suprimento vascular insuficiente.

16.5 Exemplo de Caso

Este é o caso de uma mulher de 59 anos de idade que compareceu ao meu consultório com queixas de epistaxis, crostas nasais e rinorreia posterior. Ela havia sido submetida a uma septoplastia vários anos antes. Aparentemente, todos os sintomas surgiram após a cirurgia. O tratamento local não foi útil, então ela desejava reparar a perfuração septal.

A perfuração possui em torno de 1 cm de diâmetro, com crostas e sangramento. Uma outra perfuração, menor, foi encontrada por trás da primeira (▶ Fig. 16.6a, b). A sutura foi realizada com vários pontos transfixantes, sem tensão (▶ Fig. 16.7a, b).

Fig. 16.7 (a) Mostrando os cortes paralelos (C) no retalho mucopericôndrico – mucoperiósteo para redução da tensão na sutura. (b) Resultado final, após sutura da mucosa. (c) *Follow-up* 1 mês depois, durante o processo de cicatrização (mesma paciente da ▶ Fig. 16.6).

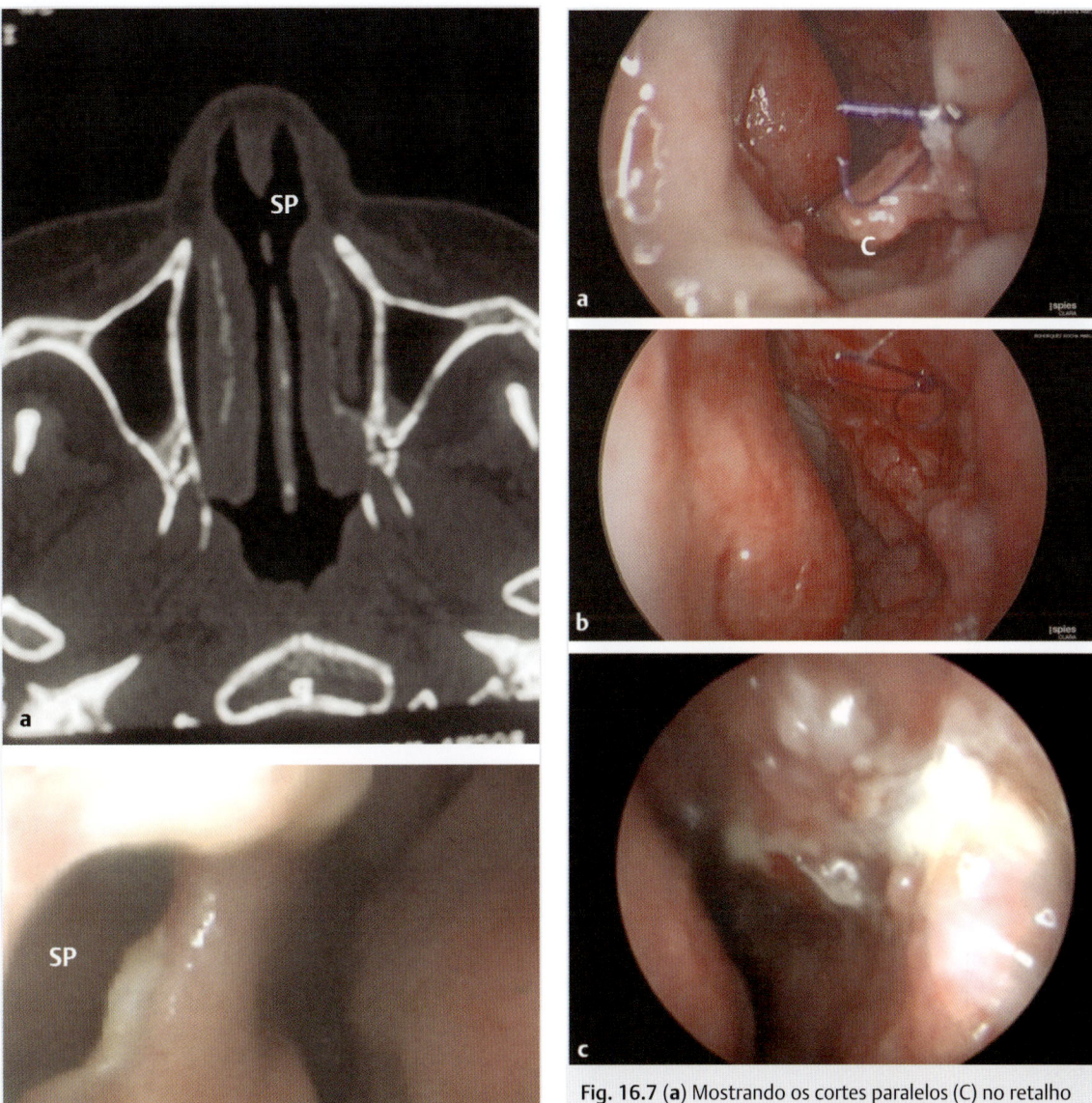

Fig. 16.6 (a) Corte de TC mostrando a perfuração septal anterior (SP) e a pequena perfuração posterior. (b) Visão endoscópica da perfuração septal.

16.6 Dicas e Truques

- Retalhos mucosos bilaterais constituem uma boa opção para o reparo de perfurações septais de tamanho médio.
- Nesta técnica, o uso de endoscópios para a dissecção dos retalhos mucosos lateralmente estendidos é a chave para o sucesso.
- Para liberação, se houver muita tensão nos retalhos, cortes paralelos são realizados na mucosa que recobre o osso do assoalho do nariz.
- A chave para se evitar lacerações da mucosa durante a etapa de reparo é o uso de sutura transfixante sem tensão.

Referências

[1] Taylor RJ, Sherris DA. Prosthetics for nasal perforations: a systematic review and meta-analysis. Otolaryngol Head Neck Surg. 2015; 152(5):803–810
[2] Goh AY, Hussain SS. Different surgical treatments for nasal septal perforation and their outcomes. J Laryngol Otol. 2007; 121(5):419–426
[3] André RF, Lohuis PJ, Vuyk HD. Nasal septum perforation repair using differently designed, bilateral intranasal flaps, with nonopposing suture lines. J Plast Reconstr Aesthet Surg. 2006; 59(8):829–834
[4] Kim SW, Rhee CS. Nasal septal perforation repair: predictive factors and systematic review of the literature. Curr Opin Otolaryngol Head Neck Surg. 2012; 20(1):58–65

[5] Lindemann J, Leiacker R, Stehmer V, Rettinger G, Keck T. Intranasal temperature and humidity profile in patients with nasal septal perforation before and after surgical closure. Clin Otolaryngol Allied Sci. 2001; 26(5):433–437

[6] Lee HR, Ahn DB, Park JH, et al. Endoscopic repairment of septal perforation with using a unilateral nasal mucosal flap. Clin Exp Otorhinolaryngol. 2008; 1(3):154–157

[7] Cottle MH, Loring RM, Fischer GG, Gaynon IE. The maxilla-premaxilla approach to extensive nasal septum surgery. AMA Arch Otolaryngol. 1958; 68(3):301–313

[8] Pedroza F, Patrocinio LG, Arevalo O. A review of 25-year experience of nasal septal perforation repair. Arch Facial Plast Surg. 2007; 9(1):12–18

[9] Kridel RW, Foda H, Lunde KC. Septal perforation repair with acellular human dermal allograft. Arch Otolaryngol Head Neck Surg. 1998; 124(1):73–78

[10] Newton JR, White PS, Lee MS. Nasal septal perforation repair using open septoplasty and unilateral bipedicled flaps. J Laryngol Otol. 2003; 117(1):52–55

[11] Dosen LK, Haye R. Surgical closure of nasal septal perforation. Early and long term observations. Rhinology. 2011; 49(4):486–491

[12] Teichgraeber JF, Russo RC. The management of septal perforations. Plast Reconstr Surg. 1993; 91(2):229–235

Capítulo 17

Retalho Unilateral do Assoalho do Nariz e Meato Inferior

17.1	Anatomia	127
17.2	Indicações	127
17.3	Etapas Cirúrgicas	127
17.4	Cuidados Pós-Operatórios	130
17.5	Complicações e Soluções Técnicas	130
17.6	Discussão	130
17.7	Vantagens e Limitações	131
17.8	Exemplo de Caso	131
17.9	Dicas e Truques	131

17 Retalho Unilateral do Assoalho do Nariz e Meato Inferior

Meritxell Valls Mateus ▪ Cristobal Langdon ▪ Isam Alobid

Resumo

O retalho unilateral do assoalho nasal e meato inferior é uma opção cirúrgica simples para perfurações do septo nasal (NSPs) de tamanho pequeno a médio situadas nas porções anterior e média do septo. Por intermédio de três incisões, a mucosa do assoalho nasal e meato inferior é liberada e rodada medialmente para cobrir completamente a perfuração. Este retalho possui uma série de vantagens: ele utiliza mucosa local, pode ser utilizado em pacientes com suporte septal cartilaginoso pobre, dispensa um segundo tempo cirúrgico e a superfície doadora do retalho cicatriza por segunda intenção.

17.1 Anatomia

O assoalho do nariz é uma estrutura horizontal posicionada em nível ligeiramente inferior ao nível das narinas. Ele é composto pelos ossos da pré-maxila e palatino em seus terços anterior e médio e posteriormente pelo palato mole.

O assoalho do nariz é uma região que recebe suprimento vascular de diferentes artérias. A porção posterior é suprida pela artéria septal posterior, também conhecida como *artéria nasal septal*, que se divide em dois ramos, antes de chegar ao septo nasal. O ramo inferior corre em direção ao assoalho do nariz, constituindo a principal artéria deste retalho. Lateralmente, essa artéria se anastomosa com ramos da artéria nasal posterolateral, outro ramo principal da artéria esfenopalatina[1,2] (▶ Fig. 17.1). Também há alguma contribuição vascular do ramo labial superior da artéria facial para a porção anterior do assoalho do nariz e septo, formando a "área de Little" ou "Plexo de Kiesselbach", em conjunto com a artéria etmoidal anterior e ramos terminais da artéria septal posterior.

Nós medimos as dimensões do assoalho do nariz do retalho do assoalho do nariz em quatro cadáveres frescos (n = 8). O comprimento médio do assoalho do nariz foi de 6,03 cm em nossas amostras. A área utilizável de assoalho nasal (entre a abertura piriforme e o início do palato mole) define o comprimento máximo do retalho, que se situa em torno de 4 cm. A largura média é em torno de 2,2 cm, com uma área quadrada de aproximadamente 8,8 cm². A largura do retalho é modificável, dependendo do tamanho da perfuração, realizando-se a incisão lateral mais alta na concha nasal inferior ou mais baixa na porção inferior do meato inferior.

17.2 Indicações

- NSPs situadas nas porções anterior e média do septo e na metade inferior, de forma que o retalho possa cobrir completamente o defeito.
- Perfurações com localização nas áreas anteriormente descritas de tamanho pequeno ou moderado. As dimensões verticais do defeito não devem exceder metade da altura do septo nesse nível, uma vez que os retalhos serão mobilizados cranial e caudalmente à, e perfurações maiores em perspectiva sagital e menores em perspectiva vertical seriam inoperáveis.[3]

17.3 Etapas Cirúrgicas

1. Começar medindo o tamanho da NSP para determinar a extensão do retalho. Para melhorar a exposição, pode ser útil fraturar lateralmente a concha nasal inferior (▶ Fig. 17.2a).
2. Com ajuda de um endoscópio de 0 grau, infiltrar o septo anterior e o assoalho do nariz com uma solução de bupivacaína (0,25%) contendo epinefrina (1:100.000), para se obter uma hemostasia correta e facilitar a dissecção subperióstea e subpericondral.

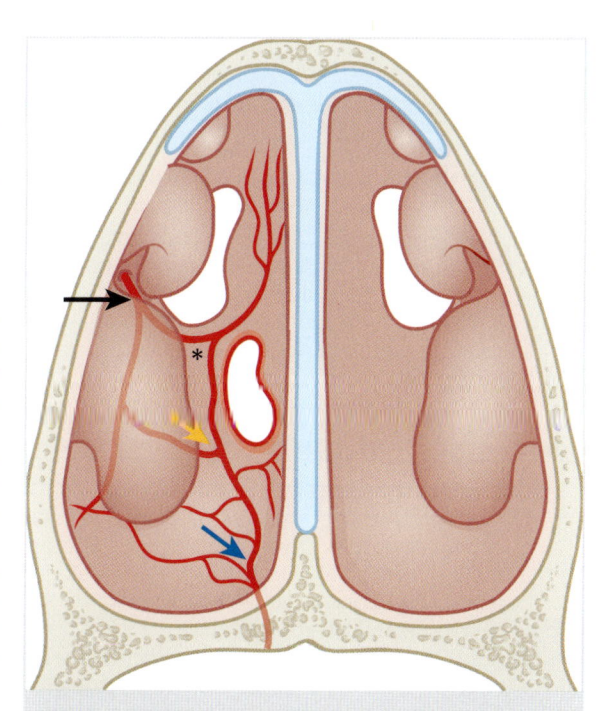

Fig. 17.1 Representação esquemática do suprimento vascular do assoalho do nariz. A seta negra indica a artéria esfenopalatina emitindo a artéria nasal posterolateral e a artéria septal posterior. Esta última se divide em dois ramos antes de atingir o septo nasal (*). O ramo inferior da artéria septal posterior nutre a mucosa do assoalho do nariz e se anastomosa com um ramo da artéria nasal posterolateral (seta amarela) e, mais anteriormente, com o ramo labial superior da artéria facial (seta azul).

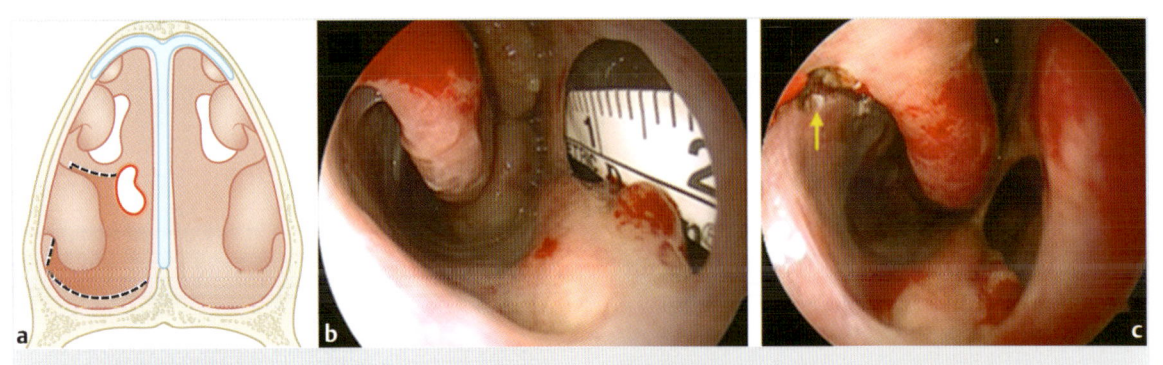

Fig. 17.2 Fossa nasal direita. (**a**) O desenho mostra o correto posicionamento das incisões para o retalho mucoso do assoalho do nariz. (**b**) Localização e mensuração do tamanho da perfuração septal. (**c**) Incisão lateral, ao longo do meato inferior direito (seta).

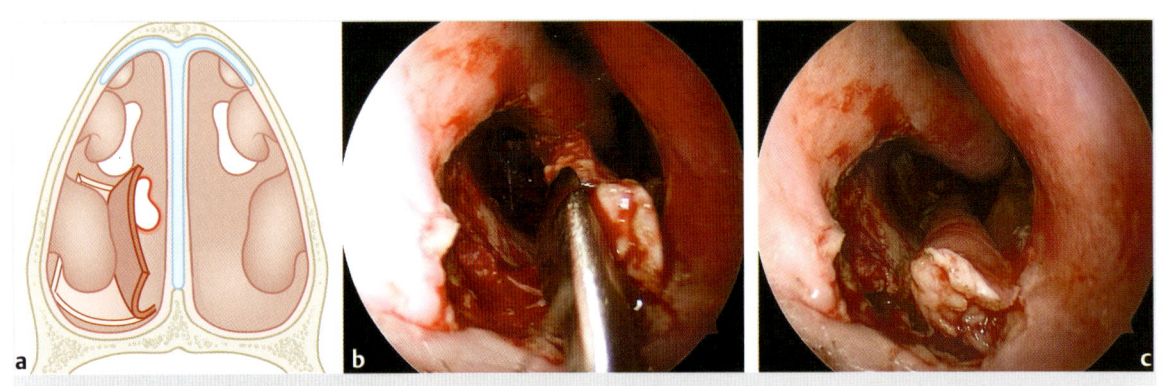

Fig. 17.3 Fossa nasal direita. (**a**) Descolamento do retalho. (**b**) O bisturi D é utilizado para descolar o retalho, com sua margem cortante pressionando contra o osso do assoalho do nariz, para evitar lacerações mucosas. (**c**) O retalho é mostrado ao longo do assoalho do nariz, dobrado sobre si mesmo.

3. Incisões (▶ Fig. 17.2b): Duas incisões paralelas são realizadas através do assoalho do nariz; a primeira deve ser localizada ao menos 5 mm anteriormente à borda anterior da perfuração septal, e a segunda ao menos 5 mm posteriormente à borda posterior da perfuração.
   a) A incisão anterior usualmente começa no meato inferior, ao nível da abertura piriforme, sendo estendida medialmente ao longo do assoalho do nariz, até a pré-maxila.
   b) A incisão posterior corre paralelamente à incisão anterior, mas começa na junção entre os palatos mole e duro, podendo, caso necessário, ser estendida lateralmente até a inserção posterior da concha nasal inferior.
   c) A incisão lateral conecta as duas incisões prévias (anterior e posterior) ao longo do meato inferior. Em perfurações maiores, a versão estendida deste retalho, que inclui a mucosa da concha nasal inferior, pode ser conseguida por meio do posicionamento mais alto da incisão lateral na parede nasal lateral.[4,5] Estas incisões podem ser realizadas com bisturi elétrico ou instrumento frio, dependendo da preferência do cirurgião. Pode ser necessário utilizar tesouras para liberar o retalho das fibras profundas no nível da espinha nasal anterior.
4. Evite lacerar a mucosa durante a colheita do retalho. Verifique se o retalho se encontra pedunculado na porção caudal da mucosa septal, para garantia do suprimento vascular (▶ Fig. 17.3).
5. Rotação e descolamento do retalho. Verifique se há cobertura total da perfuração, com margens de segurança (ao menos 3 mm), para evitar reperfurações septais no caso de retração do retalho (▶ Fig. 17.3, ▶ Fig. 17.4).
6. Circundar e reavivar as margens da perfuração septal com faca, até obter margens mucosas sangrantes (▶ Fig. 17.5).
7. Sutura do retalho. Os pontos de sutura (sutura ácido poliglicólico sintético absorvível; 4-0) devem se localizar na borda superior do retalho (anterior e posteriormente), evitando tensão do tecido (▶ Fig. 17.6).
8. Verificar se há cobertura total da perfuração septal, visualizando a partir da outra fossa nasal (▶ Fig. 17.7).
9. Inserir lâminas de Silastic em ambos os lados, para prevenção de aderências e fornecimento de suporte, tomando cuidados para posicioná-las medialmente à concha nasal média sem pressionar a inserção medial do retalho, evitando-se necrose.
10. Tamponamento nasal bilateral.

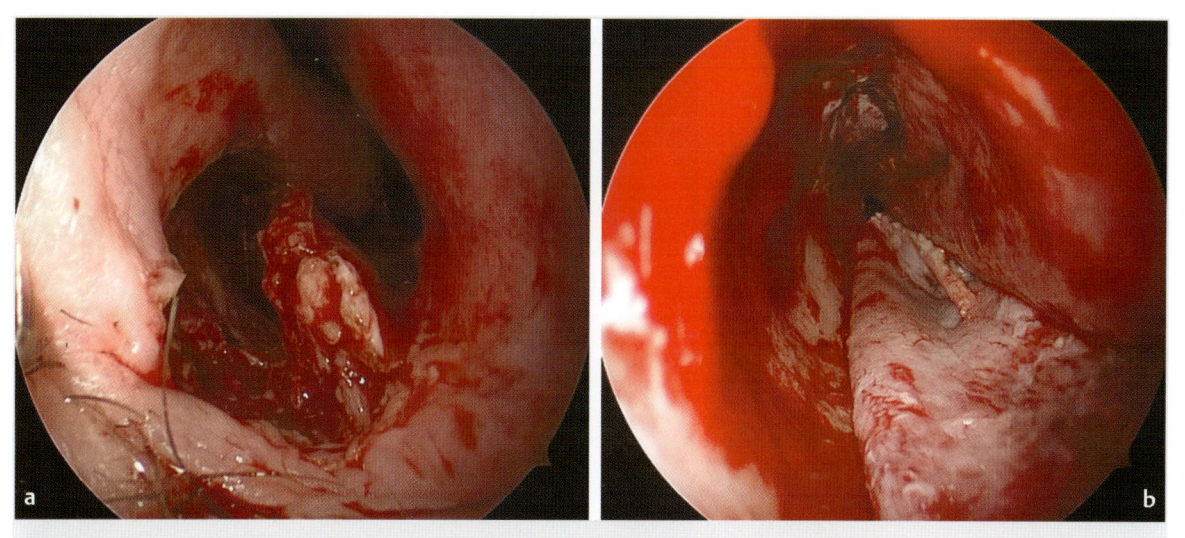

Retalho Unilateral do Assoalho do Nariz e Meato Inferior

Fig. 17.4 Diferentes estágios do descolamento do retalho na fossa nasal direita.

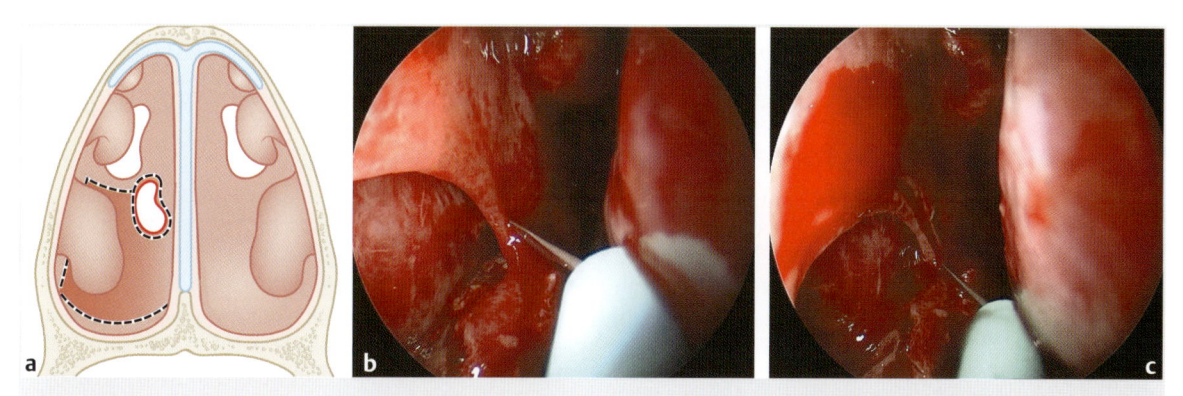

Fig. 17.5 (**a**) Reavivamento da perfuração septal. Fossa nasal esquerda. (**b,c**) Como nas perfurações timpânicas, reavivamento da mucosa da perfuração septal, neste caso utilizando-se um bisturi oftalmológico ou "Phaco" para obtenção de margens frescas, facilitando a integração do tecido do retalho.

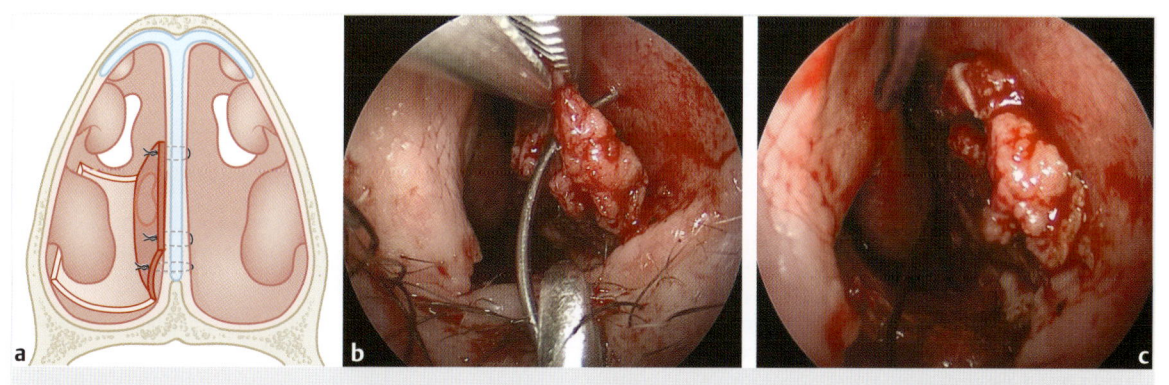

Fig. 17.6 Suturando o retalho. (**a**) O desenho demonstra como o retalho deve exceder em 3 a 4 mm a borda superior da perfuração, para se evitar reperfurações em virtude da retração tecidual durante a cicatrização. (**b**) Fossa nasal direita. Sutura da porção anterior do retalho com Vicryl 4.0. (**c**) Aspecto do retalho suturado visto pela mesma fossa nasal. Note as suturas anterior e posterior na borda superior do retalho.

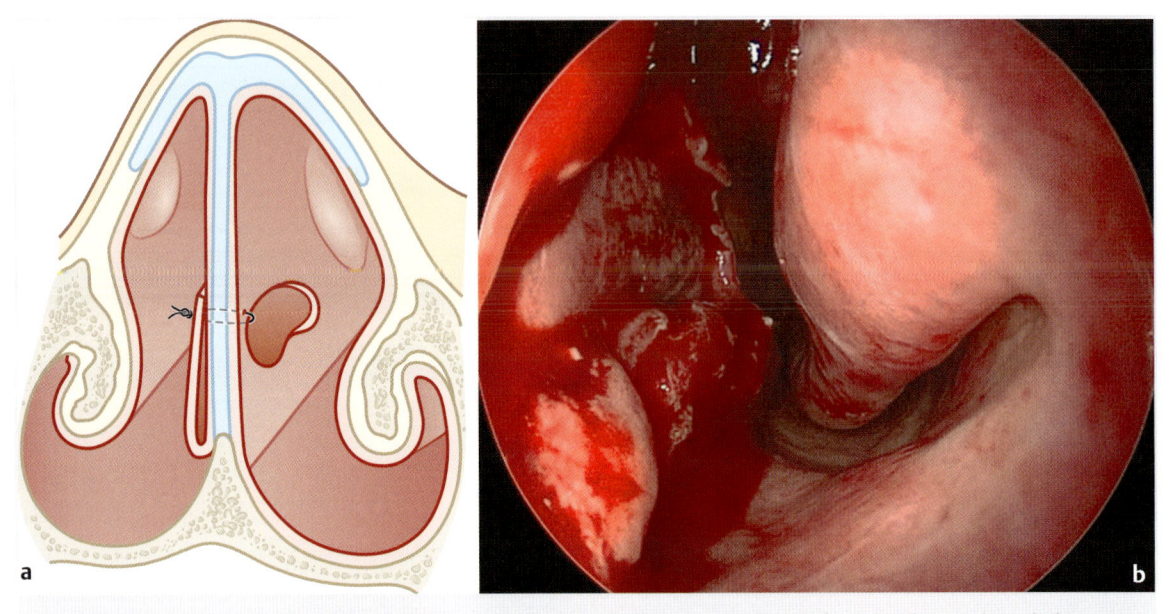

Fig. 17.7 Fossa nasal esquerda. (**a**) Desenho do aspecto final do retalho, visualizado pela fossa nasal contralateral. (**b**) Foto intraoperatória do aspecto do retalho suturado visto pela fossa nasal contralateral.

Está disponível um video demonstrando todas as etapas cirúrgicas (Vídeo 17.1).

17.4 Cuidados Pós-Operatórios

Remover os tampões nasais após 48 horas, com cuidado para não deslocar as lâminas de Silastic. Após a remoção dos tamponamentos, irrigações nasais com solução salina três vezes ao dia são encorajadas, seguidas por aplicação tópica de pomadas com vitamina A, que ajudam a hidratar e regenerar a mucosa nasal após a cirurgia. Recomendamos acompanhar o paciente semanalmente durante o primeiro mês, para uma aspiração minuciosa das secreções nasais, com remoção de crostas. As lâminas de Silastic são removidas com 2 ou 3 semanas de pós-operatório. A superfície doadora do retalho cicatriza por segunda intenção, produzindo crostas durante o processo cicatricial.[6,7,8]

17.5 Complicações e Soluções Técnicas

A ▶ Tabela 17.1 discute os pontos de dificuldade e suas soluções técnicas.

17.6 Discussão

Considerando a literatura em inglês, existem, até o presente momento, somente dois artigos, do mesmo autor, sobre o reparo de NSPs com utilização de um retalho mucosal de meato inferior. Em 2009, eles decreveram uma nova técnica cirúrgica, que consiste na obtenção de mucosa do assoalho do nariz, meato inferior e, opcionalmente, concha nasal inferior, mobilizando, então, medialmente o retalho, e, finalmente, tracionando-o em uma direção cranial através de uma bolsa entre a cartilagem septal e o retalho mucopericôndrico.[4] Posteriormente, os mesmos autores publicaram uma série de 55 pacientes nos quais o retalho previamente descrito foi utilizado para fechamento de NSPs, obtendo fechamento completo em 52 pacientes e uma melhora sintomatológica completa em todos os casos.[5]

Como mencionado no início deste capítulo, o retalho mucoso do assoalho do nariz possui sua principal indicação para perfurações com menos de 10 mm, com uma possível aplicação da sua forma estendida, que utiliza a concha nasal inferior, em perfurações maiores. A técnica possui a vantagem de fechar o defeito com uma única etapa cirúrgica endoscópica utilizando mucosa nasal.

Na técnica de Teymoortash, após a rotação em sentido horário do retalho sob o retalho septal mucopericôndrico, a mucosa nasal se volta ao septo nasal, o que poderia levar à formação de mucoceles. Adicionalmente, o dobramento notável do retalho poderia comprometer

Tabela 17.1 Complicações e soluções técnicas

Complicações	Soluções técnicas
Lesão do palato mole	Palpar meticulosamente o assoalho nasal em sua porção posterior, para localizar o início do palato mole e para posicionar a incisão posterior anteriormente a esta linha
Liberação do retalho em sua porção anterior	Utilizar tesouras para liberar as traves fibrosas profundas na espinha nasal anterior
Lesão da artéria labial superior	Ao liberar o retalho das fibras profundas na sua porção anterior, evite chegar muito próximo à espinha nasal anterior
Sutura do retalho	Para evitar tensão no retalho, colher mucosa suficiente para cobrir largamente a perfuraçao

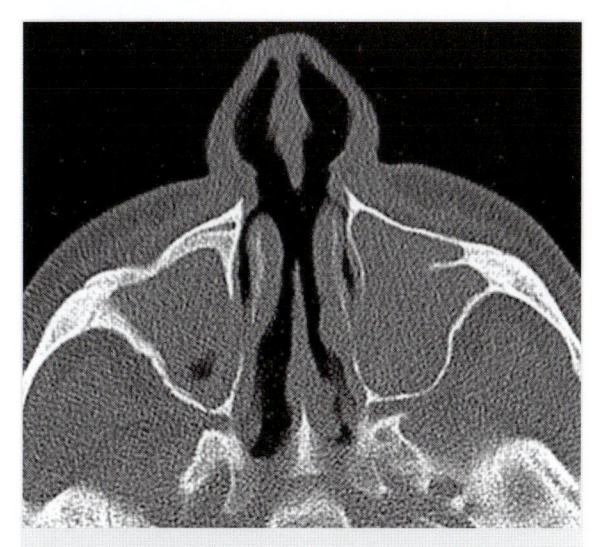

Fig. 17.8 Corte axial de TC mostrando uma perfuração anteromedial com cerca de 1,5 cm de comprimento e velamento bilateral dos seios maxilares.

o suprimento sanguíneo. Estes dois aspectos não são discutidos nos seus artigos, sendo por estas razões que damos preferência à simples rotação medial do retalho (no sentido anti-horário) para cobrir a perfuração.

17.7 Vantagens e Limitações

- O retalho unilateral do assoalho do nariz e meato inferior permite o fechamento de defeitos septais nasais com um único e simples procedimento quando comparado ao retalho da concha nasal inferior, que requer um segundo tempo cirúrgico, por exemplo.
- A base do retalho, ao longo do assoalho nasal, recebe suprimento sanguíneo principalmente a partir da artéria nasosseptal, mas também a partir da artéria labial superior, provendo uma boa vascularização para o processo cicatricial.
- Pode ser feito uni ou bilateralmente.
- Pode ser utilizado em pacientes com suporte septal cartilaginoso pobre (p. ex., septoplastia prévia).
- Não se trata de um retalho volumoso, permitindo um fluxo aéreo adequado.

- Como utiliza mucosa local, a fisiologia nasal não é perturbada.
- Uma limitação se dá em perfurações médias a grandes com histórico de turbinectomia inferior ou maxilectomia medial, o que limitaria a quantidade de mucosa disponível para o retalho.

17.8 Exemplo de Caso

Um homem de 61 anos apresentou-se com histórico de rinite alérgica decorrente de ácaros, em tratamento com imunoterapia, asma aspirina-tolerante e rinossinusite crônica, com pólipos. A história cirúrgica mostra septoplastia com turbinoplastia 15 anos antes e polipectomia 3 anos antes, em outro hospital. O paciente também referia um trauma nasal com um lápis, quando brincava com o filho, anos antes.

O paciente se queixava de rinorreia anterior e posterior, crostas e epistaxes. A endoscopia nasal revelou uma perfuração septal anterior com cerca de 1,5 cm (comprimento) e polipose nasal grau II bilateral.

A tomografia computadorizada (TC) mostrava pansinusite e um defeito septal anterior, com suporte cartilaginoso escasso no restante do septo, o que também foi verificado à palpação manual (▶ Fig. 17.8, ▶ Fig. 17.9). Ambas as conchas nasais inferiores se encontravam intactas.

O paciente foi agendado para cirurgia nasal endoscópica e fechamento da NSP com retalho de assoalho nasal e meato inferior. As etapas cirúrgicas se encontram ilustradas em ▶ Fig. 17.2, ▶ Fig. 17.3, ▶ Fig. 17.4, ▶ Fig. 17.5, ▶ Fig. 17.6 e ▶ Fig. 17.7. Um vídeo curto da cirurgia é fornecido (Vídeo 17.2).

17.9 Dicas e Truques

- Para se evitar lacerações durante o descolamento do retalho, utilize um instrumento cirúrgico (p. ex., "Bisturi D") com a margem cortante pressionando contra o osso do assoalho do nariz de maneira uniforme ao longo do comprimento do retalho, de outro modo, lacerações mucosas podem ocorrer.
- Possíveis opções para o reavivamento da perfuração são o bisturi oftalmológico "Phaco", que possui uma lâmina pequena e maleável, ou uma lâmina 11 convencional.

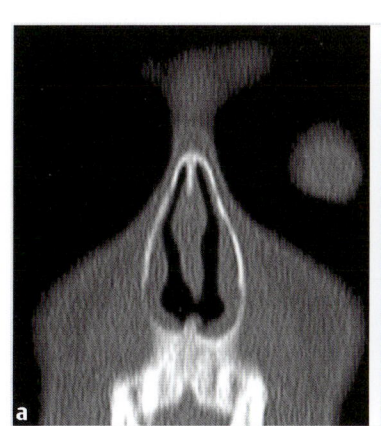

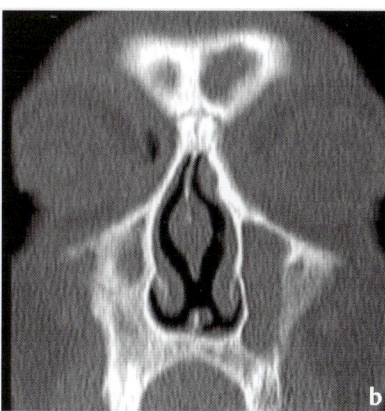

Fig. 17.9 Cortes coronais de TC. (a) Corte anterior mostrando a perfuração. (b) Neste corte posterior de TC, a presença escassa de cartilagem no septo nasal pode ser observada.

- Lembre-se que a artéria nasal posterolateral (ramo da artéria esfenopalatina) penetra a concha nasal inferior na porção superior da sua inserção lateral, a entre 1,0 e 1,5 cm da sua ponta posterior. Essa artéria, então, penetra em um canal ósseo e se bifurca em dois ramos.[8] Um dos ramos permanece alto e lateral, enquanto o outro corre em uma posição mais baixa e medial, o que pode-se tornar uma fonte de sangramentos ao se realizar a incisão posterior do retalho mucoso do assoalho do nariz.

Referências

Referências em negrito são leituras recomendadas.

[1] **Zhang X, Wang EW, Wei H, et al. Anatomy of the posterior septal artery with surgical implications on the vascularized pedicled nasoseptal flap. Head Neck. 2015; 37(10):1470–1476**

[2] Lee HY, Kim HU, Kim SS, et al. Surgical anatomy of the sphenopalatine artery in lateral nasal wall. Laryngoscope. 2002; 112(10):1813–1818

[3] Neumann A, Morales-Minovi CA, Schultz-Coulon HJ. [Closure of nasal septum perforations by bridge flaps] [in Spanish]. Acta Otorrinolaringol Esp. 2011; 62(1):31–39

[4] **Teymoortash A, Werner JA. Repair of nasal septal perforation using a simple unilateral inferior meatal mucosal flap. J Plast Reconstr Aesthet Surg. 2009; 62(10):1261–1264**

[5] **Teymoortash A, Hoch S, Eivazi B, Werner JA. Experiences with a new surgical technique for closure of large perforations of the nasal septum in 33 patients. Am J Rhinol Allergy. 2011; 25(3):193–197**

[6] Friedman M, Ibrahim H, Ramakrishnan V. Inferior turbinate flap for repair of nasal septal perforation. Laryngoscope. 2003; 113(8):1425–1428

[7] Yip J, Macdonald KI, Lee J, et al. The inferior turbinate flap in skull base reconstruction. J Otolaryngol Head Neck Surg. 2013; 42:6–11

[8] Alobid I, Mason E, Solares CA, et al. Pedicled lateral nasal wall flap for the reconstruction of the nasal septum perforation. A radio-anatomical study. Rhinology. 2015; 53(3):235–241

Capítulo 18
Retalho Musculomucoso da Artéria Facial

18.1	Introdução	135
18.2	Indicações	135
18.3	Anatomia	135
18.4	Técnica Cirúrgica	135
18.5	Contraindicações	139
18.6	Discussão	139
18.7	Exemplo de Caso	140
18.8	Complicações	140
18.9	Dicas e Truques	140

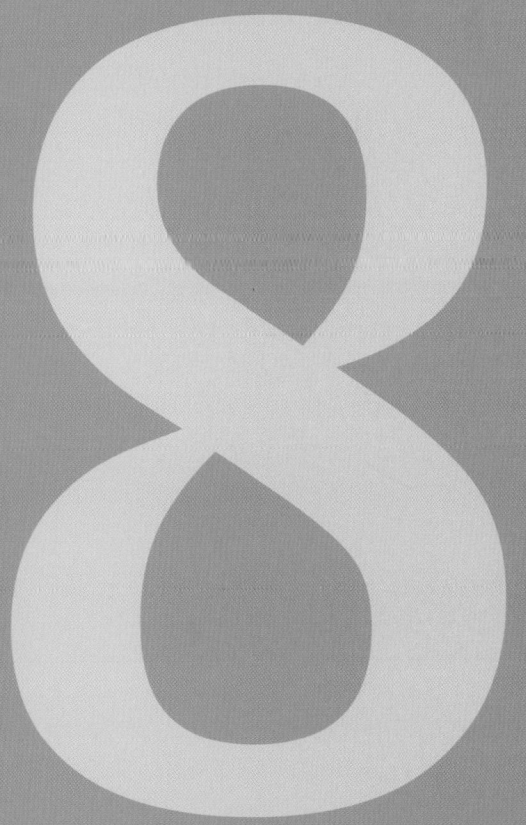

18 Retalho Musculomucoso da Artéria Facial

Tareck Ayad ▪ Philippe Lavigne ▪ Ilyes Berania

> **Resumo**
>
> O retalho musculomucoso da artéria facial (FAMM) é um retalho pediculado locorregional versátil que vem ganhando popularidade na cirurgia reconstrutiva. Quando tunelado na cavidade nasal, ele provê abundante tecido vascularizado para perfurações septais maiores. Embora tecnicamente desafiador, ele está associado a baixa morbidade e não deixa nenhuma cicatriz externa visível.

18.1 Introdução

Nas últimas décadas, retalhos pediculados regionais têm sido cada vez mais utilizados na restauração de defeitos de tamanho pequeno a médio em cabeça e pescoço, incluindo perfurações do septo nasal. Enquanto perfurações pequenas sintomáticas são tradicionalmente fechadas por retalhos mucosos locais,[1,2] o retalho musculomucoso da artéria facial (FAMM) tornou-se uma técnica popular para o reparo de defeitos septais grandes (> 2-3 cm)[3] sintomáticos. Outras opções reconstrutivas, como as abordagens externas para rinoplastia,[4,5,6,7,8,9,10,11,12] expansores do tecido nasal,[13] retalhos livres do antebraço[14] e retalhos de pericrânio,[15] também têm sido utilizados para grandes déficits septais. Inicialmente descrito por Pribaz et al. em 1992,[16] o FAMM é um procedimento relativamente simples e poupador de tempo que evita a formação de cicatrizes faciais externas.[17]

Neste capítulo, descreveremos e reveremos uma abordagem cirúrgica endonasal utilizando um retalho pediculado, o FAMM de base superior, como uma opção alternativa para a correção de grandes perfurações do septo nasal (NSPs).

18.2 Indicações

- Perfurações septais grandes (> 2 cm).
- Perfurações septais em pacientes com tecidos intranasais ausentes ou de má qualidade, como aqueles previamente submetidos a radioterapia na área concernente, cirurgias ablativas extensas ou abuso crônico de cocaína.

18.3 Anatomia

18.3.1 Pedículo da Artéria Facial

A artéria facial segue um curso cervical após emergir da artéria carótida externa. Ela cruza a glândula submandibular e atinge a borda inferior da mandíbula, no limite anterior do músculo masseter. A artéria facial viaja na bochecha, lateralmente aos músculos bucinador e *levator anguli oris*, enquanto permanece medial aos músculos *risorius*, *zygomaticus major* e à camada superficial do músculo *orbicularis oris*.[18,19] A artéria segue uma trajetória bastante tortuosa em seu caminho até o canto interno para formar a artéria angular. Por esta última, podemos esperar um fluxo retrógrado a partir da artéria oftálmica, que tem sua origem no sistema da artéria carótida interna.[20]

A artéria facial está localizada a aproximadamente 16 mm da comissura labial. Ela emite ramos perfurantes para a região jugal e ramos para a artéria labial superior, dentre outros. Várias variações nos ramos e terminações da artéria facial foram previamente descritas.[21] A classificação de Lohn et al.[22] inclui tipo I = angular, tipo II = nasal lateral, tipo III = alar, tipo IV = labial superior, tipo V = labial inferior e tipo VI = não detectada.

A veia facial em geral corre posteriormente e em íntima proximidade à artéria facial, no nível da mandíbula. Ela diverge progressivamente da artéria, à medida em que se aproxima do nariz. Estudos com fluxometria doppler demonstraram uma distância média entre os dois vasos de 13,6 mm na comissura oral e de 16,3 mm sob a base alar.[23] A veia tem sua origem no canto interno como veia angular, correndo ao longo da dobra nasogeniana para se tornar a veia facial.

18.3.2 Retalho Musculomucoso da Artéria Facial

O FAMM consiste em um retalho intraoral da bochecha, e inclui a mucosa bucal, submucosa, músculo bucinador e camada superficial do músculo *orbicularis oris* (▶ Fig. 18.1). Retalhos de base superior são utilizados para perfurações do septo nasal com o objetivo de maximizar o comprimento de tecido. FAMMs de base superior são pediculados na artéria angular e a perfusão ocorre através de um fluxo retrógrado. A artéria facial é preservada em toda a sua extensão para o retalho e mantida anexada ao músculo bucinador (▶ Fig. 18.2). A veia facial não é usualmente incluída no retalho, já que a drenagem venosa é assegurada pelo plexo submucoso.[24] O ponto pivotal do retalho se situa nas vizinhanças da tuberosidade maxilar ou no sulco gengivolabial. A largura média do retalho é de 2,5 a 3 cm, e a base do pedículo deve ser de ao menos 1,5 cm para assegurar uma drenagem venosa adequada.[17]

18.4 Técnica Cirúrgica

O FAMM foi inicialmente descrito por Pribaz et al. em 1992[16] como um retalho musculomucoso versátil colhido intraoralmente na área da mucosa jugal. Ele pode ser pediculado inferiormente, na artéria facial, ou superiormente, na artéria angular. Para reconstrução de defeitos intranasais, será colhido um FAMM pediculado de base superior.

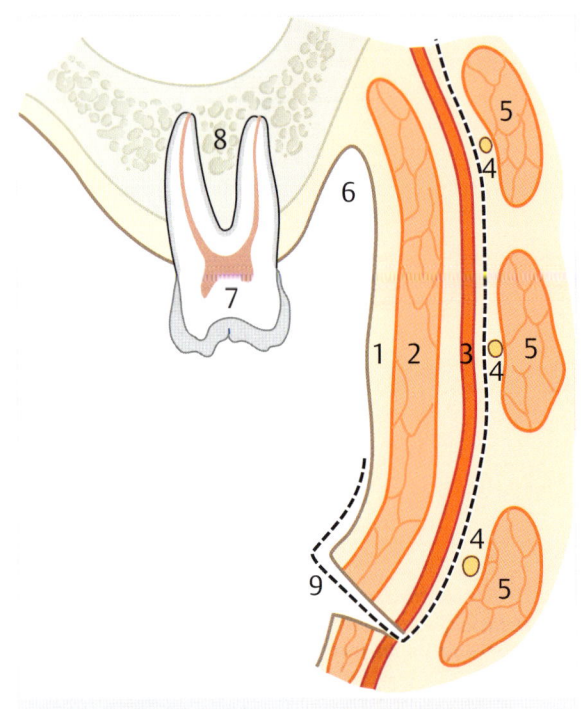

Fig. 18.1 Ilustração esquemática do retalho FAMM em um corte coronal através da bochecha. 1, Mucosa e submucosa; 2, Músculo bucinador; 3, Artéria facial; 4, Ramos motores do nervo facial; 5, Músculos da mímica facial; 6, Sulco gengivobucal superior; 7, Molar; 8, Maxila; 9, Incisão e plano de dissecção do retalho FAMM (linha interrompida).

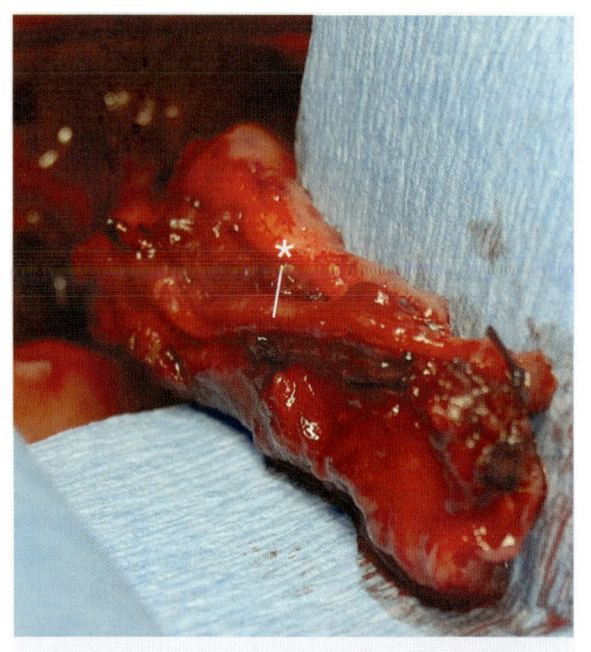

Fig. 18.2 Exemplo de uma artéria facial preservada em todo o comprimento do retalho FAMM. *, curso da artéria facial.

18.4.1 Anestesia

Antibioticoprofilaxia dirigida para a flora da cavidade oral é recomendada. Após a intubação oral, o tubo endotraqueal é posicionado contralateralmente ao leito cirúrgico. Ele pode ser fixado em posição por suturas dentárias transjugais ou intraorais. O bloqueio neuromuscular facilitará a exposição da cavidade oral ao longo do procedimento. Não recomendamos infiltração local com solução de epinefrina na linha demarcada para o retalho, uma vez que isso pode provocar um espasmo da artéria facial, o que pode comprometer a sua dissecção.

18.4.2 Desenhando o Retalho

A mucosa bucal é exposta utilizando-se duas suturas de tração nos lábios superior e inferior e um retrator de língua de Weider (em forma de coração). Alternativamente, retratores de Senn ou ganchos cutâneos de Gillies podem ser utilizados ao invés das suturas de tração. Tendo em mente os marcos anatômicos, um esboço do retalho é demarcado na mucosa bucal (▶ Tabela 18.1). O limite anterior do retalho se situa 1 cm posteriormente à comissura labial, para evitar a distorção desta após o fechamento do defeito. O limite posterior do retalho se situa imediatamente anterior à papila do ducto de Stensen. Uma distância de 0,5 a 1 cm é preservada entre a margem posterior do retalho e a gengiva, para facilitar o fechamento da ferida (▶ Fig. 18.3). O uso do Doppler para identificação da artéria facial foi previamente descrito,[3] mas quase nunca irá modificar o esboço do retalho, uma vez que esse se baseia em marcos anatômicos fixos. Mais ainda, o esboço do curso da artéria facial não será mais confiável após a incisão na mucosa, pois esta se tornará frouxa. Superiormente, a base do retalho é desenhada na junção entre o sulco gengivolabial e o primeiro molar.

A terminação distal do retalho é desenhada de acordo com o tamanho e a forma da perfuração septal. A medida do defeito ou utilização de um modelo é mandatória, permitindo um esboço otimizado do retalho. Como a largura do FAMM é limitada pelos marcos anteriormente mencionados (em geral ~3 cm), o tamanho e o eixo do defeito decidirão se a inserção do retalho será horizontal ou vertical. Para uma perfuração longa no sentido craniocaudal, a inserção do retalho será horizontal, enquanto para uma perfuração verticalmente alta será coberta com o retalho inserido verticalmente.

Tabela 18.1 Pérolas anatômicas e suas implicações

Marco anatômico	Implicação cirúrgica
Comissura labial	Limite anterior (a 1 cm da comissura)
Papila de Stensen	Limite posterior
Sulco gengivolabial	Ponto pivotal
Artéria facial	Parede lateral (superficial) da artéria define a profundidade do plano de dissecção
Junção em Y entre as artérias facial e labial superior	A artéria labial superior pode ser identificada primeiro e dissecada retrogradamente para identificação da artéria facial

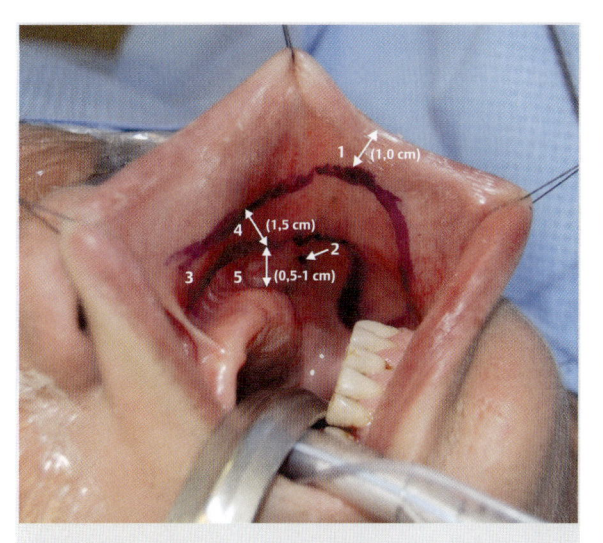

Fig. 18.3 Desenho do retalho, com marcos anatômicos. 1, Uma distância de 1 cm é preservada entre a porção anterior do retalho e a comissura labial; 2, A papila do ducto de Stensen é visualizada posteriormente ao retalho; 3, A porção distal do retalho aponta na direção do sulco gengivolabial; 4, Uma largura mínima de 1,5 cm é preservada na base do retalho; 5, uma distância de 0,5 a 1 cm é preservada entre a margem posterior do retalho e a gengiva para facilitar o fechamento da ferida.

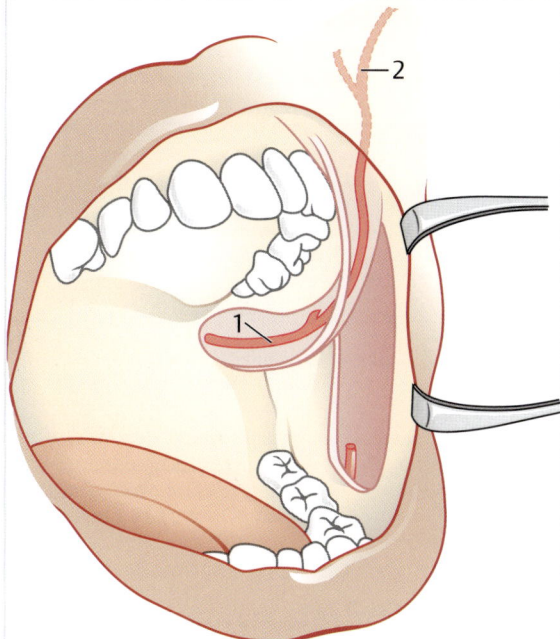

Fig. 18.4 Retalho FAMM de base superior. A porção distal do retalho é desenhada para dobrar na junção entre o sulco gengivolabial e o primeiro molar. 1, Artéria facial; 2, artéria labial superior.

18.4.3 Identificação da Artéria Facial

A artéria facial pode ser identificada por meio de duas técnicas. Primeiramente, ela pode ser localizada através de uma dissecção romba cuidadosa na terminação distal do retalho (▶ Fig. 18.4). Alternativamente, a artéria labial superior será identificada primeiramente, com uma incisão na área da comissura labial, e, então, rastreada de modo retrógrado até a artéria facial. Somente após a identificação da artéria facial, a artéria labial superior será ligada.

18.4.4 Colheita do Retalho

As incisões mucosas são completadas de acordo com o esboço previamente desenhado e estendida para a mucosa, submucosa e músculo bucinador. O retalho é colhido em um plano profundo em relação à artéria facial. A artéria facial deve ser mantida anexada ao músculo bucinador sobrejacente em toda a sua extensão ao longo da dissecção (ver ▶ Fig. 18.1). A artéria facial é dissecada de maneira retrógrada, do distal para o proximal. Isso garante uma dissecção meticulosa, já que a artéria é tortuosa e vasos colaterais deverão ser clipados. Como previamente mencionado, a veia facial não é incluída, uma vez que a drenagem venosa se baseia no plexo submucoso.

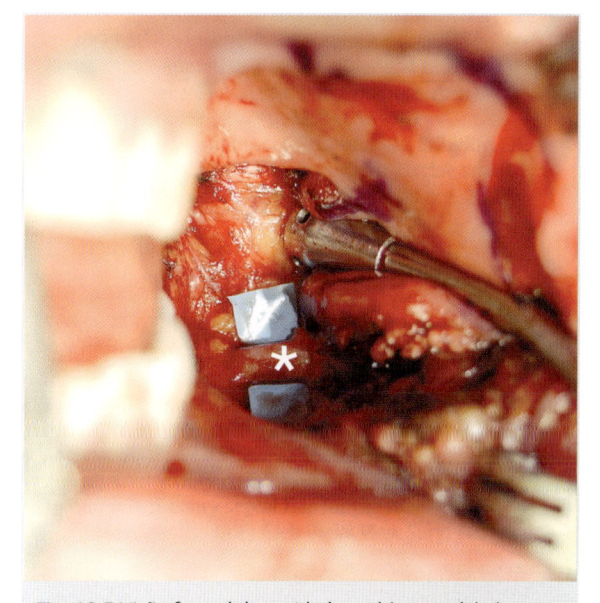

Fig. 18.5 Visão frontal da cavidade oral (esquerda). *, artéria facial é identificada na porção distal do retalho (repousando sobre um fragmento de papel azul).

18.4.5 Preparação do Retalho Distal

O FAMM é completamente dissecado até a sua base, na junção entre o sulco gengivolabial e o primeiro molar (▶ Fig. 18.5). A terminação distal do retalho possui agora um lado mucoso e um lado muscular (músculo bucinador). O lado muscular deve ser recoberto por um enxerto cutâneo retroauricular ou supraclavicular de espessura total antes da inserção do retalho (▶ Fig. 18.6a). O tamanho do enxerto cutâneo se baseia no modelo do tamanho e forma da perfuração septal. Ele é anexado ao lado muscular do FAMM com sutura contínua absorvível. Uma superfície muscular cruenta deve ser preservada no perímetro do retalho, para permitir uma cicatrização ótima contra as margens da perfuração septal (▶ Fig. 18.7b).

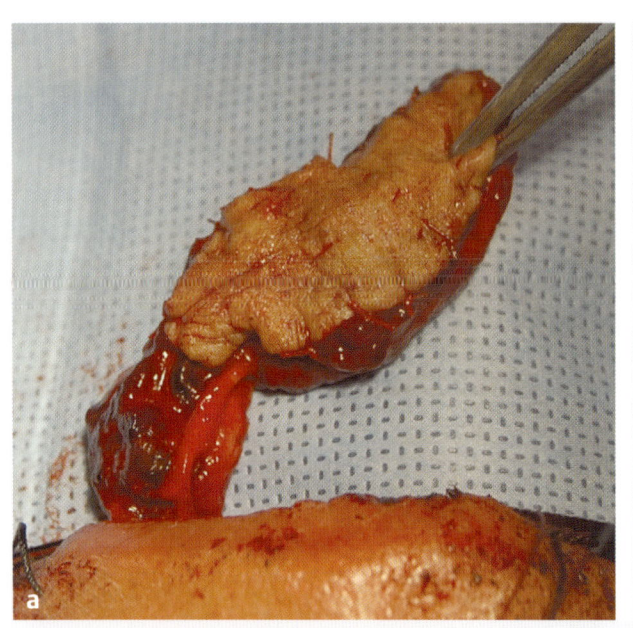

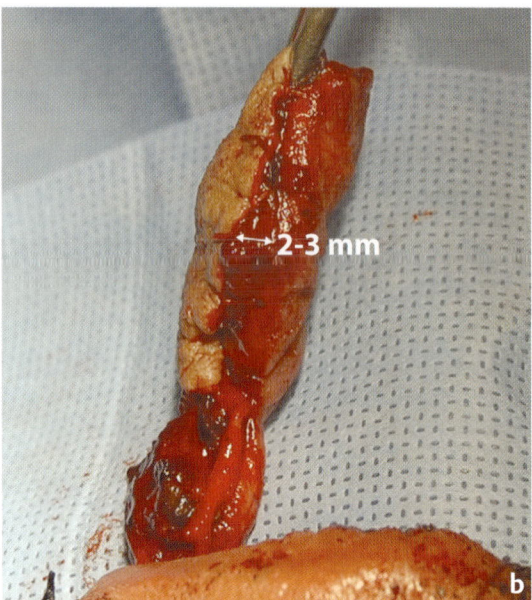

Fig. 18.6 (a) Um enxerto cutâneo é suturado circunferencialmente na superfície muscular do retalho. **(b)** Visão lateral do retalho. Uma superfície muscular cruenta (2 a 3 mm) deve ser preservada no perímetro do retalho para permitir uma cicatrização ótima contra as bordas da perfuração septal.

18.4.6 Inserção do Retalho

O sulco gengivolabial é incisado através de uma extensão da margem posterior do retalho, e a dissecção é aprofundada até a borda inferior da abertura piriforme. Um túnel subperiósteo é criado no assoalho da fossa nasal com um descolador. O retalho é tunelizado para o interior da fossa nasal através de uma incisão de 2 cm na mucosa do assoalho nasal. O retalho é, então, inserido horizontal ou verticalmente, como previamente descrito (▶ Fig. 18.7). A margem posterior do retalho é completamente suturada à cartilagem ou osso septal posterior com auxílio do endoscópio e fios absorvíveis. Pequenos orifícios podem ser brocados através do vômer e/ou lâmina perpendicular do etmoide com uma broca em ângulo reto para facilitar a passagem dos fios para conexão da porção posterior do retalho. A porção anterior do retalho é suturada de forma similar, utilizando-se espéculo nasal ou endoscópio (▶ Fig. 18.8). Durante a inserção, o cirurgião deve estar atento à posição da artéria facial no retalho, uma vez que uma sutura mal colocada pode comprometer a perfusão do retalho (▶ Fig. 18.9).

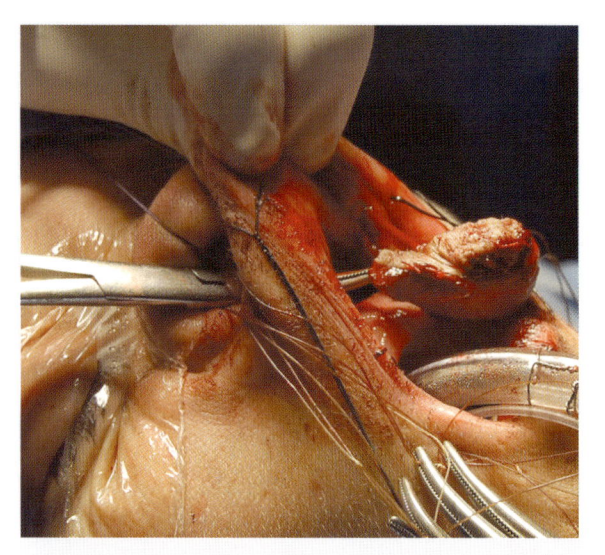

Fig. 18.7 O retalho é tunelizado para o interior da cavidade nasal através de uma incisão de 2 cm na mucosa do assoalho do nariz. O manuseio e o posicionamento do retalho devem ser feitos cuidadosamente para se evitar torção do pedículo.

18.4.7 Fechamento do Sítio Doador

O sítio doador é fechado primariamente com suturas de colchoeiro interrompidas utilizando fios de cromo ou PDS (polidioxanona) quando o retalho possui largura inferior a 3 cm.[25] Defeitos maiores podem causar contraturas labiais quando fechados primariamente, podendo ser fechados com um enxerto cutâneo, deixados granular[26] ou fechados com um avanço de coxim de gordura bucal.[27] No cenário de uma reparação de perfuração septal, essa situação é raramente encontrada.

A comunicação entre as cavidades oral e nasal deve ser fechada primariamente para se evitar a formação de uma fístula oronasal. Esta delicada etapa requer uma incisão superficial na mucosa do retalho em sua base, para permitir o fechamento da comunicação sobre margens cruentas. É de suma importância manter esta incisão superficial para se evitar o comprometimento do plexo venoso submucoso e, assim, evitar-se a congestão venosa do retalho. Não hesitamos em retardar o fechamento da comunicação entre as cavidades nasal e oral em 3 semanas para evitar um possível comprometimento venoso. Entretanto, se a reconstrução do septo for parte de uma reconstrução mais complexa do nariz, envolvendo en-

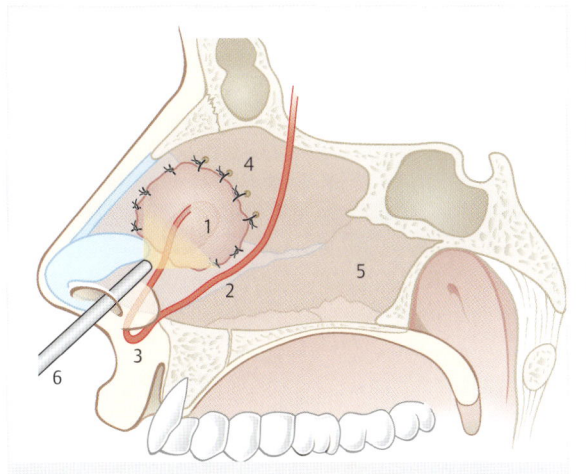

Fig. 18.8 Visão septal da inserção do retalho FAMM. 1, O retalho foi tunelizado na fossa nasal, posicionado no grande defeito septal e suturado em posição; 2, curso da artéria facial; 3, sulco gengivolabial superior; 4, suturas posterior e inferior foram passadas através da lâmina perpendicular via orifícios brocados para estabilizar o retalho; 5, osso vômer; 6, o retalho anterior é suturado de forma similar, com auxílio de um endoscópio.

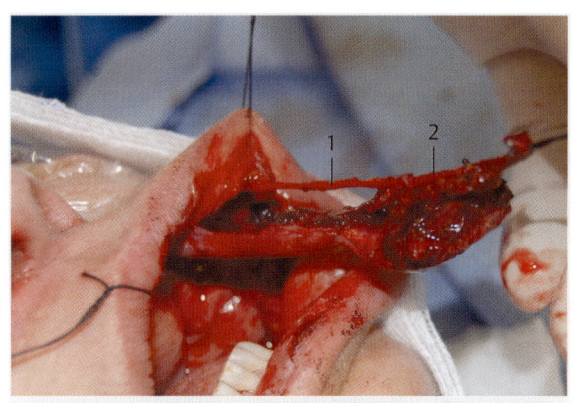

Fig. 18.9 Situação a evitar. 1, A artéria facial é separada do músculo bucinador na porção proximal do retalho; 2, a terminação distal do vaso permanece anexada ao retalho. O tecido pode permanecer viável, mas uma inspeção cuidadosa da perfusão do retalho deve ser realizada.

xertos de cartilagem ou osso, recomendamos fechar a comunicação oronasal sem demora.

18.4.8 Cuidados Pós-Operatórios

A cavidade nasal é tamponada com Surgifoam ao invés de gaze nasal em fita ou *splints* nasais, que poderiam criar uma compressão isquêmica sobre o retalho ou seu pedículo. O tamponamento nasal é removido entre a 7 a 10 dias após a cirurgia. Recomendamos o uso de antibióticos no pós-operatório, por 1 semana. Caso necessário, o pedículo pode ser seccionado com segurança 3 semanas após a cirurgia inicial.[25]

18.5 Contraindicações

O uso do FAMM deve ser desencorajado na presença de lesões pré-cancerosas ou cancerosas da mucosa bucal por razões óbvias.[28] Qualquer procedimento que possa comprometer o fluxo sanguíneo arterial retrógrado constitui uma contraindicação para um FAMM de base superior. Embolização da artéria facial ou retalhos reconstrutivos baseados na artéria angular prévios podem interromper o fluxo sanguíneo retrógrado para o retalho. O uso do Doppler para avaliar o fluxo sanguíneo não é confiável nestas situações, já que ele pode refletir *inputs* oriundos do sistema arterial da carotídeo externo ou contribuições colaterais das artérias mentoniana contralateral, labial inferior e labial superior.[29] Durante a dissecção, estes vasos colaterais serão ligados, uma vez que a vascularização arterial do retalho depende principalmente da artéria angular.

Radioterapia prévia no campo cirúrgico está comumente associada a maiores taxas de complicações em cirurgia reconstrutiva, devendo também ser considerada uma contraindicação relativa. Séries retrospectivas demonstraram maiores taxas de trismo, deiscência e necroses nos casos de FAMM colhidos em áreas previamente irradiadas.[25,26,30]

18.6 Discussão

Em uma revisão sistemática, Ayad e Xie[25] relataram o uso do FAMM como retalho reconstrutivo em 485 casos de cirurgia de cabeça e pescoço. Destes, somente 8 (1,8%) foram utilizados para reparo de perfuração septal. Outros sítios de reconstrução estudados nessa revisão foram assoalho da boca, palato, crista alveolar, lábio, orofaringe, língua e mucosa bucal. Como um todo, as complicações relatadas incluíram necrose distal parcial (12,2%), necrose completa (2,9%) e "outras complicações" (12,8%) (deiscência, congestão venosa, hematoma e infecções). Houve três relatos de paralisia facial temporária, todos os quais se resolveram dentro do período de 2 meses. Infelizmente, este estudo não reviu as taxas de sucesso para fechamento especificamente nos casos de NSPs, ainda que o FAMM tenha conseguido bons resultados funcionais nos defeitos reconstruídos com um retalho FAMM de base superior ou inferior.

Um único artigo revisto por pares foi publicado sobre o uso do FAMM exclusivamente para reparo de NSPs.[3] Em seu trabalho, Heller *et al.* encontraram uma taxa de sucesso de 100% (seis pacientes) para o fechamento de defeitos septais variando entre 3,1 e 4 cm na maior dimensão. Todos os pacientes referiram completa resolução do seu desconforto em *follow-up* de longo prazo (10-30 meses), e nenhuma complicação foi reportada.

Ferrari *et al.* relataram o uso de FAMMs de base superior em 12 reconstruções de defeitos de cabeça e pescoço, dos quais 2 foram utilizados para reparo do septo nasal. No geral, os autores reportaram baixas taxas de complicações menores (pequena deiscência, necrose parcial, congestão) e nenhuma complicação maior. Nos seus casos de reparo de perfurações septais, nenhuma complicação foi reportada e o defeito se manteve fechado em *follow-up* de longo prazo (11 e 25 meses).

Sendo assim, o FAMM aparenta ser um procedimento seguro para reconstrução de defeitos dos tecidos da cabeça e do pescoço, ainda que o seu uso para o reparo de NSPs permaneça incomum. Com o aumento da popularidade deste retalho nos últimos anos,[25] novos estudos poderão confirmar o seu lugar no algoritmo do reparo de NSPs.

18.7 Exemplo de Caso

Uma mulher de 44 anos foi encaminhada com diagnóstico de perfuração septal sintomática, apesar de um tratamento clínico ideal. Ela sofria com crostas, epistaxes e desconforto nasal. Ela havia utilizado cocaína no passado, e explicou que os sintomas persistiram mesmo após ter cessado o consumo de cocaína pelos últimos três anos.

A rinoscopia anterior revelou uma perfuração septal anterior medindo 2 cm em plano cefalocaudal e 3 cm anteroposteriormente. A mucosa nasal remanescente apresentava aspecto fibrótico.

Considerando o tamanho da perfuração e a má qualidade da mucosa nasal remanescente, foi proposto o fechamento da perfuração septal por FAMM. As etapas-chave são ilustradas nas Figuras 18.3, 18.4, 18.5, 18.6, 18.7 e 18.8.

18.8 Complicações

A ▶ Tabela 18.2 discute as complicações e as soluções técnicas relacionadas.

18.9 Dicas e Truques

- Desenhar o retalho respeitando os marcos anatômicos descritos mais cedo. Caso a largura do retalho deva ser menor, não posicionar a incisão anterior mais posteriormente, uma vez que a artéria facial se encontra próxima a marca de 1 cm a partir da comissura labial. Ao invés disso, desenhar a incisão posterior mais distante (anteriormente) do ducto de Stensen.
- Incisar a mucosa bucal com cautério com ponta de agulha em modo "corte" para menor sangramento. Não recomendamos infiltração com lidocaína e epinefrina, uma vez que a artéria facial pode sofrer um espasmo e tornar-se de difícil localização.
- Colher o retalho alguns milímetros maior do que a perfuração.
- O caminho mais curto para uma perfuração septal anterior é através de uma incisão gengivolabial diretamente na direção do assoalho do nariz. Não tente utilizar a abordagem transmaxilar, uma vez que isto criará uma tensão indevida no retalho.
- Caso a primeira tentativa cirúrgica falhe, sempre se pode tentar uma segunda cirurgia. Entretanto, a razão subjacente à falha deve ser identificada antes de uma segunda tentativa.

Tabela 18.2 Complicações e soluções técnicas

Complicações	Soluções técnicas
A artéria facial é separada do músculo bucinador durante a dissecção	Dissecção cuidadosa lateralmente à artéria facial, com cuidados para manter a artéria anexada ao músculo em toda a extensão do retalho
A artéria facial é lesada próxima à base do retalho durante a dissecção	O retalho defeituoso pode ser suturado de volta no seu leito cirúrgico. Um retalho FAMM contralateral pode ser utilizado
Identificação difícil da artéria facial com uma incisão distal inicial	Identificação da artéria labial superior e dissecção retrógrada até a artéria facial
Sutura posterior do retalho através do vômer	Pequenos orifícios podem ser brocados através do osso para permitir a passagem dos fios para a conexão posterior do retalho
Tensão excessiva ao fechar o leito cirúrgico	Retalho de avanço de coxim gorduroso da bochecha suturada às margens do defeito primário

FAMM, musculomucoso da artéria facial.

Referências

Referências em negrito são leituras recomendadas.

[1] Fairbanks DN. Closure of nasal septal perforations. Arch Otolaryngol. 1980; 106(8):509–513
[2] Karlan MS, Ossoff RH, Sisson GA. A compendium of intranasal flaps. Laryngoscope. 1982; 92(7 Pt 1):774–782
[3] **Heller JB, Gabbay JS, Trussler A, Heller MM, Bradley JP. Repair of large nasal septal perforations using facial artery musculomucosal (FAMM) flap. Ann Plast Surg. 2005; 55(5):456–459**
[4] Newton JR, White PS, Lee MS. Nasal septal perforation repair using open septoplasty and unilateral bipedicled flaps. J Laryngol Otol. 2003; 117(1):52–55
[5] van Kempen MJ, Jorissen M. External rhinoplasty approach for septal perforation. Acta Otorhinolaryngol Belg. 1997; 51(2):79–83
[6] Kridel RW, Appling WD, Wright WK. Septal perforation closure utilizing the external septorhinoplasty approach. Arch Otolaryngol Head Neck Surg. 1986; 112(2):168–172
[7] Romo T, III, Foster CA, Korovin GS, Sachs ME. Repair of nasal septal perforation utilizing the midface degloving technique. Arch Otolaryngol Head Neck Surg. 1988; 114(7):739–742
[8] Arnstein DP, Berke GS. Surgical considerations in the open rhinoplasty approach to closure of septal perforations. Arch Otolaryngol Head Neck Surg. 1989; 115(4):435–438

[9] Teichgraeber JF, Russo RC. The management of septal perforations. Plast Reconstr Surg. 1993; 91(2):229–235

[10] Kridel RW, Foda H, Lunde KC. Septal perforation repair with acellular human dermal allograft. Arch Otolaryngol Head Neck Surg. 1998; 124(1):73–78

[11] Woolford TJ, Jones NS. Repair of nasal septal perforations using local mucosal flaps and a composite cartilage graft. J Laryngol Otol. 2001; 115(1):22–25

[12] Ambro BT, Zimmerman J, Rosenthal M, Pribitkin EA. Nasal septal perforation repair with porcine small intestinal submucosa. Arch Facial Plast Surg. 2003; 5(6):528–529

[13] Romo T, III, Jablonski RD, Shapiro AL, McCormick SA. Long-term nasal mucosal tissue expansion use in repair of large nasoseptal perforations. Arch Otolaryngol Head Neck Surg. 1995; 121(3):327–331

[14] Murrell GL, Karakla DW, Messa A. Free flap repair of septal perforation. Plast Reconstr Surg. 1998; 102(3):818–821

[15] Paloma V, Samper A, Cervera-Paz FJ. Surgical technique for reconstruction of the nasal septum: the pericranial flap. Head Neck. 2000; 22(1):90–94

[16] Pribaz J, Stephens W, Crespo L, Gifford G. A new intraoral flap: facial artery musculomucosal (FAMM) flap. Plast Reconstr Surg. 1992; 90(3):421–429

[17] Ayad T, Kolb F, De Monès E, Mamelle G, Tan HK, Temam S. [The musculo-mucosal facial artery flap: harvesting technique and indications] [in French]. Ann Chir Plast Esthet. 2008; 53(6):487–494

[18] Pinar YA, Bilge O, Govsa F. Anatomic study of the blood supply of perioral region. Clin Anat. 2005; 18(5):330–339

[19] Standring S. Gray's Anatomy—The Anatomical Basis of Clinical Practice. 39th ed. Edinburgh, UK: Elsevier, Churchill Livingstone; 2005:509–510

[20] Rouviere H, Delmas A. Anatomie humaine descriptive, topographique et fonctionnelle. Tome 1: tête et cou. 15th ed. Paris, France: Masson; 2002

[21] Nakajima H, Imanishi N, Aiso S. Facial artery in the upper lip and nose: anatomy and a clinical application. Plast Reconstr Surg. 2002; 109(3):855–861, discussion 862–863

[22] Lohn JW, Penn JW, Norton J, Butler PE. The course and variation of the facial artery and vein: implications for facial transplantation and facial surgery. Ann Plast Surg. 2011; 67(2):184–188

[23] Zhao Z, Li S, Xu J, et al. Color Doppler flow imaging of the facial artery and vein. Plast Reconstr Surg. 2000; 106(6):1249–1253

[24] Dupoirieux L, Plane L, Gard C, Penneau M. Anatomical basis and results of the facial artery musculomucosal flap for oral reconstruction. Br J Oral Maxillofac Surg. 1999; 37(1):25–28

[25] **Ayad T, Xie L. Facial artery musculomucosal flap in head and neck reconstruction: a systematic review. Head Neck. 2015; 37(9):1375–1386**

[26] Ayad T, Kolb F, De Monés E, Mamelle G, Temam S. Reconstruction of floor of mouth defects by the facial artery musculo-mucosal flap following cancer ablation. Head Neck. 2008; 30(4):437–445

[27] Massarelli O, Gobbi R, Soma D, Tullio A. The folded tunnelized-facial artery myomucosal island flap: a new technique for total soft palate reconstruction. J Oral Maxillofac Surg. 2013; 71(1):192–198

[28] O'Leary P, Bundgaard T. Good results in patients with defects after intraoral tumour excision using facial artery musculo-mucosal flap. Dan Med Bull. 2011; 58(5):A4264

[29] Park C, Lineaweaver WC, Buncke HJ. New perioral arterial flaps: anatomic study and clinical application. Plast Reconstr Surg. 1994; 94(2):268–276

[30] Céruse P, Ramade A, Dubreuil C, Disant F. [The myo-mucosal buccinator island flap: indications and limits for the reconstruction of deficits of the buccal cavity of the oropharynx] [in French]. J Otolaryngol. 2006; 35(6):404–407

Capítulo 19

Técnica *"Slide and Patch"*

19.1	Indicações	145
19.2	Etapas Cirúrgicas	145
19.3	Vantagens e Desvantagens	148
19.4	Exemplo de Caso	148
19.5	Dicas e Truques	148
19.6	Complicações e Soluções Técnicas	149
19.7	Conclusão	149

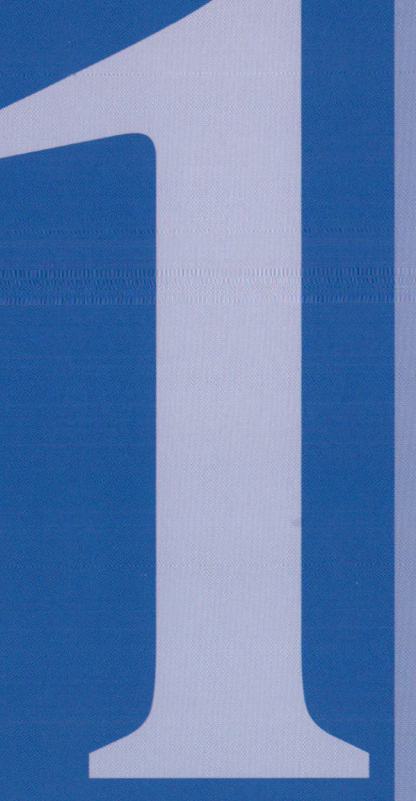

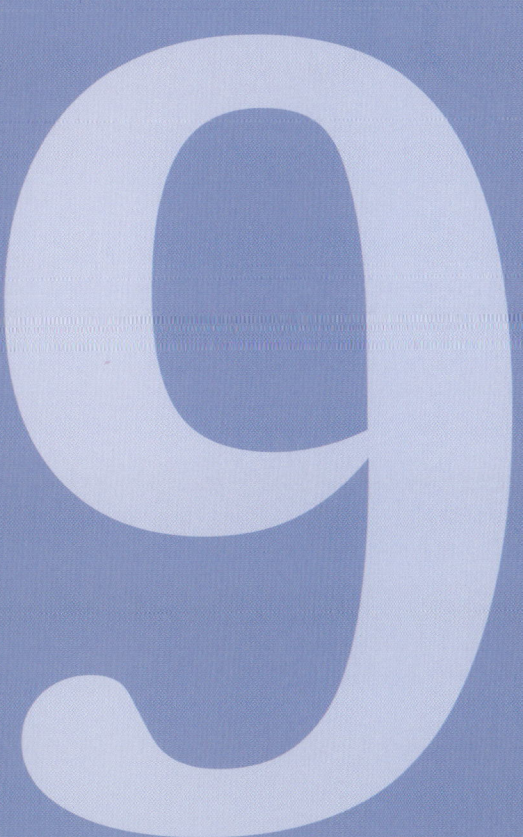

19 Técnica "*Slide and Patch*"

Michele Cassano

Resumo

A técnica "*slide and patch*" é assim chamada por combinar um enxerto livre mucoperiósteo de concha nasal inferior com um retalho mucoso de avanço ou rotacional do septo nasal. De fato, a técnica implica em um deslizamento ("*slide*") de um retalho septal mucopericôndrico ou mucoperiósteo e um "remendo" ("*patch*") feito com um enxerto mucoperiósteo colhido da concha nasal inferior.

Esta abordagem é indicada quando o paciente apresenta uma perfuração arredondada ou ovalada com um diâmetro maior, entre 5 e 30 mm. Perfurações com diâmetros inferiores a 5 mm podem ser reparadas somente com um enxerto mucoperiósteo da concha nasal inferior (com um ganho de tempo notável). Caso a perfuração seja maior do que 30 mm, os resultados podem não ser tão bons, uma vez que a largura do enxerto mucoperiósteo pode não ser suficientemente grande para cobrir o defeito com uma quantidade suficiente de tecido coberto (à maneira "*underlay*") pela mucosa em torno do defeito. Além disso, é possível que defeitos maiores não deixem uma quantidade suficiente de mucosa normal que permita a rotação ou avanço de um retalho adequado.

19.1 Indicações

- Esta abordagem está indicada quando o paciente apresenta uma perfuração arredondada ou ovalada com diâmetro maior, entre 5 e 30 mm.
- Pacientes com perfuração septal e nenhum histórico de turbinectomia inferior.

19.2 Etapas Cirúrgicas

A técnica "*slide and patch*"[1] envolve as seguintes etapas cirúrgicas:

1. A cirurgia é realizada sob anestesia geral, com o paciente em posição supina e a cabeça rodada em 30 graus na direção do cirurgião principal e por abordagem endoscópica, com endoscópio rígido de 4 mm e 30 graus
2. Antes da cirurgia, dois cotonoides neurocirúrgicos com nafazolina são inseridos através de ambas as narinas para efeito descongestionante.
3. A mucosa nasal é bilateralmente infiltrada com solução de lidocaína e adrenalina 1% (1:100.000), desde o septo anterior até o assoalho do nariz e as bordas da perfuração.
4. As margens da perfuração são, então, bilateralmente apardas e largamente destacadas da cartilagem ou osso subjacente em todo o entorno da perfuração com uma faca em foice para "reavivar as margens" (▶ Fig. 19.1). É importante descolar bilateralmente uma área de mucoperiósteo ou mucopericôndrio de ao menos 1 cm em toda a volta da perfuração.
5. Através de uma incisão hemitransfixante, as camadas mucopericôndrica e mucoperióstea são extensivamente descoladas em um dos lados do septo nasal, desde a margem inferior da cartilagem quadrangular até a coana, assoalho do nariz e 1 cm do teto do nariz (▶ Fig. 19.2).
6. Do outro lado, em perfurações ovais, com maior diâmetro horizontal, uma incisão horizontal na mucosa nasal, tão extensa quanto o maior diâmetro da perfuração, é realizada com faca em foice, até

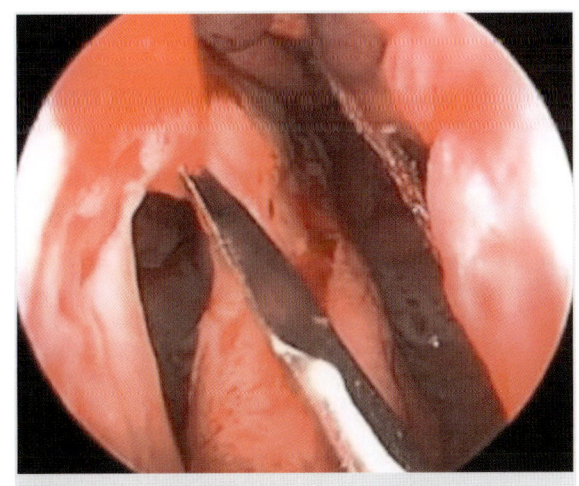

Fig. 19.1 As margens da perfuração são bilateralmente desbastadas e largamente dissecadas da cartilagem ou osso subjacentes em todo o entorno da perfuração com bisturi em foice.

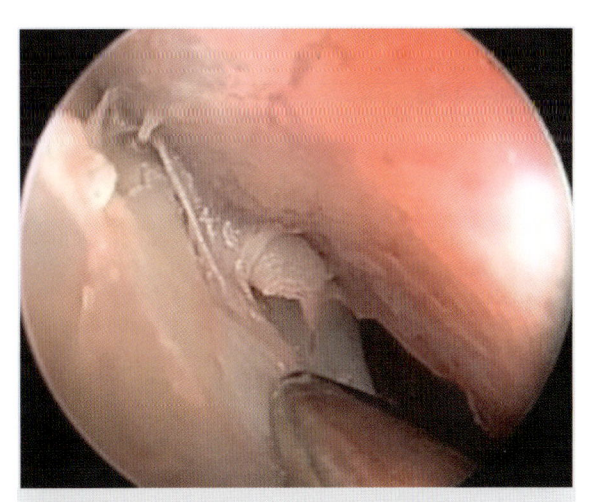

Fig. 19.2 Através de uma incisão hemitransfixante, as camadas mucopericôndrica e mucoperióstea são extensivamente descoladas em um dos lados do septo nasal.

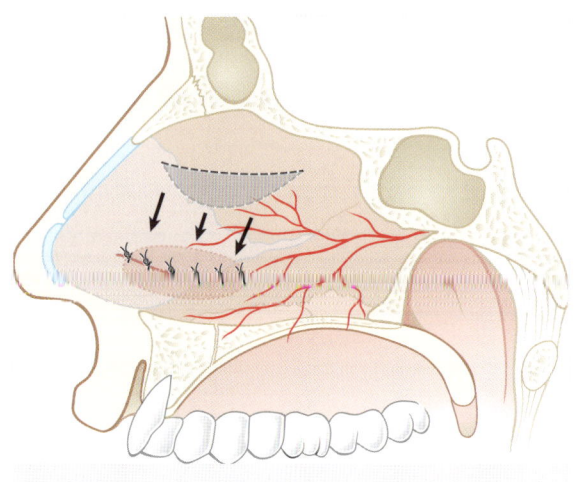

Fig. 19.3 Em perfurações ovaladas, uma incisão horizontal tão longa quanto o maior diâmetro da perfuração é realizada na mucosa nasal a 1 cm da borda dorsal da cartilagem septal com bisturi em foice. O retalho mucopericôndrico é, então, descolado da margem da perfuração até a incisão, e o retalho é transposto inferiormente, sendo as bordas da perfuração suturadas em conjunto com fio Vicryl 3.0.

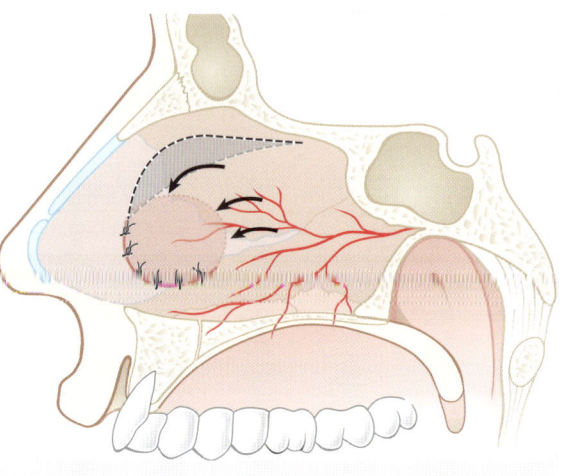

Fig. 19.4 Em perfurações arredondadas, um retalho mucoperiósteo rotacional/de avanço com base na artéria nasosseptal é desenhado e rodado para atingir a borda inferior da perfuração.

1 cm da borda dorsal da cartilagem septal. O retalho mucopericôndrico é, então, descolado, desde a margem da perfuração até a incisão. O retalho é, assim, transposto inferiormente, e as bordas da perfuração são suturadas em conjunto com fio Vicryl 3.0 (▶ Fig. 19.3).

7. Nos casos com perfurações arredondadas, um retalho rotacional/de avanço mucoperiósteo é desenhado com uma incisão arredondada de base posterior na artéria nasosseptal e descolado até 1 cm da coana (▶ Fig. 19.4). Adicionalmente, neste caso, o retalho é rodado para alcançar a borda inferior da perfuração e suturado com fio Vicryl 3.0 (▶ Fig. 19.5).
8. Em ambos os casos, o retalho deve avançar para cobrir a perfuração sem tensão. A cartilagem septal da área na qual o retalho foi preparado é deixada descoberta.
9. Um enxerto mucoperiósteo é colhido na concha nasal inferior através de uma turbinoplastia endoscópica pela técnica de Mark.[2] Em particular, após injeção de 2 a 3 mL de uma solução contendo Carbocaína 1% com epinefrina na proporção de 1:80.000 na mucosa da concha nasal inferior, sobre o osso, uma incisão com lâmina 15 é realizada na cabeça da concha nasal inferior, ao longo da margem inferior da concha nasal inferior. O mucoperiósteo do lado da concha nasal é assim separado do osso subjacente com descolador-aspirador. O osso da concha nasal, com mucosa lateral aderida, é, então, removido com tesouras endoscópicas até a cauda da concha nasal; o osso residual pode ser fraturado lateralmente, para reduzir o ângulo entre a concha nasal e a parede lateral do nariz. Finalmente, a mucosa do lado nasal (previamente descolada) é virada para cobrir a área exposta.

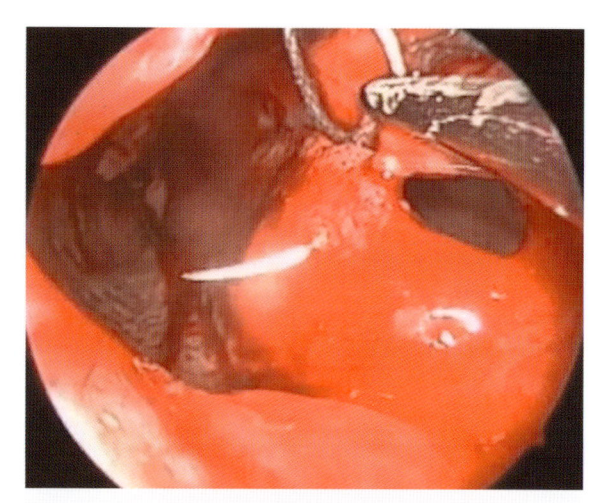

Fig. 19.5 O retalho é suturado às bordas da perfuração com fio Vicryl 3.0.

10. Assim sendo, a porção removida da concha nasal inferior (▶ Fig. 19.6) é utilizada para a colheita do enxerto, por meio da separação do mucoperiósteo (mucosa lateral da concha nasal inferior) do osso subjacente (▶ Fig. 19.7). O enxerto mucoperiósteo é aparado até o tamanho adequado (no mínimo com diâmetro 1 cm maior do que o diâmetro da perfuração).
11. O enxerto mucoperiósteo é, então, inserido através da incisão hemitransfixante, no túnel formado entre a cartilagem septal e o retalho de mucopericôndrio septal descolado (▶ Fig. 19.8).
12. As bordas do enxerto são posicionadas sob as bordas previamente descoladas da perfuração à maneira

Técnica "Slide and Patch"

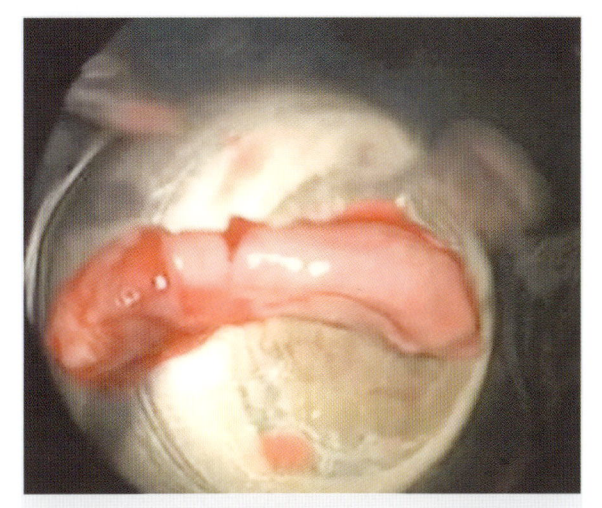

Fig. 19.6 A porção lateral da concha nasal inferior foi removida por meio de uma turbinoplastia endoscópica.

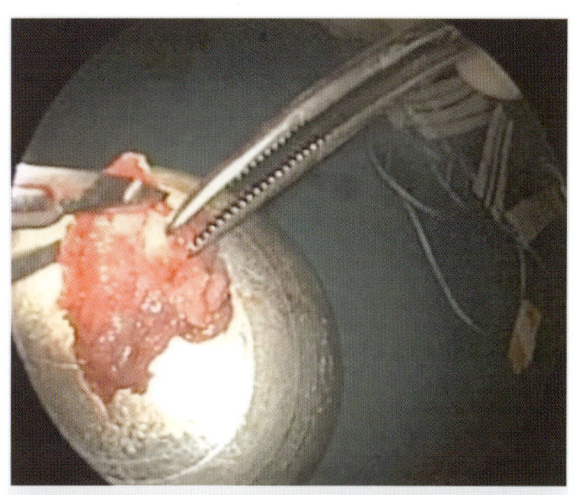

Fig. 19.7 A porção removida da concha nasal inferior é, então, utilizada para colheita do enxerto, através da separação do mucoperiósteo do osso subjacente. O retalho mucoperiósteo é desbastado até o tamanho ideal (no mínimo, diâmetro 1 cm maior do que a perfuração).

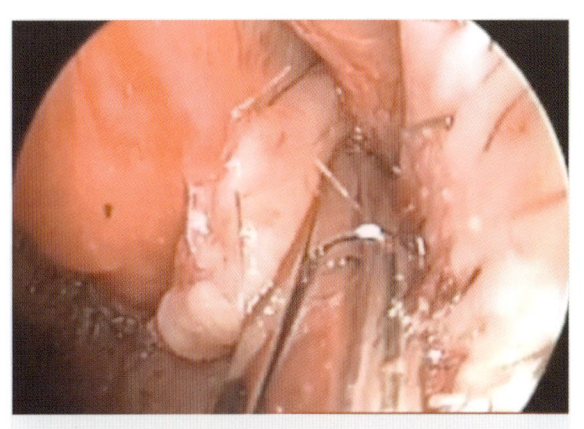

Fig. 19.8 O retalho mucoperiósteo é inserido pela incisão hemitransfixante no túnel formado entre a cartilagem septal e o retalho septal mucopericôndrico descolado.

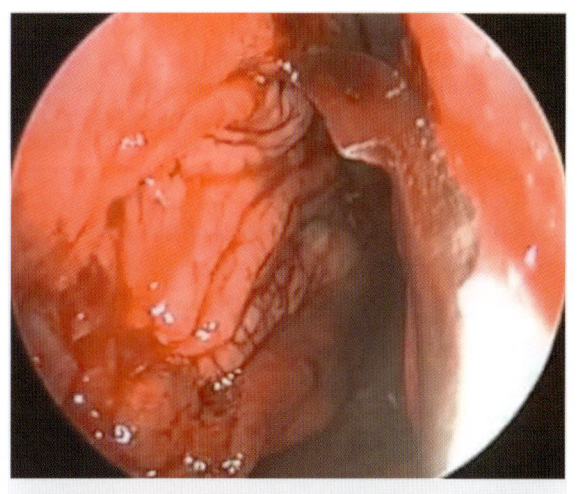

Fig. 19.9 As bordas do enxerto são posicionadas sob as bordas da perfuração previamente descoladas, à maneira *underlay*.

underlay por, no mínimo, 5 mm em todo o entorno (▶ Fig. 19.9).
13. Ao final desta etapa, nenhuma área da perfuração deve estar descoberta (▶ Fig. 19.10).
14. Uma lâmina de Gelfoam pode ser posicionada sobre o enxerto, para protegê-lo durante o processo cicatricial.
15. Lâminas de Silastic, desenhadas para cobrir o septo nasal desde 1 cm abaixo do teto do septo até o assoalho do nariz, são inseridas bilateralmente e fixadas anterior e posteriormente com uma sutura em "U" com fio de seda 2.0.
16. Tamponamento nasal é raramente necessário se um controle e cuidados de sangramentos e cauterização de pontos sangrantes forem realizados sob visão endoscópica antes do término da cirurgia.[3]

17. Antibioticoterapia é prescrita na forma de amoxicilina com ácido clavulânico (1 grama por via oral 2 vezes ao dia), e também é prescrito ácido tranexâmico (1 fL por via oral 2 vezes ao dia), começando na noite da cirurgia.
18. A partir do dia seguinte, lavagens nasais são frequentemente realizadas com solução salina estéril morna.
19. Os pacientes podem receber alta no primeiro dia de pós-operatório, caso não tenham sido utilizados tamponamentos e caso não haja sangramentos nasais ativos.
20. Consultas pós-operatórias são realizadas semanalmente, sendo particularmente as duas primeiras semanas para remoção de crostas e coágulos e avaliação da cicatrização pós-operatória.

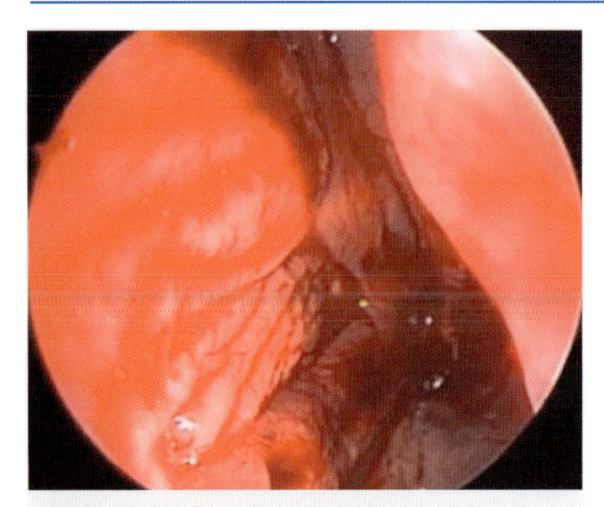

Fig. 19.10 O resultado ao final da cirurgia, antes da introdução das lâminas de Silastic.

21. As lâminas de Silastic são removidas por volta da terceira semana de pós-operatório.
22. Avaliações subsequentes são realizadas semanalmente até que a completa integridade da mucosa seja restaurada. É importante evitar aspirações e ter particular atenção ao remover crostas e coágulos que repousem sobre o retalho ou o enxerto, uma vez que elas podem deslocar o enxerto. É melhor deixar que as lavagens nasais removam as crostas e os coágulos, e removê-las cuidadosamente com pinça a partir do primeiro mês de pós-operatório.

19.3 Vantagens e Desvantagens

Esta técnica possui muitas vantagens: primeiramente, a utilização de um retalho de tecido septal nativo, com a vantagem de possuir um rico suprimento vascular e de se localizar nas proximidades do defeito. De fato, no caso de um retalho rotacional, a artéria nasosseptal (ramo da artéria esfenopalatina) supre o retalho, enquanto no caso de retalho de avanço tanto a artéria nasosseptal quanto o ramo septal da artéria etmoidal anterior suprem o retalho.

Uma outra vantagem pode ser a utilização de enxertos autólogos da mucosa nasal, uma vez que isso permite com que se mantenha completamente a fisiologia nasal, já que o enxerto se integra perfeitamente à mucosa do septo nasal. Mais ainda, o enxerto é relativamente fácil de colher, sem morbidade do sítio doador. De fato, a turbinoplastia de Mark é um procedimento simples, que permite que a respiração nasal do paciente melhore, sem alterar o formato e a função da concha nasal inferior, uma vez que as porções removidas se restringem à porção meatal da concha nasal, com total preservação da mucosa respiratória.[2] Técnicas que envolvem a colheita de enxertos de outros sítios doadores (*fascia temporalis*, *fascia lata* etc.) causam, obviamente, dupla morbidade nos sítios doadores.[4,5,6,7,8]

Finalmente, a técnica "*slide and patch*" fornece um reparo em duas camadas do defeito do septo nasal no qual o enxerto mucoperiósteo não serve somente como uma armação para a migração da mucosa respiratória, mas fornece, também, uma segunda linha de defesa. Embora o uso de retalhos unilaterais seja considerado insuficiente por alguns autores,[9] e outros autores tenham afirmado que o reparo com retalhos bilaterais seja o fator mais importante para um fechamento bem-sucedido,[10,11] o uso de um retalho único associado a um enxerto demonstrou uma porcentagem de sucesso tão alta quanto ou, em alguns casos, maior do que aquela descrita em estudos que utilizaram retalhos bilaterais e enxertos de interposição.[1] Obviamente, a preparação de um retalho único implica em um encurtamento do tempo da cirurgia quando comparado às técnicas de retalhos bilaterais.

A única desvantagem desta técnica é o fato dela requerer bastantes treinamento e habilidade em cirurgia endoscópica nasal, uma vez que a sutura e colheita endoscópicas do retalho não é fácil para iniciantes, demandando um tempo prolongado, mesmo em mãos experientes.

19.4 Exemplo de Caso

Um homem de 44 anos de idade compareceu ao Departamento de Otorrinolaringologia da Universidade de Foggia com queixas de formação de crostas e epistaxes recorrentes desde 2 anos após uma septoplastia realizada em outro hospital.

A endoscopia nasal revelou um perfuração arredondada com cerca de 2 a 3 cm de diâmetro localizada 2 cm posteriormente às narinas e crostas abundantes em todo o entorno da perfuração.

A perfuração foi reparada pela técnica "*slide and patch*", utilizando um retalho mucoperiósteo rotacional/de avanço com base posterior na artéria nasosseptal e descolado a até 1 cm da coana no lado direito e um enxerto mucoperiósteo no lado esquerdo.

Não houve complicações durante o procedimento cirúrgico, e o paciente recebeu alta sem tamponamento 2 dias após a cirurgia. Após 3 semanas, as lâminas de Silastic foram removidas, revelando uma perfeita cicatrização do retalho e do enxerto.

Após 1 mês de pós-operatório, o paciente retornou ao hospital em virtude do surgimento de obstrução na fossa nasal esquerda. Uma endoscopia nasal revelou hipertrofia do tecido do enxerto, com aumento da resistência à rinomanometria (3,5 Pa/cm^3/s em 150 Pa). Foi sugerida a aplicação de *spray* nasal de furoato de mometasona 1 vez ao dia por 3 meses, para reduzir a hipertrofia, mas o paciente não teve o seu problema resolvido. Sendo assim, seis meses após a cirurgia foi aplicada radiofrequência (75° C, 250 J) no enxerto hipertrófico, sob anestesia local e utilizando-se um gerador Somnus S2 (Gyrus ENT LLC). Após 1 mês, a obstrução nasal cessou, com melhora nos padrões de resistência da rinomanometria (1,1 Pa/cm^3/s).

19.5 Dicas e Truques

A técnica "*slide and patch*", como a maioria das técnicas endoscópicas para reparação de perfurações septais, requer um amplo destacamento do mucopericôndrio e mucoperiósteo em ambos os lados do septo e em todo o entorno da perfuração. Esta etapa é muito importante, pois permite a rotação e o avanço dos retalhos sem tensão e a fácil alocação do enxerto de maneira *underlay*.

A etapa mais difícil nesta técnica é a sutura endoscópica do retalho. Sugerimos realizar a sutura intoduzindo endoscopicamente a agulha até que ela atinja o retalho e perfurando-o a 2 mm da borda do retalho. Então, a outra borda poderá ser atingida no mesmo momento, ou após a agulha ser retirada da primeira borda. Em alguns casos, podemos apreender novamente a agulha na fossa nasal oposta e, então, reentrar pelo lado do retalho, apreendendo a outra margem. Quando a agulha tiver atingido ambas as margens, ela poderá ser removida do nariz e o nó atado do lado de fora. Neste momento, o cirurgião assistente segurará uma das pontas do fio, e o cirurgião principal direcionará endoscopicamente a outra ponta para o interior do nariz, atando, então, o nó. Este procedimento deve ser repetido ao menos duas vezes, para garantir a estabilidade do nó.

Outra dica importante é colher um grande retalho mucoperiósteo que possa ser largamente posicionado sob as bordas da perfuração, para se evitar que a retração do retalho durante o processo cicatricial descubra uma parte da perfuração.

Mais ainda, é muito importante adelgaçar o enxerto, eventualmente o esmagando em uma prensa de cartilagem de Cottle. Este truque evitará o avolumamento do retalho no interior da fossa nasal, com a consequente obstrução nasal (ver caso ilustrativo).

Ao posicionar o enxerto, para se evitar que o mesmo deslize posteriormente, um bom truque pode ser fixar a margem anterior do enxerto ao septo com Vicryl 3.0. Desta forma, podemos colocar o enxerto em posição *underlay* sem deixar uma área descoberta anteriormente.

Outra dica que gostaríamos de sugerir é evitar um aperto demasiado nas lâminas de Silastic e tamponar os pacientes, uma vez que uma pressão excessiva nos retalhos poderia reduzir a vascularização e atrasar ou alterar o processo cicatricial.

Cuidados particulares devem ser tomados durante as primeiras avaliações pós-operatórias, uma vez que uma aspiração muito intensa pode deslocar o enxerto ou remover a fibrina entre o retalho e as margens da perfuração, alterando o processo cicatricial.

19.6 Complicações e Soluções Técnicas

Ver a ▶ Tabela 19.1 para avaliação dos pontos de dificuldade e suas possíveis soluções técnicas.

19.7 Conclusão

A técnica endoscópica "*slide and patch*" demonstrou ótimos resultados em reparos de perfurações do septo nasal. Embora esta abordagem requeira bastantes treinamento e habilidades em cirurgia nasal endoscópica, ela possui as vantagens de não necessitar de enxertos de fora do nariz (evitando morbidade do sítio doador) e do encurtamento do tempo de cirurgia, com taxas de reparo similares às das técnicas que empregam retalhos bilaterais.

Tabela 19.1 Complicações e soluções técnicas

Complicações	Soluções técnicas
Um sangramento importante durante a cirurgia pode dificultar a colheita dos retalhos	Colocação de cotonoides neurocirúrgicos embebidos em nafazolina antes da cirurgia durante 5 a 10 minutos e infiltração acurada da mucosa septal e das bordas da perfuração com solução de adrenalina 1% e lidocaína (1:100.000)
O retalho não cobre completamente o defeito em um dos lados da perfuração septal	Não planejar a cirurgia se não houver uma área de mucosa acima do defeito tão grande quanto a perfuração
O retalho avança ou roda com tensão	As camadas mucopericôndrica e mucoperióstea devem ser extensivamente descoladas do assoalho nasal desde a 1 cm do teto do nariz e posteriormente até a coana, especialmente em retalhos rotacionais
Sutura do retalho às bordas da perfuração	Inserir a agulha endoscopicamente, penetrando separadamente em ambas as bordas, então remover a agulha; atar o nó do lado de fora e empurrá-la endoscopicamente novamente para o interior do nariz
Posicionamento do retalho à maneira *underlay*, sem deixar partes da perfuração descobertas	Colher um enxerto mucoperiósteo suficientemente grande (1 cm maior do que o diâmetro da perfuração) e descolar uma área de mucopericôndrio ou mucoperiósteo de ao menos 1 cm em todo o entorno da perfuração
O enxerto não penetra facilmente através do túnel mucopericôndrico	Uma extensa incisão hemitransfixante deve ser realizada. As camadas mucopericôndrica e mucoperióstea devem ser extensivamente descoladas no mesmo lado do septo nasal, desde a margem inferior da cartilagem quadrangular até a coana, assoalho do nariz e até a 1 cm do teto do nariz
Posicionamento das lâminas de Silastic sem deslocamento do enxerto	Tentar fixar a lâmina de Silastic anteriormente na área vestibular (antes da margem anterior do enxerto e posteriormente na porção mais baixa do septo nasal, onde há mucosa nativa)

Referências

[1] Cassano M. Endoscopic repair of nasal septal perforation with "slide and patch" technique. Otolaryngol Head Neck Surg. 2014; 151(1):176-178

[2] Marks S. Endoscopic inferior turbinoplasty. Am J Rhinol. 1998; 12(6):405-407

[3] Cassano M, Longo M, Fiocca-Matthews E, Del Giudice AM. Endoscopic intraoperative control of epistaxis in nasal surgery. Auris Nasus Larynx. 2010; 37(2):178-184

[4] Chen FH, Rui X, Deng J, Wen WH, Xu G, Shi JB. Endoscopic sandwich technique for moderate nasal septal perforations. Laryngoscope. 2012; 122(11):2367-2372

[5] Yenigun A, Meric A, Verim A, Ozucer B, Yasar H, Ozkul MH. Septal perforation repair: mucosal regeneration technique. Eur Arch Otorhinolaryngol. 2012; 269(12):2505-2510

[6] Taskin U, Yigit O, Sisman SA. Septal perforation repairing with combination of mucosal flaps and auricular interpositional grafts in revision patients. Otolaryngol Head Neck Surg. 2011; 145(5):828-832

[7] Kaya E, Cingi C, Olgun Y, Soken H, Pinarbasli Ö. Three layer interlocking: a novel technique for repairing a nasal septum perforation. Ann Otol Rhinol Laryngol. 2015; 124(3):212-215

[8] Bank J, Beederman M, Naclerio RM, Gottlieb LJ. Prelaminated fascia lata free flap for large nasal septal defect reconstruction. J Plast Reconstr Aesthet Surg. 2014; 67(10):1440-1443

[9] Kridel RW. Considerations in the etiology, treatment, and repair of septal perforations. Facial Plast Surg Clin North Am. 2004; 12(4):435-450, vi

[10] Kim SW, Rhee CS. Nasal septal perforation repair: predictive factors and systematic review of the literature. Curr Opin Otolaryngol Head Neck Surg. 2012; 20(1):58-65

[11] Moon IJ, Kim SW, Han DH, et al. Predictive factors for the outcome of nasal septal perforation repair. Auris Nasus Larynx. 2011; 38(1):52-57

Capítulo 20

Técnica Retrógrada de Extração-Reposição da Cartilagem Quadrangular

20.1	Indicação	153
20.2	Anatomia Cirúrgica e Implicações Cirúrgicas	153
20.3	Seleção dos Pacientes	153
20.4	Etapas Cirúrgicas	154
20.5	Complicações e Soluções Técnicas	155
20.6	Exemplos de Casos	155
20.7	Dicas e Truques	157

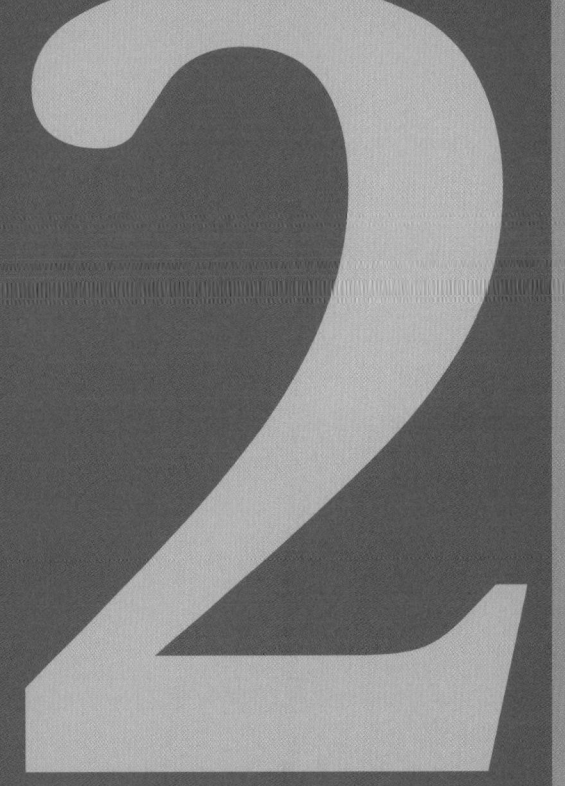

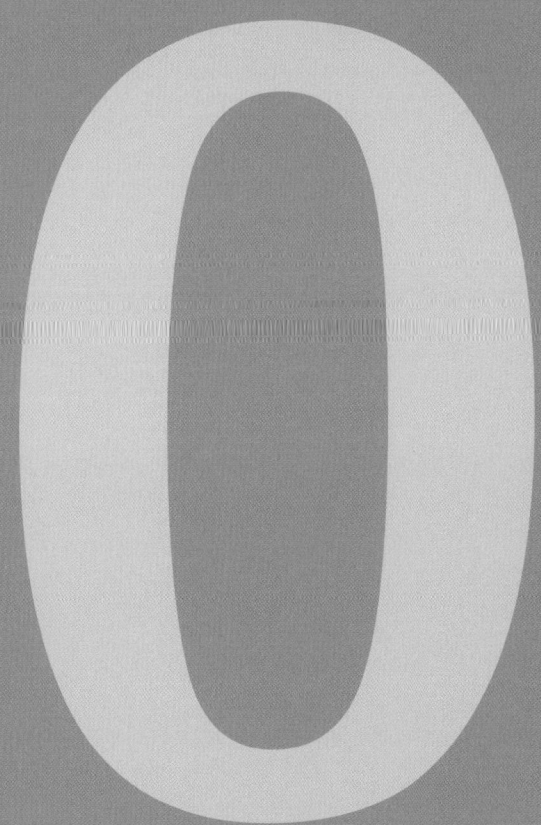

20 Técnica Retrógrada de Extração-Reposição da Cartilagem Quadrangular

Ignazio Tasca ▪ Giacomo Ceroni Compadretti

Resumo

O reparo cirúrgico de perfurações septais representa um complexo desafio técnico para o cirurgião. Muitas técnicas cirúrgicas diferentes foram propostas para fechamento de perfurações septais, mas não há um protocolo padrão universalmente aceito. A técnica de Cottle é um procedimento viável para fechamento de perfurações de tamanho pequeno e médio. Apresentamos, aqui, a nossa experiência utilizando a técnica de Cottle com extração-reposição retrógrada do septo nasal e técnica de sutura de retalho deslizante invertido. Um indicador prognóstico fundamental para o sucesso da cirurgia é a quantidade de estruturas septais remanescentes junto ao restante do septo nasal. Importantes fatores para o sucesso cirúrgico são a experiência e habilidades do cirurgião. A correção de deformidades nasais concomitantes melhora os resultados funcionais e a satisfação do paciente: a redução da turbulência do fluxo aéreo evita o ressecamento da mucosa e, consequentemente, o risco de reperfuração.

20.1 Indicação

- Perfurações sintomáticas de tamanho pequeno e médio.

20.2 Anatomia Cirúrgica e Implicações Cirúrgicas

Perfurações do septo nasal (NSPs) são defeitos anatômicos do septo nasal causados pela necrose da cartilagem e/ou osso e sua cobertura mucosa. Perfurações são classicamente distinguidas de acordo com fatores etiopatogênicos, tamanho e localização.[1,2,3] Tamanho e localização devem ser considerados, uma vez que determinam a escolha do procedimento reconstrutivo e, por consequência, a taxa de sucesso dos fechamentos. Para isso, alguns detalhes básicos da anatomia devem ser considerados pelo cirurgião para discriminação da quantidade e tipo dos defeitos teciduais, enquanto o conhecimento da vascularização septal é essencial para o planejamento de retalhos endonasais.

O septo nasal divide o nariz em duas fossas. Os componentes ósseos do septo incluem a crista nasal do osso palatino, a crista nasal da maxila e pré-maxila, o vômer, a lâmina perpendicular do etmoide, a crista nasal do osso frontal e a espinha dos ossos nasais pares. O septo anterior é composto pela cartilagem quadrangular, que se junta às bordas livres aos ossos acima mencionados. A margem anterossuperior da cartilagem quadrangular junta-se, no seu extremo cefálico, à terminação caudal da sutura mediana dos ossos nasais, contribuindo, junta- mente com a lâmina perpendicular do etmoide e as cartilagens laterais superiores, para o suporte do arcabouço superior do nariz. O ângulo anterossuperior da cartilagem septal, definido como o *ângulo septal*, constitui um importante ponto cirúrgico. O ângulo septal se localiza imediatamente acima das cartilagens laterais inferiores, na área da *supraponta*. A perda de suporte cartilaginoso nessa área pode levar ao colapso do arcabouço médio do nariz. A margem caudal vai do lóbulo à espinha nasal, contraindo relações com o septo membranoso. A borda caudal apresenta um ângulo intermediário e um ângulo posterior, logo acima da espinha nasal.

O esqueleto osteocartilaginoso é coberto por periósteo e pericôndrio, que são ricamente vascularizados. O suprimento sanguíneo arterial consiste em ramos terminais dos sistemas carotídeos interno e externo.[4] A artéria esfenopalatina, ramo terminal da artéria maxilar interna (sistema da artéria carótida externa), emite ramos externos, como a artéria da concha nasal média e a artéria da concha nasal inferior, e também ramos internos, como a artéria septal, a qual, por sua vez, emite a artéria da concha nasal superior e artérias septais.

Todas essas artérias se anastomosam com as artérias etmoidais. A artéria do subsepto, ramo da artéria facial, corre ao longo da região do vestíbulo nasal e cartilagem septal inferior e anterior. A artéria etmoidal anterior, ramo da artéria oftálmica (sistema da artéria carótida interna), emite dois ramos: um ramo nasal interno e ramos nasais externos, que suprem os seios frontais e células etmoidais. As artérias etmoidais posteriores internas e externas se anastomosam com a artéria etmoidal anterior no nível das conchas nasais, e com a artéria esfenopalatina na porção superior do septo.

20.3 Seleção dos Pacientes

O reparo cirúrgico de perfurações septais representa um complexo desafio técnico para o cirurgião. Os principais objetivos do cirurgião são reparar a mucosa e, também, restabelecer a função e a fisiologia do nariz.[5] Muitas diferentes técnicas cirúrgicas foram propostas para fechamento de perfurações septais, mas não há um protocolo padrão universalmente aceito.[6,7,8,9,10] Esta multitude de diferentes técnicas sugere que nenhum procedimento é melhor do que os outros, porém vários fatores possuem um papel tanto na tomada de decisões do planejamento cirúrgico quanto no sucesso do tratamento.[11] Um indicador prognóstico fundamental para uma cirurgia bem-sucedida é a quantidade de estruturas septais remanescentes no septo restante. Importantes fatores para o sucesso da cirurgia são a experiência e habilidades do cirurgião. Outro fator crítico é uma adequada visualização do campo cirúrgico e, por estas razões, a colaboração do anestesiologista é essencial para a obtenção de uma hemostasia efetiva. Todas as técnicas estão, também, variavelmente associadas a um número de diferentes tipos de enxerto, tanto autólogos quanto heterólogos, para a obtenção de um fechamento mais seguro.[12,13] Mais recentemente, alguns autores desenvolveram abordagens endoscópicas, que melhoram a visualização sem necessidade de uma dissecção excessiva.[14,15,16,17,18]

No caso de perfurações de tamanho pequeno e médio, a abordagem endonasal é o tratamento de escolha. A técnica de extração-reposição retrógrada permite que os defeitos da cartilagem e do revestimento mucopericôndrico-mucoperiósteo se situem em dois níveis diferentes, tornando mais segura a força da sutura do retalho.[19] Um ponto de segurança adicional também é fornecido pela técnica da sutura do retalho deslizante invertido (▶ Fig. 20.1). Este movimento assimétrico dos retalhos permite uma linha de sutura não opositora, com melhor suprimento sanguíneo mucopericôndrico para o enxerto reposicionado.[20] A abordagem endonasal, comparada às técnicas abertas, permite uma pequena incisão, sem sacrifício de tecidos ou estruturas para melhora da exposição. Devemos considerar que qualquer incisão está fadada a apresentar algum grau de contração após a cirurgia, sendo, então, conveniente realizar o menor número de incisões, sobretudo neste tipo de cirurgia. Além disso, qualquer procedimento para reparo de perfuração requer frequentemente a utilização de autoenxertos de interposição entre os retalhos do reparo, o que é, consequentemente, acompanhado por morbidade do sítio doador. Ao contrário, esta técnica não requer implantes adicionais para suporte, uma vez que ela reposiciona o septo nasal remanescente, permitindo, assim, que a perfuração seja fechada sem morbidade associada.

20.4 Etapas Cirúrgicas

1. O septo é exposto por abordagem endonasal, através da clássica incisão hemitransfixante. A margem caudal da cartilagem septal devem ser completamente exposta com auxílio de descolador-aspirador em movimentos cuidadosos.
2. Uma vez que a margem caudal tenha sido exposta, o cirurgião começa a criar os túneis anteriores em um plano subpericôndrico avascular. A dissecção deve ser feita cuidadosamente ao redor da perfuração, sem abri-la.
3. Os túneis subperiósteos inferiores são, então, criados ao longo do assoalho das fossas nasais após exposição da espinha nasal, do ângulo septal anteroinferior e da porção medial da margem inferior da abertura piriforme.
4. A seguir, os quatro túneis são reunidos e o espaço septal é exposto, o que permite uma visão geral de todo o septo e seu arcabouço ósseo.
5. Somente neste momento a perfuração é aberta através de uma incisão mucosa que separa as duas fossas nasais. Com a ajuda de um espéculo nasal, todo o septo pode ser visualizado, desde o teto até o assoalho.
6. Após a realização da condrotomia subtriangular e osteotomia posterior, o septo residual é extraído, deixando-se somente uma pequena tira de 3 mm de cartilagem próximo à área Keystone.
7. A seguir, uma incisão é realizada no assoalho da fossa nasal, na inserção da concha nasal inferior. Na fossa nasal contralateral é realizada uma incisão no teto, com a mesma direção. Quando os retalhos estiverem preparados, é necessário deslizá-los assimetricamente, em direção cranial em uma das fossas nasais, e em direção caudal na fossa contralateral.
8. O fechamento da perfuração mucosa é realizado com fio trançado absorvível Polysorb 4.0. O retalho feito a partir do assoalho do nariz é um retalho axial, com base em ramos da artéria labial superior. Sendo um retalho mucoperiósteo, ele é adequado para esse propósito, uma vez que ele é bastante espesso e forte. Ele pode ser alargado de acordo com as necessidades, com um tamanho potencial de 2,5 × 4 cm na maioria dos pacientes.
9. Uma vez que a perfuração mucosa tenha sido fechada em ambos os lados, tamponamentos nasais suaves são posicionados em ambas as fossas nasais e tracionados posteriormente na direção da nasofaringe e do ático.
10. Em uma mesa auxiliar, o septo é reconstruído para preenchimento do defeito e criação de um enxerto regular a ser reposicionado.

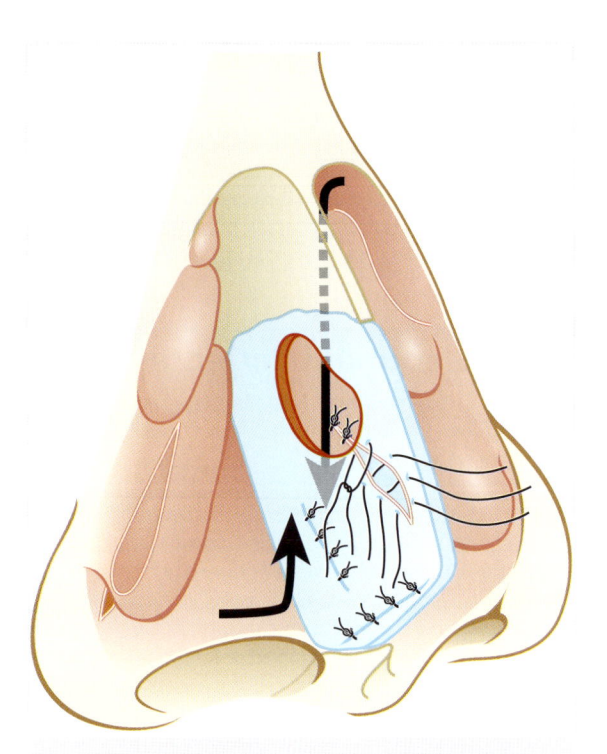

Fig. 20.1 Representação esquemática da técnica de extração-reposicionamento retrógrado da cartilagem quadrangular com sutura de retalhos deslizantes invertidos.

11. A fixação do enxerto de cartilagem é realizada através de uma sutura com 3 pontos de fio trançado absorvível de ácido poliglicólico Safil 2.0 e agulha reta de 60 mm.
12. O tamponamento nasal é mantido por 2 dias, para assegurar a aderência do retalho e prevenir quanto à formação de hematoma septal e deslocamento dos fragmentos inseridos. *Splints* nasais fluoroplásticos são posicionados nas fossas nasais. Eles permanecem guiando o processo cicatricial, sendo removidos após 15 dias.
13. Em perfurações grandes associadas a deformidades externas do nariz, a provisão de tecido intranasal para o fechamento da perfuração pode se dar por meio de métodos de deslocamento inferior da pirâmide: o *push-down* e o *let-down*. O *push-down* é utilizado para correção de gibas ósseas e cartilaginosas.[21] É necessário realizar osteotomias basal e transversa. Quando a deformidade osteocartilaginosa ocorre em uma pirâmide proeminente acima de todas as estruturas do arcabouço cartilaginoso, a técnica *let-down* pode ser implementada. Comparada à *push-down*, que deixa cair a pirâmide nasal na fossa nasal, a *let-down* rebaixa a pirâmide em relação ao plano facial, sem determinar volume no interior da cavidade nasal. Ela requer uma osteotomia basal dupla, para remoção de um triângulo ósseo, simétrico ou assimétrico, de acordo com as necessidades, e uma osteotomia transversa, que permite o rebaixamento da pirâmide (Vídeo 20.1).

20.5 Complicações e Soluções Técnicas

A ▶ Tabela 20.1 discute pontos de dificuldade e soluções técnicas.

Tabela 20.1 Complicações e soluções técnicas

Complicação	Solução técnica
Possível aumento da perfuração mucosa durante a dissecção	Incisão da mucosa em torno da perfuração somente ao final da dissecção
Colapso do dorso nasal e desestabilização da área de Keystone	Preservar 0,3 mm de cartilagem dorsal sem cortar as cartilagens laterais superiores. Realizar uma fixação cuidadosa do enxerto
Fechamento sem tensão da perfuração mucosa	Movimentar retalhos largos fazendo uma grande dissecção na direção da inserção da concha nasal inferior e acima, até o teto do nariz

20.6 Exemplos de Casos

20.6.1 Caso 1

Um homem de 32 anos de idade apresentou-se com queixas de sibilância e obstrução nasal há vários anos. O paciente tentou tratamentos clínicos, sem sucesso. Ele relatou um histórico de cauterizações nasais químicas ou elétricas para tratamento de epistaxes durante a infância. À rinoscopia anterior, ele apresentava uma perfuração pequena no septo nasal anterior (▶ Fig. 20.2). Após a extração do septo, um defeito cartilaginoso adicional não diagnosticado apareceu, posteriormente (▶ Fig. 20.3). O paciente foi operado com sucesso pela técnica da extração-reposicionamento retrógrado do septo nasal. Com 1 ano de pós-operatório, o paciente relatou uma respiração nasal adequada, estando satisfeito com os resultados (▶ Fig. 20.4).

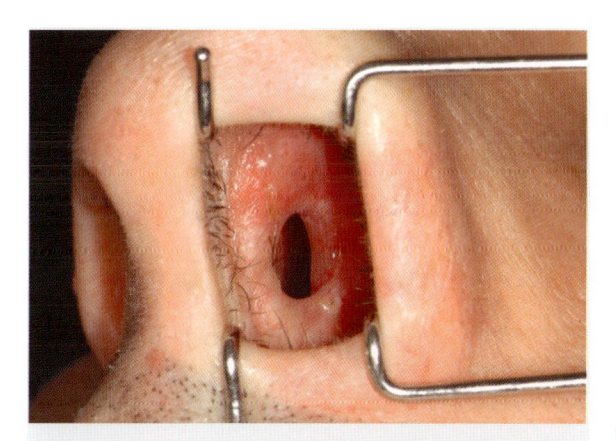

Fig. 20.2 Visão rinoscópica da fossa nasal esquerda, mostrando uma perfuração pequena de formato circular do septo nasal anterior.

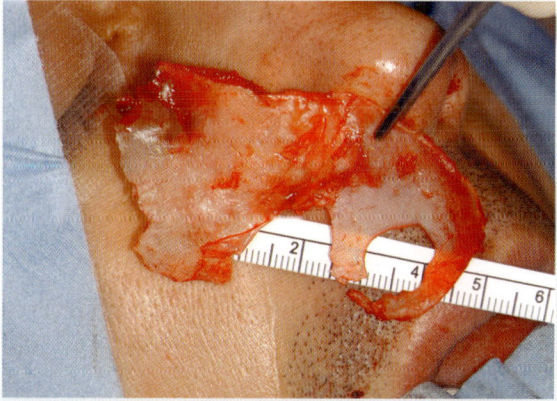

Fig. 20.3 Visão intraoperatória do septo nasal removido, mostrando um defeito posterior adicional da cartilagem, que não foi previamente diagnosticado.

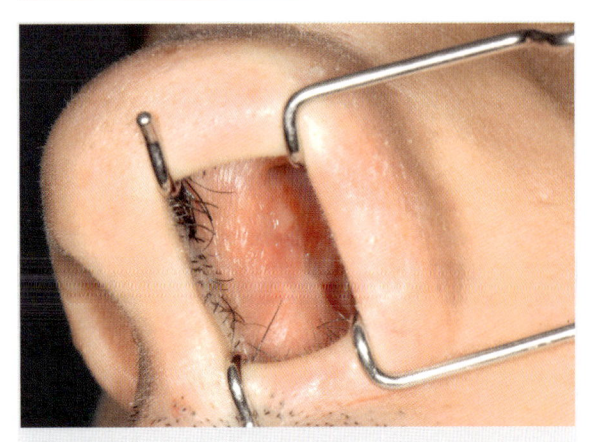

Fig. 20.4 Visão rinoscópica da fossa nasal esquerda com 1 ano de pós-operatório, mostrando um septo nasal completamente restaurado, com fechamento da perfuração.

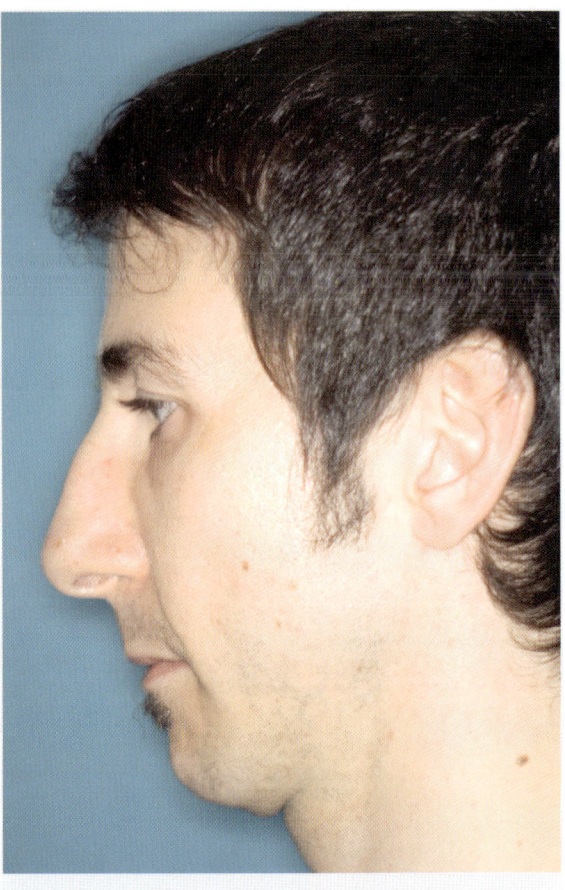

Fig. 20.5 Visão de perfil esquerdo pré-operatória. O perfil do dorso é deformado por uma giba osteocartilaginosa.

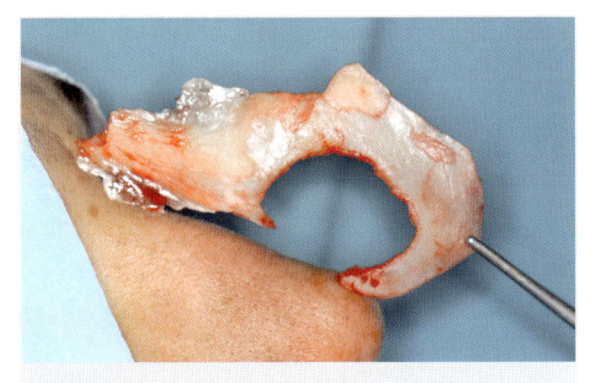

Fig. 20.6 Visão intraoperatória do septo extraído, consistindo no vômer e remanescentes da cartilagem quadrangular.

20.6.2 Caso 2

Homem de 38 anos de idade, usuário de cocaína há muitos anos. O paciente referia sintomas de obstrução nasal e crostas. Ele se encontrava bastante sintomático, apesar das irrigações nasais e aplicação de pomadas. Ele foi diagnosticado com uma NSP anterior de tamanho médio, com deformidade externa da pirâmide, em virtude da presença de uma giba no dorso do nariz (▶ Fig. 20.5). Ele foi tratado através da técnica de extração-reposicionamento do septo nasal, associada a um procedimento *push-down* (▶ Fig. 20.6, ▶ Fig. 20.7). Após 1 ano de pós-operatório, o paciente relatava respiração nasal normal, com fechamento da perfuração, e apresentava um perfil nasal regular (▶ Fig. 20.8). Neste caso, a correção da deformidade externa da pirâmide permitiu uma maior quantidade de tecido disponível para o fechamento da perfuração, e também permitiu uma melhora estética.

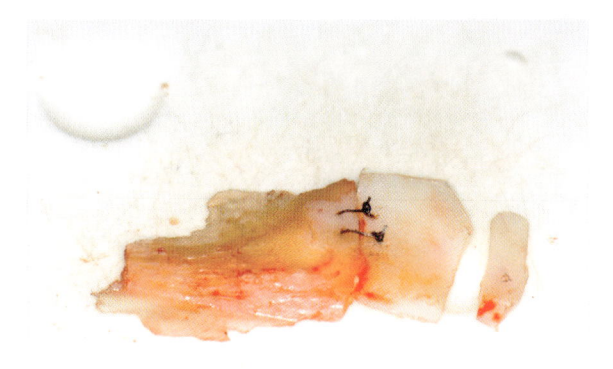

Fig. 20.7 Visão da mesa auxiliar mostrando a reconstrução extracorpórea do neossepto.

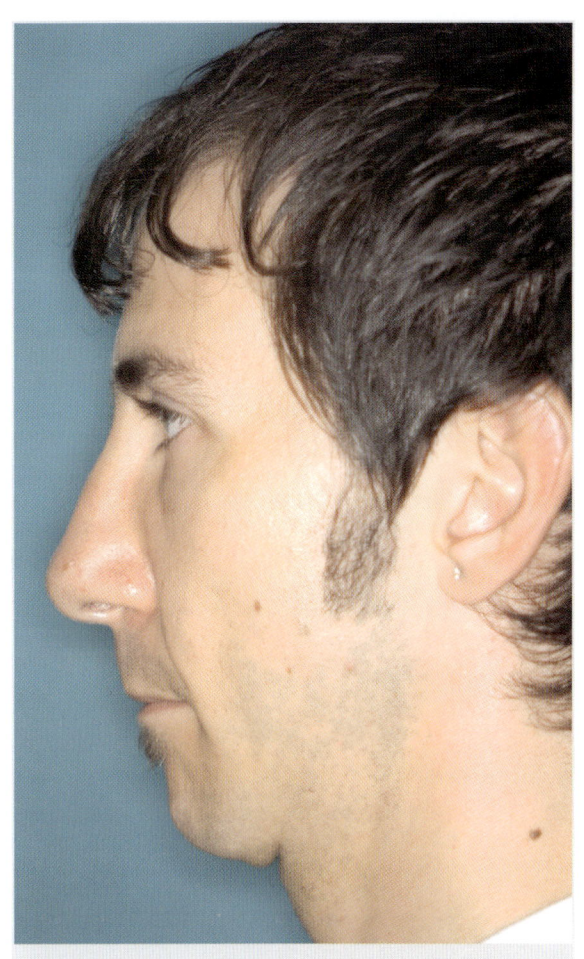

Fig. 20.8 Visão de perfil esquerdo com 1 ano de pós-operatório. Pode-se apreciar a normalização do perfil dorsal.

20.7 Dicas e Truques

- A infiltração preliminar de lidocaína com adrenalina na dissecção subpericôndrica e subperióstea é essencial para um sangramento intraoperatório mínimo.
- Realizar a incisão na mucosa ao redor da perfuração somente ao final das manobras de dissecção, para evitar aumento dos defeitos durante o descolamento do retalho.
- A correção de deformidades nasais concomitantes melhora os resultados funcionais e a satisfação dos pacientes; a redução da turbulência do fluxo aéreo evita o ressecamento da mucosa e, consequentemente, o risco de reperfuração.
- A reconstrução acurada e a realização das suturas sem tensão do esqueleto septal previnem quanto a reperfurações.
- Realizar tamponamentos suaves é importante para se evitar isquemia dos retalhos, fornecendo uma boa sustentação para o septo reconstruído.
- A aplicação dos *splints* serve como um guia durante o processo cicatricial.

Referências

[1] Kridel RW. Septal perforation repair. Otolaryngol Clin North Am. 1999; 32(4):695–724
[2] Brain DJ. Septo-rhinoplasty: the closure of septal perforations. J Laryngol Otol. 1980; 94(5):495–505
[3] Younger R, Blokmanis A. Nasal septal perforations. J Otolaryngol. 1985; 14(2):125–131
[4] Chiu T, Dunn JS. An anatomical study of the arteries of the anterior nasal septum. Otolaryngol Head Neck Surg. 2006; 134(1):33–36
[5] Kuriloff DB. Nasal septal perforations and nasal obstruction. Otolaryngol Clin North Am. 1989; 22(2):333–350
[6] Fairbanks DN. Closure of nasal septal perforations. Arch Otolaryngol. 1980; 106(8):509–513
[7] Kridel RWH, Appling WD, Wright WK. Septal perforation closure utilizing the external septorhinoplasty approach. Arch Otolaryngol Head Neck Surg. 1986; 112(2):168–172
[8] Romo T, III, Foster CA, Korovin GS, Sachs ME. Repair of nasal septal perforation utilizing the midface degloving technique. Arch Otolaryngol Head Neck Surg. 1988; 114(7):739–742
[9] Karlan MS, Ossoff RH, Sisson GA. A compendium of intranasal flaps. Laryngoscope. 1982; 92(7 Pt 1):774–782
[10] Goh AY, Hussain SS. Different surgical treatments for nasal septal perforation and their outcomes. J Laryngol Otol. 2007; 121(5):419–426
[11] Kim SW, Rhee CS. Nasal septal perforation repair: predictive factors and systematic review of the literature. Curr Opin Otolaryngol Head Neck Surg. 2012; 20(1):58–65
[12] Stoor P, Grénman R. Bioactive glass and turbinate flaps in the repair of nasal septal perforations. Ann Otol Rhinol Laryngol. 2004; 113(8):655–661
[13] Ambro BT, Zimmerman J, Rosenthal M, Pribitkin EA. Nasal septal perforation repair with porcine small intestinal submucosa. Arch Facial Plast Surg. 2003; 5(6):528–529
[14] Friedman M, Ibrahim H, Ramakrishnan V. Inferior turbinate flap for repair of nasal septal perforation. Laryngoscope. 2003; 113(8):1425–1428
[15] Hier MP, Yoskovitch A, Panje WR. Endoscopic repair of a nasal septal perforation. J Otolaryngol. 2002; 31(5):323–326
[16] Presutti L, Alicandri-Ciufelli M, Marchioni D, Ghidini A, Villari D. Surgery of septal perforations. Plast Reconstr Surg. 2008; 122(1):22e–23e
[17] Castelnuovo P, Ferreli F, Khodaei I, Palma P. Anterior ethmoidal artery septal flap for the management of septal perforation. Arch Facial Plast Surg. 2011; 13(6):411–414
[18] Giacomini PG, Ferraro S, Di Girolamo S, Ottaviani F. Large nasal septal perforation repair by closed endoscopically assisted approach. Ann Plast Surg. 2011; 66(6):633–636
[19] Sarandeses-García A, Sulsenti G, López-Amado M, Martínez-Vidal J. Septal perforations closure utilizing the backwards extractionreposition technique of the quadrangular cartilage. J Laryngol Otol. 1999; 113(8):721–724
[20] Tasca I, Compadretti GC. Closure of nasal septal perforation via endonasal approach. Otolaryngol Head Neck Surg. 2006; 135(6):922–927
[21] Mocella S, Muià F, Giacomini PG, Bertossi D, Residori E, Sgroi S. Innovative technique for large septal perforation repair and radiological evaluation. Acta Otorhinolaryngol Ital. 2013; 33(3):202–214

Capítulo 21
Retalho de Pericrânio e Reparo Septal Endoscópio

21.1	Introdução	161
21.2	Anatomia Cirúrgica	161
21.3	Indicações	162
21.4	Etapas Cirúrgicas	162
21.5	Complicações e Soluções Técnicas	163
21.6	Exemplo de Caso	165
21.7	Dicas e Truques	166

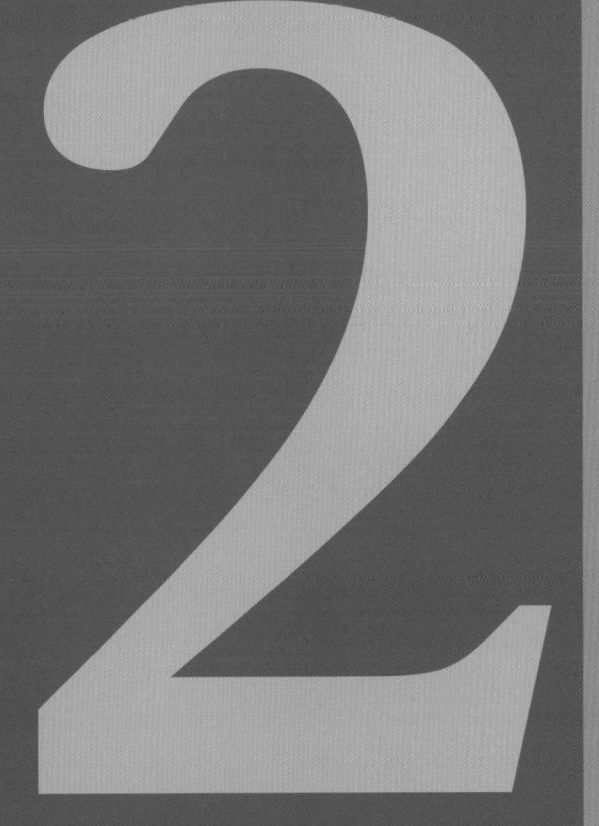

21 Retalho de Pericrânio e Reparo Septal Endoscópico

Alfonso Santamaría ▪ Cristobal Langdon ▪ Mauricio López-Chacón ▪ Arturo Cordero Castillo ▪ Isam Alobid

Resumo

Grandes perfurações septais nasais têm sido um dos mais difíceis defeitos nasais a serem reconstruídos endoscopicamente e nenhum procedimento padronizado foi aceito como padrão ouro. Este capítulo expõe uma nova técnica endoscópica para reconstrução de perfurações totais do septo. Um retalho de pericrânio introduzido pelo seio frontal foi utilizado para fechar a perfuração.

21.1 Introdução

O retalho de pericrânio tem sido utilizado para/em muitas aplicações cirúrgicas distintas desde a sua primeira descrição por Wolfe em 1978,[1] dados a sua excelentes vascularização e robustez.[2] Estas aplicações incluem o fechamento de defeitos da base do crânio e órbita,[3,4,5] fechamento de fístulas sinusais e obliteração dos seios frontais[6,7,8] e suporte para reconstruções do couro cabeludo e pele.[9,10,11,12] O uso do retalho do pericrânio em cirurgias para reparo de perfurações totais do septo não está bem documentado na literatura. Existe somente um relato de caso,[13] que, basicamente, delineia a técnica cirúrgica, mas não estuda as consequências ou a possibilidade de aplicação desta técnica em outros pacientes. Existe um outro artigo[14] que descreve um retalho de pericrânio e enxertos ósseos da calvária para reconstrução septal; entretanto, não se tratava de perfurações septais totais, e a técnica foi utilizada somente em cadáveres. Este método cirúrgico nos oferece uma abordagem para solução de perfurações totais do septo, para as quais não há soluções efetivas, até o momento.

21.2 Anatomia Cirúrgica

21.2.1 Anatomia do Couro Cabeludo

Um bom conhecimento da anatomia do couro cabeludo e suas camadas é essencial para um claro entendimento do retalho de pericrânio. O couro cabeludo é composto por cinco camadas teciduais.

1. Pele.
2. Tecido subcutâneo/conectivo.
3. Camada aponeurótica/camada galeal inclui o músculo frontal, anteriormente, o músculo occipital, posteriormente, a gálea, que conecta ambos, e a fáscia temporoparietal, lateralmente.
4. Tecido areolar frouxo/a camada subgaleal é composta por uma camada central densa de colágeno cercada por tecido areolar vascularizado. A fáscia subgaleal é geralmente incluída em retalhos do pericrânio, os quais são frequentemente fundamentados além do periósteo. O tecido areolar frouxo é contínuo lateralmente com a fáscia temporal.[2]
5. A camada do pericrânio consiste no periósteo dos ossos do crânio e, na região temporal, junta-se à fáscia temporal profunda, que se sobrepõe ao músculo temporal.

O retalho de pericrânio é formado pela união da camada do pericrânio com a maior parte da camada subgaleal[15] (▶ Fig. 21.1).

21.2.2 Suprimento Vascular

A porção anterior do couro cabeludo, onde é possível colher o retalho de pericrânio, é suprida, principalmente, por duas artérias supraorbitárias (SO) e duas supratrocleares (ST), uma de cada em cada um dos lados (ver ▶ Fig. 21.1). Ambas as artérias são ramos da artéria oftálmica, que, por sua vez, é um ramo da artéria carótida interna.[16] Estas artérias penetram no couro cabeludo logo abaixo do teto da órbita, dividindo-se ao lado ou acima do rebordo SO em ramos superficiais e profundos. Os ramos superficiais correm através da camada galeofrontal do couro cabeludo, e os ramos profundos ascendem para suprir o pericrânio.[17] Estas artérias se anastomosam entre si e com a artéria temporal superficial lateralmente, comunicando os sistemas carotídeos externo e interno.[15]

A artéria SO, que constitui o principal suprimento do retalho de pericrânio, cruza o rebordo orbitário abaixo da incisura SO (ou através de forame), a aproximadamente 30 mm da linha média,[18] dividindo-se, neste nível, em ramos superficiais e profundos em 80% dos casos.[17] A incisura SO é mais comum do que o forame, estando presente em aproximadamente 70% dos espécimes cadavéricos.[19]

A artéria ST, que é menor e mais medial do que a artéria SO, emerge através da incisura frontal ou forame como parte de um pedículo neurovascular, a aproxima-

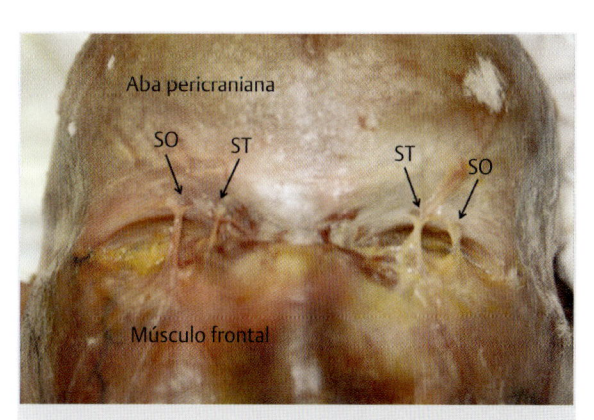

Fig. 21.1 Saídas das artérias supraorbitária (SO) e supratroclear (ST) no nível do rebordo orbitário. O retalho de pericrânio é composto pelo pericrânio e pelo tecido areolar frouxo; no outro lado, o músculo frontal é coberto pelo tecido subcutâneo e pela pele do couro cabeludo.

damente 22,2 mm da linha média.[19] A divisão em ramos superficiais e profundos ocorre no nível do rebordo SO ou abaixo deste em 92% dos casos.[17]

Embora a divisão das artérias SO e ST em ramos superficiais e profundos ocorra, na maioria dos casos, no nível do rebordo orbitário ou abaixo deste, em alguns casos tal divisão ocorre acima dele. Sendo assim, é recomendável evitar estender a separação entre o retalho de pericrânio e a camada muscular galeofrontal para os 10 mm acima do rebordo orbitário, para prevenir quanto a lesões do suprimento vascular.[17]

21.2.3 Inervação Sensitiva do Couro Cabeludo

A inervação sensitiva do couro cabeludo se dá a partir dos nervos SO e ST. Ambos são ramos da divisão oftálmica do nervo trigêmeo, a qual se divide no interior da órbita para dar origem a estes ramos. Ambos emergem geralmente pelo rebordo orbitário superior em conjunto com as artérias de mesmo nome, respectivamente artérias SO e ST. O ramo ST é um pequeno nervo que inerva desde a porção anterior da linha média da fronte até a linha de implantação capilar. O nervo SO se divide em um ramo superficial e outro profundo, provendo a maior parte da sensação do couro cabeludo, da fronte ao vértice.[20]

21.3 Indicações

Foi bem estabelecido que retalhos intranasais vascularizados constituem a melhor opção para a reconstrução de perfurações septais pequenas e médias. Entretanto, tais retalhos não estão sempre disponíveis e nem sempre são suficientemente grandes para fechar uma perfuração septal. As indicações podem ser resumidas como a seguir:

- Grandes perfurações septais, como, por exemplo, em casos de perfurações septais subtotais causadas por cirurgia, trauma ou abuso de drogas.
- Não há disponibilidade de retalhos intranasais, como, por exemplo, quando o suprimento vascular dos retalhos intranasais foi comprometido.

O uso de retalho do pericrânio seria contraindicado em pacientes previamente submetidos à cirurgia na fronte, quando é provável a interrupção de suprimento sanguíneo para o retalho, e em casos de fratura do rebordo orbitário.

21.4 Etapas Cirúrgicas

1. No início da cirurgia, a cavidade nasal é descongestionada com cotonoides impregnados com solução de adrenalina 0,001% e lidocaína 2%. Isso ajuda na hemostasia durante a cirurgia. As margens da perfuração septal são reavivadas para melhorar a sua integração ao retalho.[15,21]
2. Para a introdução do retalho de pericrânio na cavidade nasal, uma osteotomia do seio frontal é necessária, o que requer uma sinusotomia frontal Draft III, como previamente descrita por Draf, em 1991.[22] Este procedimento envolve a remoção do septo interfrontal, da porção superior do septo nasal e do assoalho do seio frontal até a órbita, lateralmente.
3. Uma incisão coronal padrão no vértice do couro cabeludo é realizada para se dar início à colheita do retalho de pericrânio. É recomendável ser cuidadoso com a artéria temporal superficial. Esta artéria corre 16,68 mm anteriormente ao trago, dividindo-se em ramos frontal e temporal acima do arco zigomático em 74% dos espécimes.[23]
4. É importante realizar a incisão de uma orelha à outra, para melhorar a mobilidade das camadas superficiais do couro cabeludo e facilitar a colheita e a introdução na cavidade nasal do retalho de pericrânio. No nível da linha temporal, a incisão deve prosseguir inferiormente até a camada superficial da fáscia temporal profunda, a qual se continua com a camada perióstea do crânio.[15,21]
5. Caso seja necessário um comprimento adicional do retalho de pericrânio posteriormente à incisão coronal, cuidados devem ser tomados ao realizar a incisão coronal para garantir que o pericrânio não seja seccionado. Estender a incisão para entre a camada galeal e o tecido areolar frouxo, e identificar este plano de dissecção.
6. Incisões no couro cabeludo podem ser realizadas com o eletrocautério, o que está associado a menores tempos de cirurgia e redução da perda sanguínea, sem aumento de complicações, como alopecia, infecção e deiscência das incisões.[24]
7. Dissecar ao longo do crânio e descolar a fáscia galeal e o tecido subcutâneo anteriormente. Esta dissecção é superficial ao tecido areolar frouxo, que é um dos componentes do retalho de pericrânio.[15]
8. Como previamente explicado na seção de Anatomia, deve-se ser cuidadoso no nível do rebordo orbitário, uma vez que os ramos profundos das artérias SO e ST podem emergir destes troncos principais 1 cm acima do rebordo orbitário. Para se evitar lesões deste pedículo neurovascular, é altamente recomendado que a dissecção do primeiro centímetro acima do rebordo orbitário seja evitada.[17]
9. Posteriormente, o periósteo é incisado de acordo com a quantidade de tecido necessário para um completo fechamento da perfuração septal. Lateralmente, ele é incisado ao longo da linha temporal. Depois, o retalho de pericrânio é descolado até aproximadamente 1 cm acima dos rebordos SO. Cuidado deve ser tomado para não lesar os ramos profundos das artérias SO e ST, como previamente explicado.[15,21]
10. O retalho é dobrado sobre si mesmo, em sua porção mais distal, para se obter uma maior espessura do novo septo nasal, suturando com pontos absorvíveis (▶ Fig. 21.2).
11. A margem superior do seio frontal é localizada por meio de transiluminação do seio; então, a tábua anterior da porção superior do seio frontal é broqueada, para garantir uma osteotomia frontal com 30 mm de largura e 10 mm de altura. Recomendamos não realizar uma osteotomia pequena, para se evitar problemas de vascularização após a introdução do retalho (▶ Fig. 21.3).

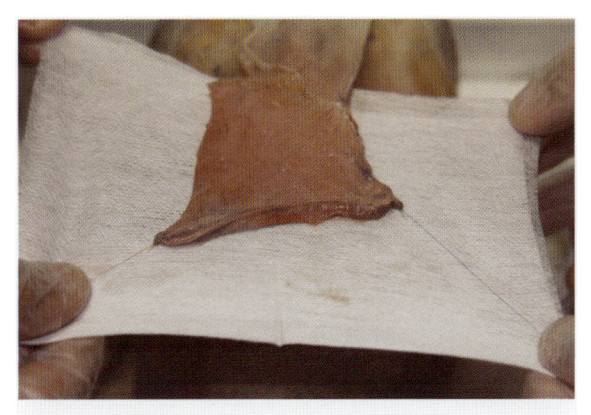

Fig. 21.2 Esta figura mostra como dobrar o retalho sobre si mesmo, para maximizar a espessura do novo septo nasal, e como reparar as extremidades do retalho com pontos, para facilitar a inserção na cavidade nasal.

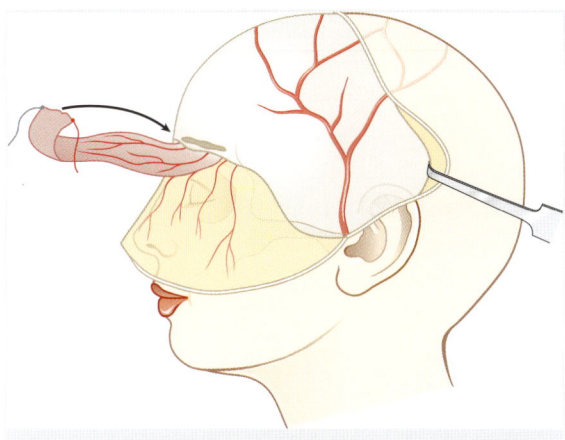

Fig. 21.4 Demonstração esquemática de como introduzir o retalho do pericrânio pela osteotomia frontal, e como reparar as diferentes extremidades do retalho com fios de cores diferentes, para se evitar rodar o retalho uma vez que este esteja inserido no seio frontal.

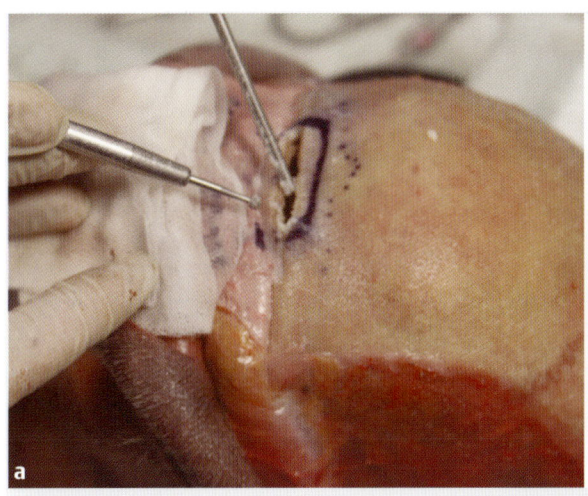

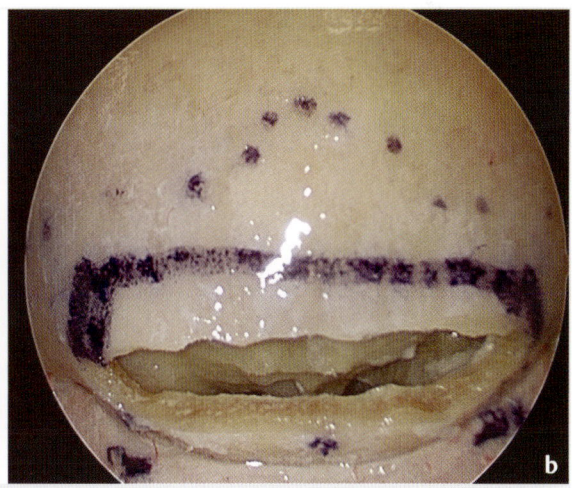

Fig. 21.3 (a) A figura mostra como boquear a osteotomia do seio frontal. **(b)** A figura mostra a visão frontal desta osteotomia. Os pontos marcam o esboço do seio frontal.

12. Sob visão endoscópica, o retalho de pericrânio é introduzido na cavidade nasal por meio da osteotomia do seio frontal, e rodado lateralmente em 90 graus para se posicionar em plano sagital, tal como o septo nasal. Antes disso, é recomendável reparar os extremos do retalho com pontos, para facilitar a sua inserção na cavidade nasal (▶ Fig. 21.2, ▶ Fig. 21.4).
13. O retalho é suturado à margem da perfuração, anteriormente, e à mucosa do assoalho da cavidade nasal, inferiormente, com pontos absorvíveis. Em sua porção mais posterior, uma sutura que passa através do palato mole é realizada. Ela é ancorada ao rostro do esfenoide com dois pontos, que passam através de dois orifícios realizados no rostro do esfenoide, acima da coana, criando, assim, um novo septo, composto por duas camadas de retalho de pericrânio (▶ Fig. 21.5, ▶ Fig. 21.6, ▶ Fig. 21.7, ▶ Fig. 21.8).

É recomendável posicionar tampões nasais, que serão mantidos por 48 a 72 horas, bem como *splints* nasais de silicone ancorados na região mais anterior dos remanescentes do septo nasal.

21.5 Complicações e Soluções Técnicas

Como há carência de detalhes acerca desta nova técnica de retalho de pericrânio, não há complicações descritas na literatura quanto ao uso do pericrânio para fechamento de perfurações septais.[13] Entretanto, existem algumas complicações descritas para a utilização de retalho de pericrânio em reconstruções da base do crânio, e a maioria destas complicações podem ser aplicadas a este propósito.

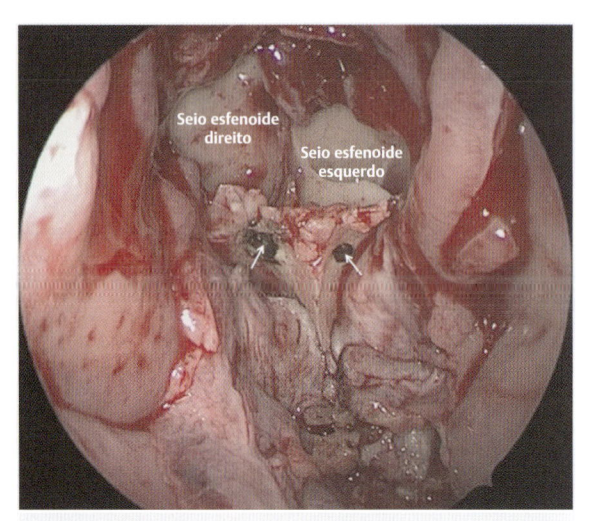

Fig. 21.5 Visão de uma perfuração septal total e do rostro do esfenoide com orifícios necessários para ancorar o retalho de pericrânio em sua porção posterior. Caso real.

- *Necrose do retalho*: É uma das complicações mais sérias. A dissecção nas proximidades do rebordo orbitário devem ser realizadas com extremo cuidado para se evitar lesões dos ramos profundos das artérias SO e ST.[17] Além disso, a introdução na cavidade nasal e a seguinte manipulação para fechamento da perfuração devem ser feitas com cuidado, de modo a não rodar o pedículo e comprometer o suprimento vascular.
- *Lesão do ramo frontal do nervo facial*. O ramo frontal do nervo facial tem seu trajeto no interior da ou imediatamente profundo à fáscia temporal. Para proteger a inervação motora da fronte, é recomendável descolar o ramo frontal do nervo facial no interior da gálea, quando esta é dissecada lateralmente.[25]
- *Alopecia*: É uma complicação comum, especialmente ao longo da linha de incisão. Embora não se trate de uma complicação maior em homens jovens, é recomendável posicionar a incisão próxima ao vértice, evitando-se problemas futuros com queda de cabelo.[15]

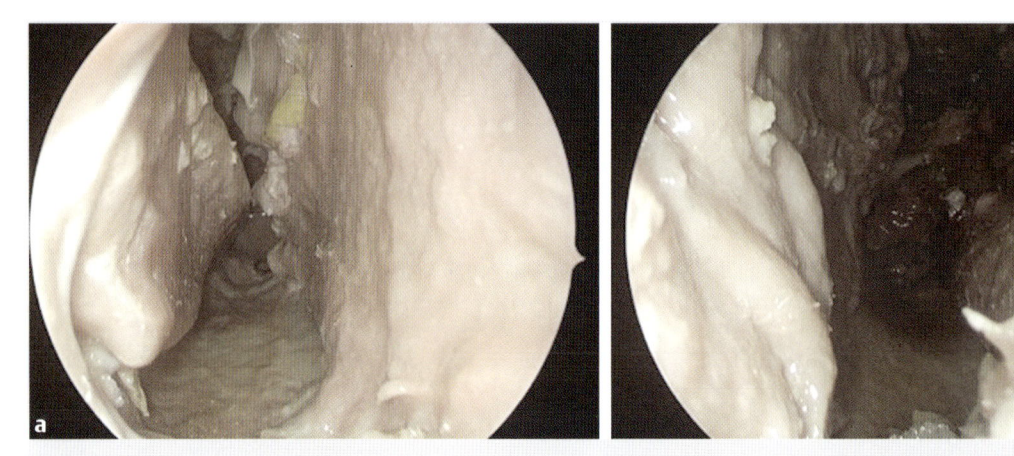

Fig. 21.6 (**a**) A figura mostra a fossa nasal direita, com completo fechamento da perfuração septal. (**b**) A figura mostra o mesmo, na fossa nasal esquerda.

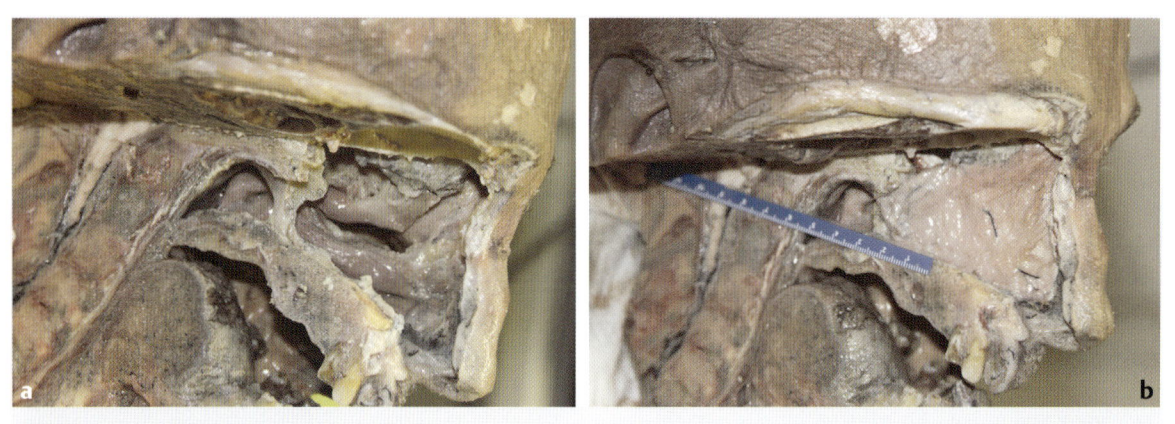

Fig. 21.7 (**a**) A figura mostra uma perfuração septal total em espécime cadavérico. (**b**) A figura mostra o fechamento desta perfuração com retalho de pericrânio.

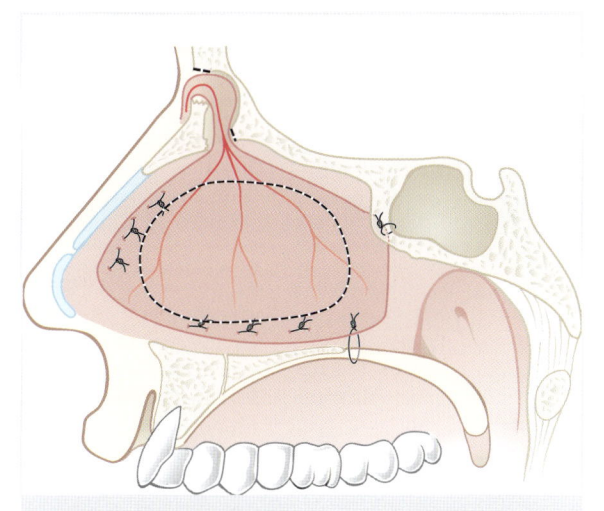

Fig. 21.8 Demonstração esquemática de como fechar a perfuração septal nasal por meio da introdução do retalho de pericrânio pela osteotomia do seio frontal. As margens da perfuração foram ancoradas ao retalho com pontos na sua porção anterior, e ao rostro do esfenoide, com dois pontos em dois orifícios, logo acima da coana.

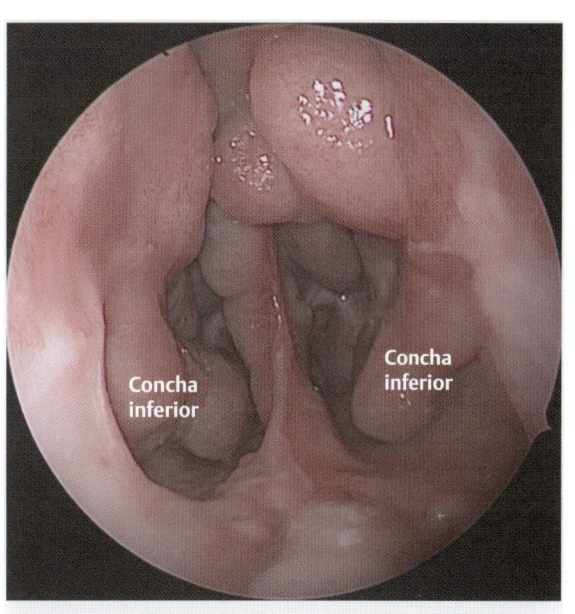

Fig. 21.9 Visão de uma perfuração septal total antes da reconstrução. Caso real.

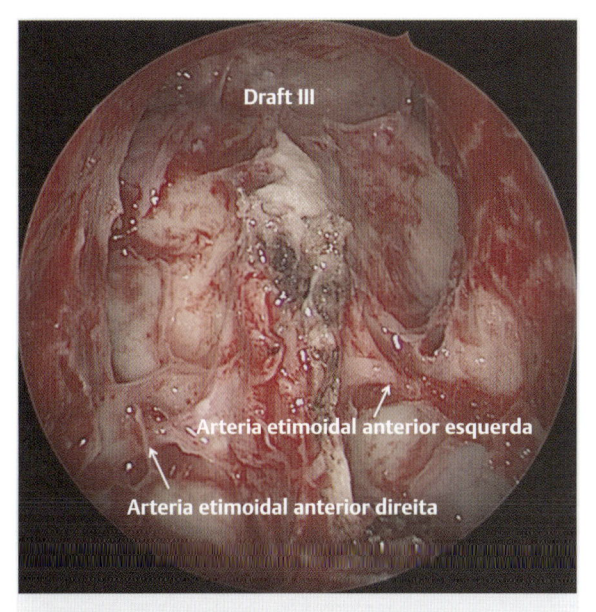

Fig. 21.10 Visão de um Draft tipo III, necessário para a introdução do retalho de pericrânio. Caso real.

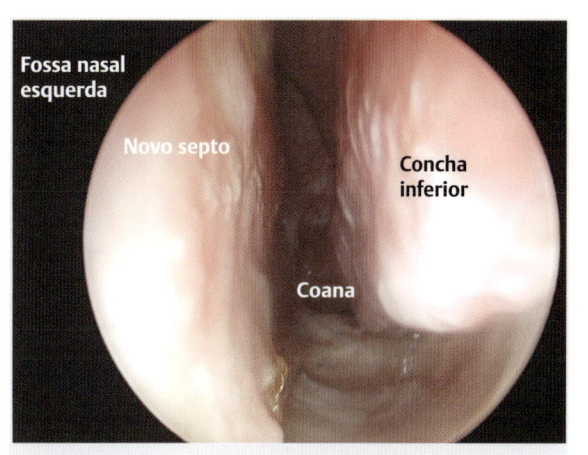

Fig. 21.11 Visão da fossa nasal esquerda, com completa reconstrução com retalho de pericrânio. O novo septo cicatrizou. Caso real.

21.6 Exemplo de Caso

Relatamos o caso de um homem de 43 anos de idade, com crostas e obstrução nasal. Ao exame físico, observamos uma perfuração septal subtotal (> 4 cm) (▶ Fig. 21.9). A causa da perfuração foi abuso de cocaína; entretanto, no momento da avaliação, o paciente já se encontrava há mais de 5 anos sem consumir cocaína. Foram realizados Draft tipo III (▶ Fig. 21.10), orifícios no rostro do esfenoide (▶ Fig. 21.11) e completa reconstrução da perfuração septal com retalho de pericrânio, com a técnica previamente descrita (ver ▶ Fig. 21.5, ▶ Fig. 21.6, ▶ Fig. 21.7, ▶ Fig. 21.8). Não observamos complicações 6 meses após a cirurgia. A cavidade nasal se encontrava completamente cicatrizada, sem crostas. O novo septo apresentava suficientes espessura e estabilidade, e não vibrava com a respiração (ver ▶ Fig. 21.11). O sintomas anteriores se resolveram completamente com a cirurgia.

21.7 Dicas e Truques

A maior parte dos truques e recomendações foi descrita anteriormente: entretanto, é recomendável enfatizar:

- Dissecar o primeiro centímetro acima das órbitas pode aumentar o risco de necrose do retalho.
- Dissecar até o nível da camada superficial da fáscia temporal profunda na região temporal, para evitar lesões da artéria temporal superficial.
- Dobrar o retalho de pericrânio sobre si mesmo, para aumentar a sua espessura.
- Suturar os extremos do retalho com fios de cores diferentes, para facilitar a sua introdução.
- Não realizar uma osteotomia pequena, o que poderia lesar a vascularização do retalho.

Referências

[1] Wolfe SA. The utility of pericranial flaps. Ann Plast Surg. 1978; 1(2):147–153
[2] Tolhurst DE, Carstens MH, Greco RJ, Hurwitz DJ. The surgical anatomy of the scalp. Plast Reconstr Surg. 1991; 87(4):603–612, discussion 613–614
[3] Argenta LC, Friedman RJ, Dingman RO, Duus EC. The versatility of pericranial flaps. Plast Reconstr Surg. 1985; 76(5):695–702
[4] McCutcheon IE, Blacklock JB, Weber RS, et al. Anterior transcranial (craniofacial) resection of tumors of the paranasal sinuses: surgical technique and results. Neurosurgery. 1996; 38(3):471–479, discussion 479–480
[5] Smith JE, Ducic Y. The versatile extended pericranial flap for closure of skull base defects. Otolaryngol Head Neck Surg. 2004; 130(6):704–711
[6] Parhiscar A, Har-El G. Frontal sinus obliteration with the pericranial flap. Otolaryngol Head Neck Surg. 2001; 124(3):304–307
[7] Newman J, Costantino P, Moche J. The use of unilateral pericranial flaps for the closure of difficult medial orbital and upper lateral nasal defects. Skull Base. 2003; 13(4):205–209
[8] Moshaver A, Harris JR, Seikaly H. Use of anteriorly based pericranial flap in frontal sinus obliteration. Otolaryngol Head Neck Surg. 2006; 135(3):413–416
[9] Al-Qattan MM. The use of multifolded pericranial flaps as "plugs" and "pads.". Plast Reconstr Surg. 2001; 108(2):336–342
[10] Leatherbarrow B, Watson A, Wilcsek G. Use of the pericranial flap in medial canthal reconstruction: another application for this versatile flap. Ophthal Plast Reconstr Surg. 2006; 22(6):414–419
[11] Yoon SH, Burm JS, Yang WY, Kang SY. Vascularized bipedicled pericranial flaps for reconstruction of chronic scalp ulcer occurring after cranioplasty. Arch Plast Surg. 2013; 40(4):341–347
[12] Patel V, Osborne S, Morley AM, Malhotra R. The use of pericranial flaps for reconstruction and elevation of the lower eyelid. Orbit. 2010; 29(1):1–6
[13] Paloma V, Samper A, Cervera-Paz FJ. Surgical technique for reconstruction of the nasal septum: the pericranial flap. Head Neck. 2000; 22(1):90–94
[14] Koleç B, Oztürk K, Ciçekçibaçi AE, Büyükmumcu M. Reconstruction of large nasal septal perforations with a three layer galeal pericranial flap: an anatomical and technical study. Kulak Burun Bogaz Ihtis Derg. 2010; 20(6):293–298
[15] Carrau RL. Pericranial flap. Anatomical landmarks for endoscopic approaches to the paranasal sinuses and the skull base: Instructional Step-by-Step Dissection Guide. Alobid I, Bernal-Sprekelsen M. Ed. Thieme. 2016; In press
[16] McMinn RMH, ed. Last's Anatomy: Regional and Applied. 9th ed. London, UK: Churchill Livingstone; 1994
[17] Yoshioka N, Rhoton AL, Jr. Vascular anatomy of the anteriorly based pericranial flap. Neurosurgery. 2005; 57(1) Suppl:11–16, discussion 11–16
[18] Erdogmus S, Govsa F. Anatomy of the supraorbital region and the evaluation of it for the reconstruction of facial defects. J Craniofac Surg. 2007; 18(1):104–112
[19] Saran S, Mohandas Rao KG, Saran S, Somayaji S, N, Ashwini LS.. Morphological and morphometric analysis of supraorbital foramen and supraorbital notch: a study on dry human skulls. Oman Med J. 2012; 27(2):129–133
[20] Christensen KN, Lachman N, Pawlina W, Baum CL. Cutaneous depth of the supraorbital nerve: a cadaveric anatomic study with clinical applications to dermatology. Dermatol Surg. 2014; 40(12):1342–1348
[21] Patel MR, Shah RN, Snyderman CH, et al. Pericranial flap for endoscopic anterior skull-base reconstruction: clinical outcomes and radioanatomic analysis of preoperative planning. Neurosurgery. 2010; 66(3):506–512, discussion 512
[22] Draf W. Endonasal micro-endoscopic frontal sinus surgery: the fulda concept. Oper Tech Otolaryngol-Head Neck Surg. 1991; 2:234–240
[23] Pinar YA, Govsa F. Anatomy of the superficial temporal artery and its branches: its importance for surgery. Surg Radiol Anat. 2006; 28(3):248–253
[24] Nitta N, Fukami T, Nozaki K. Electrocautery skin incision for neurosurgery procedures—technical note. Neurol Med Chir (Tokyo). 2011; 51(1):88–91
[25] Palmer JN, Chiu AG. Atlas of endoscopic sinus and skull base surgery. In: Adelson RT, Wei C, Palmer JN, eds. Frontal Sinus Fractures. Philadelphia, PA: Elsevier; 2013:337–356

Capítulo 22
Qualidade de Vida

22.1 Avaliação Objetiva   169
22.2 Avaliação Subjetiva   169

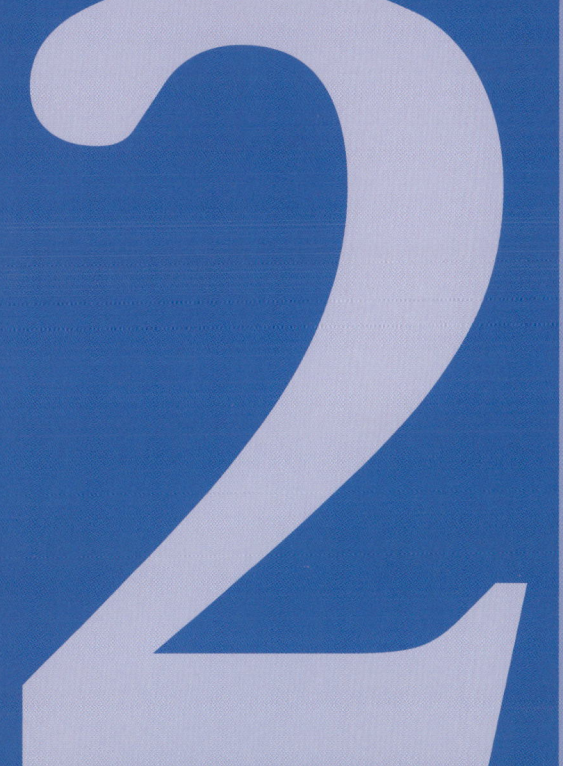

22 Qualidade de Vida

Fabio Ferreli ▪ Paolo Castelnuovo

> **Resumo**
>
> O defeito nasosseptal em três camadas é uma condição relativamente rara, com prevalência de 0,9%.[1,2] As perfurações do septo nasal (NSPs) levam não somente à desintegração da anatomia septal, mas também a prejuízos para a fisiologia nasal normal.[3] Alterações anatômicas e fisiológicas que se seguem às perfurações levam a muitos sintomas distintos, como sensação de obstrução nasal, formação de crostas, epistaxe, ressecamento, rinorreia, roncos e sons sibilantes, cacosmia e cefaleia.[4] Caso esses sintomas persistam apesar do tratamento nasal clínico específico, um fechamento cirúrgico da NSP, se tecnicamente possível, é desejável.
>
> Para o sucesso de um procedimento cirúrgico padrão, não apenas técnico, alterações positivas na qualidade de vida devem ser levadas em consideração. Frequentemente, o sucesso destas técnicas cirúrgicas é, em geral equivalente ao fechamento anatômico da perfuração, ao passo que aspectos relacionados com a qualidade de vida nem sempre são investigados. As abordagens cirúrgicas devem ter como objetivo resolver ambos os problemas anatômicos e fisiológicos relacionados às NSPs. É importante quantificar os resultados cirúrgicos por meio de testes objetivos e subjetivos, comparando-os com os achados pré-operatórios. Especialmente após cirurgias rinológicas (septoplastia, rinoplastia, cirurgia das conchas nasais etc.), pode haver divergências entre os achados objetivos e subjetivos.[5]

22.1 Avaliação Objetiva

Embora o alívio dos sintomas subjetivos do paciente seja importante, medidas objetivas da fisiologia nasal devem ser realizadas. A aplicação de uma avaliação objetiva da fisiologia pré- e pós-operatória do septo e das fossas nasais fornece uma oportunidade para se comparar os resultados fisiológicos de vários procedimentos cirúrgicos, o que pode levar à identificação do método ideal. A rinomanometria (RMM) avalia a resistência da via aérea nasal por meio da medida do fluxo aéreo nasal e da pressão produzida pelo fluxo aéreo nasal.[6] A RMM tem sido utilizada para avaliação de várias técnicas de cirurgia nasal.[7] Estudos fundamentados em simulações computacionais da dinâmica de fluidos foram capazes de demonstrar padrões do fluxo aéreo, temperatura e distribuição da umidade em modelos nasais saudáveis. Em modelos nasais com perfurações septais, várias condições patológicas podem ser demonstradas. Distúrbios no padrão do fluxo aéreo, principalmente na área da margem posterior de uma perfuração septal, são responsáveis pela formação de crostas nessa região. Grandes vórtices causam obstrução nasal subjetiva em pacientes com perfurações septais. As NSPs se localizam frequentemente na porção cartilaginosa caudal anterior do septo após cirurgia prévia, causando mais sintomas do que as NSPs localizadas em porções mais craniais ou posteriores.[8]

De fato, a maioria das NSPs sintomáticas se localizam na porção anterior do septo, enquanto os defeitos septais posteriores podem ser assintomáticos. O conhecimento quanto aos perfis de temperatura e umidade em pacientes com perfurações septais são escassos. Lindemann *et al.* realizaram dois estudos *in vivo* para identificarem estes parâmetros, comparando voluntários saudáveis e pacientes com NSPs, bem como antes e após o fechamento cirúrgico da NSP. Eles observaram uma redução significativa da umidificação nos pacientes com NSPs quando comparados aos voluntários saudáveis. Os pacientes com NSPs apresentavam significativamente mais ressecamento nasal. No pós-operatório, o aquecimento e umidifcação foram significativamente maiores do que no pré-operatório.[9]

A olfação possui um papel importante na interação do homem com o ambiente, e alterações nas habilidades olfatórias decorrentes de NSPs podem levar a uma significativa redução na qualidade de vida. Sabe-se que o reparo cirúrgico das perfurações septais melhora o fluxo aéreo respiratório nasal, o que parece ser benéfico para as habilidades olfatórias dos pacientes. Entretanto, somente existem dados limitados sobre os efeitos do fechamento de perfurações septais na olfação, e a maioria dos estudos aponta resultados contraditórios.[10,11,12] Em um estudo recente, Altun e Hanci relataram uma melhora estatisticamente significativa da função olfatória após o reparo cirúrgico de NSPs de 42 pacientes, analisando as habilidades olfatórias pelos Sniffin' Sticks a curto e longo prazo.[13]

22.2 Avaliação Subjetiva

Existe um número limitado de estudos sobre o controle dos sintomas em pacientes com NSPs submetidos a tratamentos cirúrgicos.[4]

Avaliações clínicas subjetivas após cirurgias nasais podem ser avaliadas por meio de diferentes questionários. Atualmente, existem diversos questionários validados para qualidade de vida geral, bem como para condições nasossinusais.[14,15,16,17] O Nasal Obstruction Symptom Evaluation (NOSE) é um dos questionários mais utilizados.[14]

Ozturk *et al.* demonstraram haver correlação entre o controle dos sintomas, avaliado pelo NOSE, e melhoras na fisiologia nasal, confirmadas por medidas rinomanométricas.[18] Também existem avaliações específicas para queixas nasossinusais: entre estes, encontram-se o "Nasal Symptom Questionnaire", o "Rhino-Sinusitis Disability Index", o "General Nasal Patient Inventory", o "Rhinosinusitis Quality of Life Survey" e o "Sino-Nasal Outcome Test 20".[15,16,17,19,20,21]

O Glasgow Benefit Inventory (GBI) foi especialmente desenhado para doenças e procedimentos otorrinolaringológicos. Introduzido em 1996, esta avaliação é composta por 18 questões, que refletem alterações em condições de saúde após tratamentos cirúrgicos ou conservadores. O estado de saúde é definido como a percepção geral pelo indivíduo da própria saúde, incluindo todos os aspectos, psicossociais, sociais e físicos. O SNOT-20 é uma versão mais compacta do Rhinosinusitis Outcome Measure (RSOM-31), introduzido por Piccirillo et al.,[21] contendo questões gerais e relacionadas a rinossinusites. O SNOT-20 possui questões para 20 sintomas de rinossinusites, divididas em cinco subgrupos: nasais, paranasais, relacionadas ao sono, sociais e emocionais. Em 2008, Baumann introduziu uma versão em alemão ligeiramente alterada do SNOT-20: o Sino-Nasal Outcome Test-20 German Adapted Version (SNOT-20 GAV). No SNOT-20 GAV, os subescores sintomas nasais primários, sintomas rinogênicos secundários e qualidade de vida geral foram adicionados, para facilitar uma avaliação mais específica. Para avaliação da qualidade de vida em pacientes submetidos ao fechamento de perfurações septais por obturadores, as 20 questões do SNOT-20 GAV foram expandidas, passando a incluir cinco questões especificamente relacionadas a defeitos nasosseptais introduzidas por Neumann em 2010, concernentes a sangramentos, sibilância nasal, dor, percepção de temperatura e sensação de corpo estranho (SNOT-20 GAV SDT).[22] Estes dois questionários (GBI e SNOT-20 GAV) foram combinados, para cobrir todas as quatro dimensões de qualidade de vida relacionada com a saúde dos pacientes (psicossomáticas, funcionais, sociais e psicológico-emocionais). A *dimensão psicossomática* (dor, comprometimento da respiração nasal, sangramentos nasais) é bem representada na versão expandida de Neumann do SNOT 20 GAV SDT. A *dimensão funcional* (atividades da vida diária) e a *dimensão social* (relações familiares e amizades) estão incluídas nas 18 questões do GBI. A *dimensão psicológico-emocional* (concernente a medo, depressão e tristeza) está refletida tanto no GBI quanto no SNOT 20 GAV SDT. Assim, ambos, GBI e SNOT 20 GAV SDT preenchem os requerimentos para avaliação de refletirem ao menos três das quatro dimensões. No estudo de Bast et al., o GBI e o SNOT-20 GAV SDT, com itens específicos para defeitos septais, foram utilizados para avaliar a qualidade de vida após fechamento cirúrgico de perfurações septais.[23] A avaliação pelo GBI produziu uma melhora significativa do escore total e do subescore "saúde geral", motrando uma alteração positiva na qualidade dos pacientes após o fechamento cirúrgico do septo. Para investigar alterações específicas nos sintomas por meio de intervenções cirúrgicas no septo ou fossas nasais, o SNOT-20 GAV SDT foi avaliado. A redução significativa no escore total e nos subescores "sintomas nasais primários" e "sintomas septo-específicos" não apenas demonstrou que a condição rinogênica em geral melhorou, mas também que os sintomas especificamente relacionados com o defeito foram significativamente reduzidos.[23] Finalmente, a NSP resulta em um problema de dois lados: anatômico e fisiológico. As abordagens cirúrgicas devem visar ambos estes problemas. A aplicação de testes subjetivos e objetivos durante os períodos pré- e pós-operatório ajudará os cirurgiões a avaliar as técnicas aplicadas. Em estudos anteriores, o sucesso de uma abordagem cirúrgica era representado somente pelas taxas de fechamento. O fechamento de uma NSP lida somente com os aspectos anatômicos do problema. Além do defeito anatômico, as NSPs resultam em alterações na fisiologia nasal. O sucesso de uma intervenção clínica ou cirúrgica é determinado não somente pelo sucesso técnico do procedimento, mas também por alterações positivas na qualidade de vida do paciente. Estudos mais recentes demonstraram que o fechamento cirúrgico bem-sucedido de uma NSP leva não somente a uma melhora significativa dos sintomas nasais específicos da perfuração e primários, mas também a uma melhora na saúde geral e, por consequência, uma qualidade de vida subjetivamente melhorada.

Referências

[1] Watson D, Barkdull G. Surgical management of the septal perforation. Otolaryngol Clin North Am. 2009; 42(3):483–493
[2] Stange T, Schultz-Coulon HJ. [Closure of nasoseptal defects in Germany: the current state of the art][in German]. Laryngorhinootologie. 2010; 89(3):157–161
[3] Leong SC, Chen XB, Lee HP, Wang DY. A review of the implications of computational fluid dynamic studies on nasal airflow and physiology. Rhinology. 2010; 48(2):139–145
[4] Cogswell LK, Goodacre TE. The management of nasoseptal perforation. Br J Plast Surg. 2000; 53(2):117–120
[5] Sipilä J, Suonpää J. A prospective study using rhinomanometry and patient clinical satisfaction to determine if objective measurements of nasal airway resistance can improve the quality of septoplasty. Eur Arch Otorhinolaryngol. 1997; 254(8):387–390
[6] Clement PA. Committee report on standardization of rhinomanometry. Rhinology. 1984; 22(3):151–155
[7] Broms P, Jonson B, Malm L. Rhinomanometry. IV. A pre- and postoperative evaluation in functional septoplasty. Acta Otolaryngol. 1982; 94(5–6):523–529
[8] Lindemann J, Reichert M, Kroger R, Schulder P, Hoffman T, Sommer F. Numerical simulation of humidification and heating during inspiration in nose models with three different located septal perforations. Eur Arch Otorhinolaryngol. 2015
[9] Lindemann J, Leiacker R, Stehmer V, Rettinger G, Keck T. Intranasal temperature and humidity profile in patients with nasal septal perforation before and after surgical closure. Clin Otolaryngol Allied Sci. 2001; 26(5):433–437
[10] Fyrmpas G, Tsalighopoulos M, Constantinidis J. Lateralized olfactory difference in patients with a nasal septal deviation before and after septoplasty. Hippokratia. 2012; 16(2):166–169
[11] Pfaar O, Hüttenbrink KB, Hummel T. Assessment of olfactory function after septoplasty: a longitudinal study. Rhinology. 2004; 42(4):195–199
[12] Faramarzi M, Baradaranfar MH, Abouali O, et al. Numerical investigation of the flow field in realistic nasal septal perforation geometry. Allergy Rhinol (Providence). 2014; 5(2):70–77
[13] Altun H, Hanci D. Olfaction improvement after nasal septal perforation repair with the "cross-stealing" technique. Am J Rhinol Allergy. 2015; 29(5):e142–e145
[14] Stewart MG, Witsell DL, Smith TL, Weaver EM, Yueh B, Hannley MT. Development and validation of the Nasal Obstruction Symptom Evaluation (NOSE) scale. Otolaryngol Head Neck Surg. 2004; 130(2):157–163
[15] Baumann I. [Validated instruments to measure quality of life in patients with chronic rhinosinusitis]. HNO. 2009; 57(9):873–881
[16] Fahmy FF, McCombe A, Mckiernan DC. Sino nasal assessment questionnaire, a patient focused, rhinosinusitis specific outcome measure. Rhinology. 2002; 40(4):195–197
[17] Baumann I, Plinkert PK, De Maddalena H. [Development of a grading scale for the Sino-Nasal Outcome Test-20 German Adapted Version (SNOT-20 GAV)][in German]. HNO. 2008; 56(8):784–788

[18] Ozturk S, Zor F, Ozturk S, Kartal O, Alhan D, Isik S. A new approach to objective evaluation of the success of nasal septum perforation. Arch Plast Surg. 2014; 41(4):403–406

[19] Robinson K, Gatehouse S, Browning GG. Measuring patient benefit from otorhinolaryngological surgery and therapy. Ann Otol Rhinol Laryngol. 1996; 105(6):415–422

[20] Neumann A, Lehmann N, Stange T, et al. [Patients' satisfaction after nasal septal and turbinate surgery. Results of a questionnaire][in German]. Laryngorhinootologie. 2007; 86(10):706–713

[21] Piccirillo JF, Merritt MG, Jr, Richards ML. Psychometric and clinimetric validity of the 20-Item Sino-Nasal Outcome Test (SNOT-20). Otolaryngol Head Neck Surg. 2002; 126(1):41–47

[22] Neumann A, Schneider M, Tholen C, Minovi A. [Inoperable nasoseptal defects: closure with custom-made Silastic prostheses][in German]. HNO. 2010; 58(4):364–370

[23] Bast F, Heimer A, Schrom T. Surgical closure of nasoseptal defects: postoperative patient satisfaction. ORL J Otorhinolaryngol Relat Spec. 2012; 74(6):299–303

Capítulo 23

Reparo Endoscópico de Perfurações Septais: Algoritmo

23.1 Introdução 175

23.2 Fatores Analíticos Relevantes 175

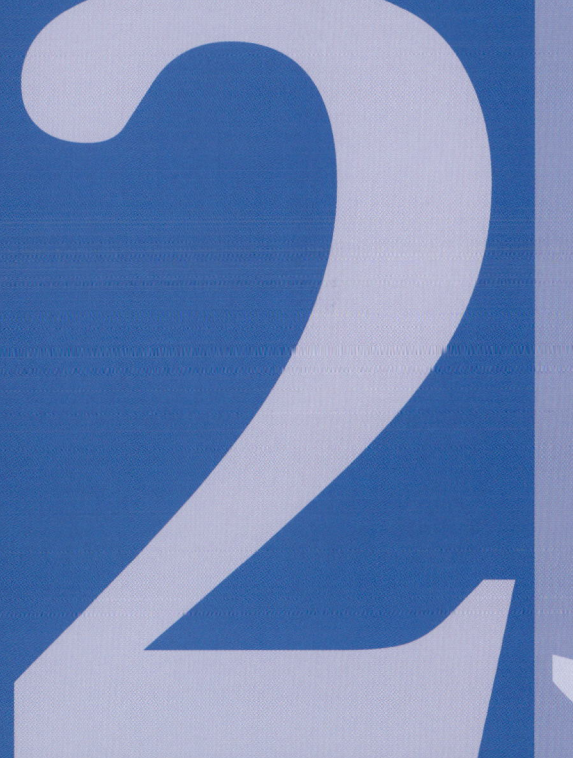

23 Reparo Endoscópico de Perfurações Septais: Algoritmo

Fabio Ferreli ▪ *Paolo Castelnuovo*

23.1 Introdução

O reparo das perfurações do septo nasal (NSPs) permanece sendo um problema desafiador para os rinologistas – não somente em decorrência dos seus aspectos técnicos, mas também da escolha da abordagem mais adequada, no que concerne à situação específica da anatomia nasal associada à experiência do cirurgião.

O objetivo deve ser permitir o fechamento da NSP sem tensão, restaurar a função intranasal normal e, em alguns casos, reconstruir o suporte nasal.

NSPs são geralmente um achado incidental do exame físico em pacientes assintomáticos. Caso não haja sintomas, nenhum tratamento é necessário, e quando a perfuração causa somente sintomas leves, tratamentos conservadores, como irrigações nasais com solução salina e/ou pomadas com antibióticos, podem ser inicialmente tentados.

Caso os sintomas persistam apesar do tratamento não cirúrgico, a cirurgia deve, então, ser considerada. Embora muitas técnicas para reparo de NSPs tenham sido tentadas por muitas décadas, nenhum consenso foi ainda atingido quanto ao método mais adequado para os melhores resultados.

NSPs podem ser reparadas por meio de diversas abordagens, como rinoplastia externa, intranasal (endoscópica ou microscópica), sublabial e *degloving* mediofacial.[1]

Uma revisão de literatura publicada em 2007 não chegou a nenhuma conclusão significativa quanto à taxa relativa de sucesso para as várias técnicas utilizadas para fechamento das NSPs.[1]

Ao longo da última década, uma grande variedade de abordagens endonasais endoscópicas (EEAs) foi descrita para tratamento das NSPs. Séries e relatos de casos mostrando resultados favoráveis com EEA aumentaram recentemente, apesar das suas dificuldades técnicas, particularmente em casos de perfurações pequenas a moderadas, em virtude dos benefícios das técnicas endoscópicas.[2,3,4,5,6,7,8,9,10,11,12,13,14,15]

Dependendo do tamanho da perfuração e das condições anatômicas do nariz, o método de tratamento e a escolha do retalho podem diferir. Este capítulo fornece um algoritmo de decisões para diferentes técnicas endoscópicas, considerando vários aspectos locais (p. ex., tamanho e localização do defeito, cirurgia septal prévia).

23.2 Fatores Analíticos Relevantes

NSPs localizadas na porção posterior do septo tendem a ser assintomáticas, enquanto as perfurações anteriores frequentemente cursam com sintomas (p. ex., crostas, sensação de obstrução nasal, sangramento, cefaleia, ressecamento e sibilância nasal); assim, consideraremos somente as últimas como candidatas à cirurgia.

A mensuração pré-operatória do tamanho da perfuração é um fator importante para o planejamento da cirurgia; entretanto, o tamanho geralmente aumenta com o descolamento do retalho mucopericôndrico e o desbastamento das margens.

De acordo com a literatura recente, NSPs podem ser estratificadas de acordo com o tamanho como se segue: pequenas perfurações, 0,5 cm ou menos, perfurações médias, entre 0,5 e 2 cm, perfurações grandes, maiores do que 2 cm.

Embora defeitos maiores do que 2 cm de comprimento sejam geralmente aceitos como de tamanho grande, o limite superior para tamanho pequeno é diferente entre diferentes autores, até 0,5 cm ou 1 cm.[16,17]

Tomografias computadorizadas (TCs) dos seios paranasais são ferramentas de avaliação utilizadas não somente para medir o defeito septal, mas também para avaliar a quantidade de cartilagem/osso residuais.

Em NSPs que surgiram após septoplastias, existe geralmente muito pouca cartilagem residual, o que torna a dissecção dos retalhos mais difícil.

Para NSP de tamanho pequeno a médio, as diferentes técnicas requerem um septo nasal com cartilagem ou osso residuais subjacentes, o que ajuda na realização de uma dissecção meticulosa para descolamento do mucopericôndrio-mucoperiósteo.[2,3,4,5,13,14]

Para estes tipos de técnicas, que utilizam tecido septal mucopericôndrio e mucoperiósteo para fechar a perfuração, a quantidade de estruturas septais permanece como um indicador prognóstico fundamental de sucesso cirúrgico.

Sendo assim, quando não é possível realizar uma dissecção fácil da mucosa septal, é preferível escolher técnicas alternativas que utilizem retalhos mucosos colhidos em outras áreas anatômicas.[6,7,8,9]

Também é importante checar a qualidade das estruturas anatômicas intranasais no pré-operatório, uma vez que elas representam potenciais sítios doadores de enxertos e retalhos (concha nasal inferior, concha nasal média, assoalho da fossa nasal). Vários retalhos locais ou regionais foram descritos para fechamento de perfurações septais, mas, em nossa opinião, somente as técnicas que empregam retalhos da mucosa nasal permitem uma fisiologia nasal normal, uma vez que eles utilizam epitélio respiratório normal para o fechamento.

Perfurações pequenas a moderadas podem ser reparadas com retalhos de avanço locais, isoladamente ou combinados a enxertos de interposição. Alguns centros relataram bons resultados sem enxertos de interposição, e os resultados promissores mostram que a necessidade de um enxerto de interposição não foi, ainda, estabelecida.[13,14,15,18]

De qualquer modo, de acordo com os resultados das diferentes séries de casos, para perfurações pequenas a médias (< 2 cm) a interposição de um enxerto entre as duas camadas mucosas é, em nossa opinião, inútil.

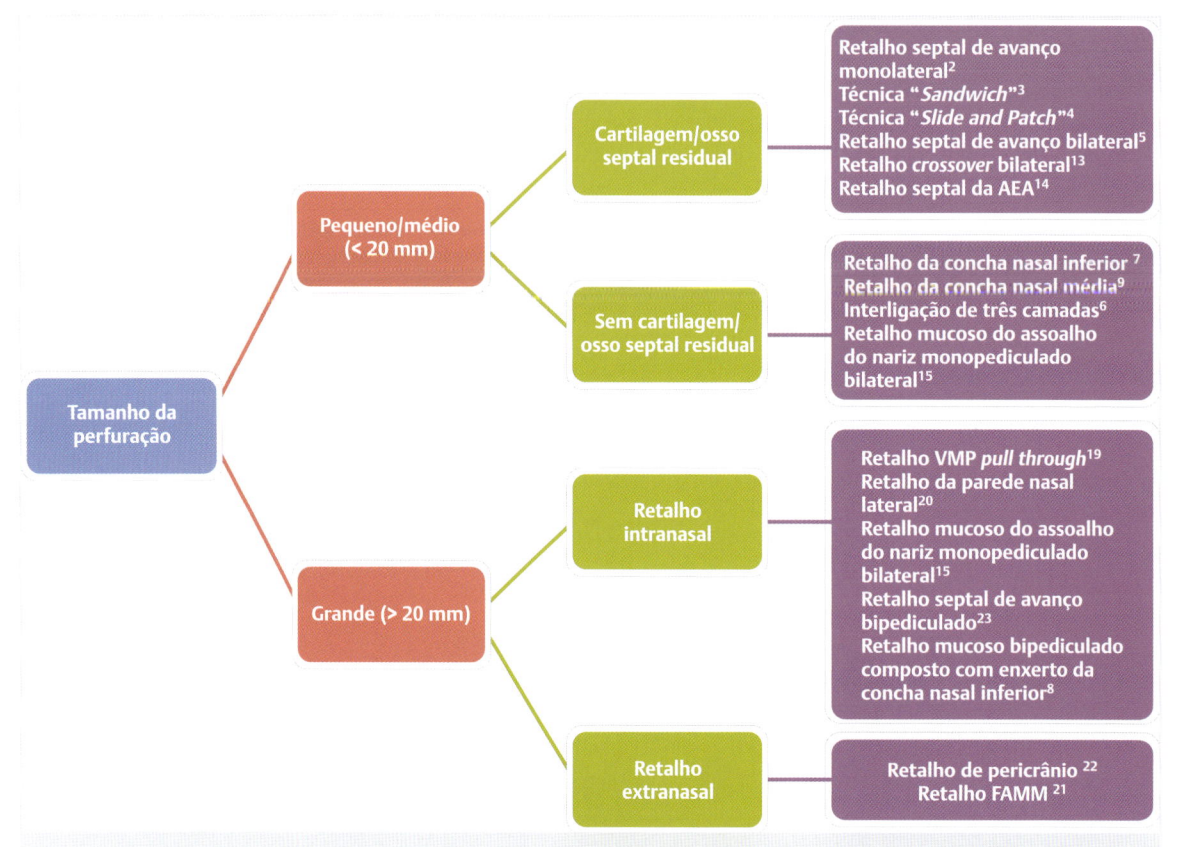

Fig. 23.1 Algoritmo proposto para reparo de perfurações do septo nasal por meio de cirurgia endoscópica ou assistida por endoscópio. AEA, artéria etmoidal anterior; FAMM, musculomucoso da artéria facial; VMP, mucoperiósteo vascularizado.

Uma revisão sistemática recente demonstrou que os enxertos de interposição aparentemente ajudam no fechamento, funcionando como um molde para migração epitelial durante o processo cicatricial, mas este fator não foi considerado estatisticamente significativo.[16] Quanto à necessidade de retalhos bilaterais, a cobertura por retalho unilateral foi advogada por alguns autores, já que isso limita a área doadora a um dos lados do nariz, preservando, assim, mais mucosa nasal respiratória, enquanto apresenta taxas de fechamento favoráveis.[2,3,4,5,6,7,8,9,10,11,12,13,14] Mesmo em pacientes com perfurações moderadas a grandes, o fechamento completo pode ser obtido pela aplicação de um retalho mucoperiósteo unilateral bem vascularizado.[19]

Em grandes perfurações com histórico de trauma septal extenso ou cirurgia prévios, entretanto, os remanescentes cartilaginosos são geralmente insuficientes, e sua qualidade pode ser bastante ruim. Nesta situação, é melhor utilizar retalhos mucosos colhidos em outros sítios anatômicos (retalho da parede lateral do nariz, retalho musculomucoso da artéria facial, retalho de pericrânio)[20,21,22] e adotar materiais de enxerto autólogos para reconstruir o suporte do nariz, como, por exemplo, a cartilagem conchal, que constitui uma boa opção quando a cartilagem septal não estiver disponível.[6,23]

Propomos este algoritmo para as técnicas endoscópicas endonasais para reparo de NSPs (▶ Fig. 23.1).

Referências

[1] Goh AY, Hussain SS. Different surgical treatments for nasal septal perforation and their outcomes. J Laryngol Otol. 2007; 121(5):419–426
[2] Lee HR, Ahn DB, Park JH, et al. Endoscopic repairment of septal perforation with using a unilateral nasal mucosal flap. Clin Exp Otorhinolaryngol. 2008; 1(3):154–157
[3] Chen FH, Rui X, Deng J, Wen YH, Xu G, Shi JB. Endoscopic sandwich technique for moderate nasal septal perforations. Laryngoscope. 2012; 122(11):2367–2372
[4] Cassano M. Endoscopic repair of nasal septal perforation with "slide and patch" technique. Otolaryngol Head Neck Surg. 2014; 151(1):176–178
[5] Tasca I, Compadretti GC. Closure of nasal septal perforation via endonasal approach. Otolaryngol Head Neck Surg. 2006; 135(6):922–927
[6] Kaya E, Cingi C, Olgun Y, Soken H, Pinarbasli Ö. Three layer interlocking: a novel technique for repairing a nasal septum perforation. Ann Otol Rhinol Laryngol. 2015; 124(3):212–215
[7] Friedman M, IbrahimH, Ramakrishnan V. Inferior turbinate flap for repair of nasal septal perforation. Laryngoscope. 2003; 113(8):1425–1428
[8] Tastan E, Aydogan F, Aydin E, et al. Inferior turbinate composite graft for repair of nasal septal perforation. Am J Rhinol Allergy. 2012; 26(3):237–242
[9] Hanci D, Altun H. Repair of nasal septal perforation using middle turbinate flap (monopedicled superiorly

based bone included conchal flap): a new unilateral middle turbinate mucosal flap technique. Eur Arch Otorhinolaryngol. 2015; 272(7):1707–1712
[10] Kazkayasi M, Tuna E, Kilic C. Bullous middle turbinate flap for the repair of nasal septal perforation. J Otolaryngol Head Neck Surg. 2010; 39(2):203–206
[11] Hier MP, Yoskovitch A, Panje WR. Endoscopic repair of a nasal septal perforation. J Otolaryngol. 2002; 31(5):323–326
[12] Kazkayasi M, Yalcinozan ET. Uncinate process in the repair of nasoseptal perforation. Aesthetic Plast Surg. 2011; 35(5):878–881
[13] Pignatari S, Nogueira JF, Stamm AC. Endoscopic "crossover flap" technique for nasal septal perforations. Otolaryngol Head Neck Surg. 2010; 142(1):132–134.e1
[14] Castelnuovo P, Ferreli F, Khodaei I, Palma P. Anterior ethmoidal artery septal flap for the management of septal perforation. Arch Facial Plast Surg. 2011; 13(6):411–414
[15] Presutti L, Alicandri Ciufelli M, Marchioni D, Villari D, Marchetti A, Mattioli F. Nasal septal perforations: our surgical technique. Otolaryngol
[16] Head Neck Surg. 2007; 136(3):369–372
[17] Kim SW, Rhee CS. Nasal septal perforation repair: predictive factors and systematic review of the literature. Curr Opin Otolaryngol Head Neck Surg. 2012; 20(1):58–65
[18] Watson D, Barkdull G. Surgical management of the septal perforation. Otolaryngol Clin North Am. 2009; 42(3):483–493
[19] Teymoortash A, Werner JA. Repair of nasal septal perforation using a simple unilateral inferior meatal mucosal flap. J Plast Reconstr Aesthet Surg. 2009; 62(10):1261–1264
[20] Shikowitz MJ. Vascularized mucoperiosteal pull through flap for closure of large septal perforation: a new technique. Laryngoscope. 2007; 117(4):750–755
[21] Alobid I, Mason E, Solares CA, et al. Pedicled lateral nasal wall flap for the reconstruction of the nasal septum perforation. A radio-anatomical study. Rhinology. 2015; 53(3):235–241
[22] Heller JB, Gabbay JS, Trussler A, Heller MM, Bradley JP. Repair of large nasal septal perforations using facial artery musculomucosal (FAMM) flap. Ann Plast Surg. 2005; 55(5):456–459
[23] Paloma V, Samper A, Cervera-Paz FJ. Surgical technique for reconstruction of the nasal septum: the pericranial flap. Head Neck. 2000; 22(1):90–94
[24] Giacomini PG, Ferraro S, Di Girolamo S, Ottaviani F. Large nasal septal perforation repair by closed endoscopically assisted approach. Ann Plast Surg. 2011; 66(6):633–636

Índice Remissivo

Entradas acompanhadas por *f* ou *t* em itálico indicam figuras e tabelas, respectivamente.

A

Abertura
  piriforme, 3, 8
Abóbada
  nasal, 7
Abuso
  de drogas intranasais, 30
    cocaína, 30
    esteroides, 31
    vasoconstritores, 31
AEA (Artéria Etmoidal Anterior), 8*f*, 21*f*, 23, 79*f*, 89*f*
  retalho septal da, 97-103
    anatomia cirúrgica, 97
    complicações, 102
    etapas cirúrgicas, 99-102
    exemplos de caso, 102
    fatores analíticos, 98
      relevantes, 98
    sangramento, 98*f*
    soluções técnicas, 102
AFR (Artéria do Forame Redondo), 21
Agente(s)
  ciliotóxico, 15
    exposição ao, 15
      função ciliar e, 15
  hemostáticos, 51
    reabsorvíveis, 51
Agger nasi
  células do, 5
AIDS, 37
aITF (Retalho da Concha Inferior de Base Anterior), 81
Anatomia Nasal, 1-9
  assoalho do nariz, 8
    processo, 8
      horizontal do osso palatino, 8
      palatino da maxila, 8
    cavidade nasal, 3, 7, 8
      abertura posterior da, 8
        coana, 8
        seio esfenoidal, 8
      acesso frontal a, 3
        abertura piriforme, 3
        pirâmide nasal, 3
      teto da, 7
        abóbada nasal, 7
        células etmoidais, 7
        seio frontal, 7
    fossa nasal, 4
      parede medial da, 4
        cartilagem septal, 4
        cristais septais dos ossos, 4
          maxilares, 4
          palatinos, 4
        lâmina perpendicular do etmoide, 4
        septo nasal, 4
        vômer, 4
    parede nasal, 5
      lateral, 5
        células do *agger nasi*, 5
        ducto nasolacrimal, 5
        IT, 6
        lâmina perpendicular do osso palatino, 6
        MT, 6
        osso lacrimal, 5
        processo frontal do osso maxilar, 5
        processo uncinado, 6
        seio maxilar, 6
Anestesia
  para posicionamento, 55
    da prótese nasal, 55
  retalho(s), 120, 136
    mucosos septais bilaterais, 120
    musculomucoso, 136
      da artéria facial, 136
ANLA (Artéria Nasal Anterolateral), 79*f*, 89
Antro
  de Highmore, 6
AR (Rinite Alérgica), 30
  em pacientes infectados pelo HIV, 37
Área
  de *keystone*, 3
ART (Terapia Antirretroviral), 37
Artéria(s)
  AFR, 21
  ALNA, 79*f*, 89
  concha nasal, 19
    IT, 20*f*
    MT, 19*f*-21*f*
  da IT, 90*f*
  do canal pterigóideo, 21
  DPA, 21
  esfenopalatina 6*f*, 19, 127*f*
    bifurcação da, 22*f*
    ramo turbinal, 6*f*
  etmoidal, 8*f*, 21*f*, 23, 24*f*, 79*f*, 89*f*, 97-103
    AEA, 8*f*, 21*f*, 23, 79*f*, 89*f*, 97-103
    MEA, 13
    PEA, 21*f*, 23, 24*f*
  facial, 22, 135-140
    FAMM, 135-140
    identificação da, 137
    ramos da, 22
      LNA, 22
      SLA, 22
  GPA, 21
  IOA, 20, 21*f*
  MA, 19
  NPA, 20, 21*f*
  OA, 23*f*
    ramos da, 23
  PLNA, 79, 89
  PSA, 19, 21*f*, 127
  PSAA, 20

SO, 161
ST, 161
turbinal, 19
  inferior, 19
  média, 19
  superior, 20
VA, 21
Asa
  do vômer, 9
Aspergillus spp., 37
Assoalho
  do nariz, 8, 125-132
    processo, 8
      horizontal do osso palatino, 8
      palatino da maxila, 8
    retalho unilateral do, 125-132
      anatomia, 127
      complicações, 130
      cuidados pós-operatórios, 130
      etapas cirúrgicas, 127
      exemplo de caso, 131
      indicações, 127
      limitações, 131
      soluções técnicas, 130
      vantagens, 131
    suprimento vascular do, 127*f*
Atividade
  ciliar, 15
Avaliação Clínica
  pré-operatória, 41-46
    algoritmo, 45*f*

B

Beaver
  faca, 99
Bolha
  etmoidal 5*f*, 6*f*, 8, 23
Bolsão
  técnica de sutura em, 57*f*
Botão(ões) Septal(is), 56
  de duas peças, 60
  efeitos adversos, 59
  infectado, 60*f*
  magnético, 60*f*
  modificações no, 56*f*
  resultados, 60

C

Canal
  infraorbital, 21, 22*f*
  pterigóideo, 21
    artéria do, 21
Cartilagem Quadrangular
  técnica retrógrada de extração-reposição, 151-157
    anatomia cirúrgica, 153
    complicações, 155
    etapas cirúrgicas, 154
    exemplos de casos, 155-156
    implicações cirúrgicas, 153
    indicação, 153
    seleção de pacientes, 153
    soluções técnicas, 155

Cartilagem
  auricular, 67
    da concha, 67
      enxerto de, 67
  septal, 4
Cavidade Nasal
  abertura da, 8
    posterior, 8
  acesso frontal à, 3
    abertura piriforme, 3
    pirâmide nasal, 3
  parede, 4, 19
    lateral, 5, 19
      vascularização, 19
    medial, 4
      septo nasal, 4
  teto da, 7
Célula(s)
  caliciformes, 13
    e produção de mucina, 13
  de Onodi, 7
  do *agger nasi*, 5
  do etmoide, 5*f*
    anterior, 5*f*
    posterior, 5*f*
  etmoidais, 6, 7, 8, 9*f*
    anterior, 5, 7*f*, 8
    posterior, 6
    posterossuperiores, 9*f*
  frontoetmoidais, 8
Churg-Strauss
  síndrome de, 45
Clearance
  mucociliar, 13, 15
Coana(s), 8, 9*f*
  esquerda, 6*f*
Cocaína
  abuso de, 30
  usuário de, 44*f*, 46
    perfuração em, 44*f*
Complexo
  etmoidal, 20
    vascularização do, 20
  ostiomeatal, 7
Concha
  bullosa, 6
  superior, 7, 8*f*, 19, 20
    vascularização 19, 20
Congestão
  nasal, 51
    tratamento, 51
Couro Cabeludo
  anatomia do, 161
    suprimento vascular, 161
  inervação do, 162
    sensitiva, 162
Crista(s)
  etmoidal, 6, 19
  galli, 4, 5*f*, 7*f*, 8*f*
  maxilar, 5
  septais, 4
    da maxila, 4
    do osso palatino, 4

Crosta(s)
  botões septais com, 60f
  formação de, 51, 55
    tratamento, 51
  remoção de, 43
Cuidado(s) Pós-Operatório(s)
  após inserção de botão septal, 58
  FAMM, 139
  ITF, 81
  retalho mucoso, 109, 122
    de avanço unilateral, 109
    septais bilaterais, 122
      para SP, 122
  retalho unilateral, 130
    do assoalho do nariz, 130
    do meato inferior, 130
Curativo(s)
  nasal, 51

D

DCP (Discinesia Ciliar Primária), 14
Dexametasona
  intranasal, 31
Disfunção(ões)
  ciliares, 14
Doença(s) Sistêmica(s)
  associadas à SP, 33-38
    infecciosas, 35
      fúngicas, 37
      HIV, 37
      lepra, 35
      sífilis, 36
      TB, 35
    multissistêmicas, 37
      autoimunes, 37
      EGPA, 37
      GPA, 37
      sarcoidose, 38
      SLE, 38
      vasculites, 37
Doença(s)
  infecciosas, 35
    HIV, 37
    lepra, 35
    sífilis, 36
    TB, 35
DPA (Artéria Palatina Descendente), 21, 22f
Droga(s)
  intranasais, 30
    uso abusivo de, 30
      cocaína 30
      esteroides, 31
      vasoconstritores, 31
Ducha(s)
  nasais 50
Ducto
  nasolacrimal, 5
EGPA (Granulomatose Eosinofílica com Poliangiite), 37
Enxerto
  de cartilagem auricular, 67
    da concha, 67
Enxerto(s) Livre(s), 63-68
  complicações, 67

etapas cirúrgicas, 65
exemplo de caso, 67
indicações, 65
Epistaxe
  tratamento, 51
Epitélio
  respiratório, 13
Esfenoide
  rostro do, 7, 9f
Espinha Nasal
  anterior 3, 4f, 7
  posterior 7, 9
Esporão
  septal, 45f
Esteroide(s)
  intranasais, 31
    uso abusivo de, 31
Exposição
  ocupacional, 31
    a produtos químicos, 31
      corrosivos, 31
    e perfuração septal, 31

F

Faca
  Beaver, 99
FAMM (Retalho Musculomucoso
  da Artéria Facial), 133-140
  anatomia, 135
  complicações, 140
    soluções técnicas, 140t
  contraindicações 139
  exemplo de caso, 140
  indicações, 135
  técnica cirúrgica, 135
    anestesia, 136
    colheita do retalho, 137
    cuidados pós-operatórios, 139
    desenhando o retalho, 136
    fechamento do sítio doador, 138
    identificação da artéria, 137
    inserção do retalho, 138
    preparação do retalho distal, 137
FE (Fóvea Etmoidal), 7, 97f
Fibrose
  cística, 14
Fisiologia Nasal, 11-15
  anormal, 14
    agentes ciliotóxicos, 15
      exposição a, 15
    infecção, 14
    inflamação, 14
    transporte mucociliar, 14
      distúrbios do, 14
  normal, 13
    clearence mucociliar, 13
    fluxo aéreo, 14
    inervação, 14
    mucosa, 14
      imunidade inata da, 14
    sensibilidade, 14
    tapete mucoso, 13

testes de, 15
   atividade ciliar, 15
   rinomanometria, 15
   rinometria acústica, 15
   transporte mucociliar, 15
Fluxo Aéreo
   nasal, 14
Forame
   esfenopalatino, 19
FR (Fator Reumatoide), 45
Fumaça
   de tabaco, 15
      ciliotóxica, 15
Função
   ciliar, 14, 15
      e exposição ao agente ciliotóxico, 15
      inibir a, 15
         fumaça de tabaco, 15

G

GBI (*Global Benefit Inventory*), 169
GPA (Artéria Palatina Maior), 21
GPA (Granulomatose com Poliangiite), 37
Granulomatose
   de Wegener, 30*t*, 35, 44, 60, 71

H

Hiato
   semilunar, 5*f*, 6, 7
Highmore
   antro de, 6
HIV (Vírus da Imunodeficiência Humana)
   rinossinusites e, 37

I

Inervação
   nasal, 14
      sensibilidade, 14
Infecção(ões)
   e inflamação, 14
   fúngicas, 37
      e perfuração septal, 37
   nasal, 14
   virais, 14, 37
      HIV, 37
Inflamação
   infecção e, 14
Inserção
   de lâmina de Silastic, 109
IOA (Artéria Infraorbital), 20, 21*f*
Irrigação
   com solução salina, 50
IT (Concha Nasal Inferior), 5, 6, 8*f*, 9*f*, 20*f*
   artéria da, 90*f*
   cabeça da, 4
   ITF, 77-84
   vascularização, 19
ITF (Retalho da Concha Nasal Inferior), 77-84
   anatomia, 79
   complicações, 84
   e soluções técnicas, 84*t*
   contraindicações, 79
   discussão, 82
   etapas cirúrgicas, 80
      aITF, 81
      cuidados pós-operatórios, 81
      pITF, 80
         técnica cirúrgica, 80
      preparação da cavidade, 80
         nasossinusal, 80
   exemplo de caso, 82
   indicações, 79

L

Lâmina
   cribriforme, 4, 5*f*, 6, 7
   de Silastic, 109
      inserção de, 109
   papirácea, 5, 6, 7, 8
      do etmoide, 5
   perpendicular, 4
      do etmoide, 4
Lepra
   e perfurações septais, 35
Limbus
   sphenoidale, 9
LLCs (Cartilagens Laterais Inferiores), 3
LMG-NK (Linfoma Granuloma Letal da Linha Média de Células *Natural-Killer*)
   nasal, 31
LNA (Artéria Nasal Lateral), 22, 23*f*
   ANLA, 79*f*
   PLNA, 19

M

MA (Artéria Maxilar)
   ramos da, 19
      faríngeo, 22
Maxila
   crista septal da, 4*f*
   processos da, 3*f*
      ascendente, 3*f*, 5*f*
      horizontal, 5*f*
      palatino, 8
      frontal, 4, 5, 6
MEA (Artéria Etmoidal Média), 23
Meato
   inferior, 125-132
      retalho unilateral do, 125-132
         anatomia, 127
         complicações, 130
         cuidados pós-operatórios, 130
         etapas cirúrgicas, 127
         exemplo de caso, 131
         indicações, 127
         limitações, 131
         soluções técnicas, 130
         vantagens, 131
   médio, 6*f*
MT (Concha Nasal Média), 4, 5, 6, 7, 8*f*, 19*f*-21*f*
   cabeça da, 4
   lamela basal, 5*f*, 6, 7*f*

reparo com enxerto de, 69-75
  etapas cirúrgicas, 72
  exemplos de casos, 73
  indicações, 71
  pontos de dificuldades, 73t
    e soluções técnicas, 73t
vascularização, 19, 20
Mucina
  produção de, 13
    pelas células caliciformes, 13
Mucormicose, 37
Mucosa(s)
  imunidade inata da, 14
  nasal, 13f
    esquema da, 13f

N

Nariz
  assoalho do, 8, 125-132
    processo, 8f
      horizontal do osso palatino, 8
      palatino da maxila, 8
    retalho unilateral do, 125-132
      anatomia, 127
      complicações, 130
      cuidados pós-operatórios, 130
      etapas cirúrgicas, 127
      exemplo de caso, 131
      indicações, 127
      limitações, 131
      soluções técnicas, 130
      vantagens, 131
    suprimento vascular do, 127f
Nervo(s)
  infraorbitais, 7
  infraorbitário, 8f
  SO 162
  ST, 162
NOSE (*Nasal Obstruction Symptom Evaluation*), 169
NPA (Artéria Nasopalatina), 20, 21f
NS (Septo Nasal), 3, 7f
  cartilagem septal, 4
  cristas septais dos ossos, 4
    maxilares, 4
    palatinos, 4
  lâmina perpendicular, 4
    do etmoide, 4
  ósseo, 5f
  suprimento sanguíneo, 97
  vascularização do, 17-24
  vômer, 4
NSPs (Perfurações do Septo Nasal), 43
  avaliação sistemática das, 45f
  reparo com enxerto de MT, 69-75
    etapas cirúrgicas, 72
    exemplos de casos, 73
    incidência, 71
    indicações, 71
    pontos de dificuldade, 73t
      e soluções técnicas, 73t

O

OA (Artéria Oftálmica), 23f
  ramos da, 23
Olfação, 169
ON (Nervo Óptico), 5f, 7, 9
  PEA e, 24f
    relação entre, 24f
Onodi
  células de, 7
Osso(s)
  esfenoide, 7
    rostrum sphenoidale, 7
  frontal, 4f
  lacrimal, 5
  maxilar(es), 4
    cristas septais dos, 4
    processo frontal do, 5
  nasais, 3, 4f, 5f
  palatino(s), 4
    cristas septais dos, 4
    lâmina perpendicular do, 6
    processo do, 6f, 8, 9
      esfenoidal, 9
      horizontal, 8
      vertical, 6f
Óstio
  maxilar, 6, 8f
Oximetazolina, 31

P

Parede Nasal
  lateral, 87-93
    reparo com, 87-93
      anatomia, 89
      complicações, 92, 93t
      contraindicações, 89
      etapas cirúrgicas, 90
      exemplo de caso, 91
      indicações, 89
PEA (Artéria Etmoidal Posterior), 21f, 23
  e ON, 24f
    relação entre, 24f
Perfuração(ões) Nasal(is)
  e próteses septais, 53-61
    anatomia, 55
    cuidados pós-operatórios, 58
    discussão, 58
    etapas cirúrgicas, 55
    exemplo de caso clínico, 61
    indicações, 55
    materiais, 55
    pontos de dificuldades, 61
      e soluções técnicas, 61
  etiologia das, 27-32
    causas traumáticas, 30
    doenças sistêmicas, 32
    exposição ocupacional, 31
    neoplasias, 31
    patogênese, 29
    uso abusivo de drogas intranasais, 30
      cocaína, 30
      esteroides, 31
      vasoconstritores, 31

PF (Fossa Pterigopalatina), 19
Pirâmide
   nasal, 3
      rinoplastia aberta, 3f
         acesso para, 3f
pITF (Retalho da Concha Inferior de Base Posterior), 80
Planum
   sphenoidale 5f, 7f, 9
Plexo
   pterigoideo, 24
PLNA (Artéria Nasal Posterior Lateral), 19, 20f, 22f, 79, 90f
   anatomia, 89, 127
PLNW (Retalhos Pediculares da Parede
   Nasal Lateral), 87-93
   anatomia, 89
   complicações, 93t
      e soluções técnicas, 93t
   contraindicações, 89
   discussão, 92
   etapas cirúrgicas, 90
      preparação da cavidade, 90
         nasossinusal, 90
      técnica detalhada, 90
   exemplo de caso, 91
   indicações, 89
Pomada(s)
   nasais, 50
Processo
   uncinado, 5f, 6
Produto(s)
   químicos, 31
      corrosivos, 31
         exposição ocupacional a, 31
Prótese(s) Septal(is)
   perfurações nasais e, 53-61
      anatomia, 55
      cuidados pós-operatórios, 58
      discussão, 58
      etapas cirúrgicas, 55
         posicionamento, 55
      exemplo de caso clínico, 61
      indicações, 55
      materiais, 55
      pontos de dificuldades, 61
         e soluções técnicas, 61
      pré-fabricadas, 55
         versus customizadas, 55, 59f
      resultados, 60
      técnica de sutura em bolsão, 57f
Protuberância
   lacrimal, 5, 6f
PSA (Artéria Septal Posterior), 19, 21f, 127
PSAA (Artéria Alveolar Superior Posterior), 20, 21f
Pterigoide
   lâmina do, 9f
      lateral, 9f
      medial, 9f

Q

Qualidade de Vida, 167-170
   avaliação, 169
      objetiva, 169
      subjetiva, 169

R

Recesso(s)
   laterais, 9f
      ópticos-carotídeos, 9f
   retrobular, 5f, 7
   suprabular, 7
Reparo
   de NSP, 69-75
      com enxerto de MT, 69-75
         etapas cirúrgicas, 72
         exemplos de casos, 73
         incidência, 71
         indicações, 71
         pontos de dificuldade, 73t
         soluções técnicas, 73t
   endoscópico de SP, 159-166, 173-176
      algoritmo, 173-176
      anatomia cirúrgica, 161
         do couro cabeludo, 161, 162
            inervação sensitiva, 162
            suprimento vascular, 161
      complicações, 163
         soluções técnicas, 163
      etapas cirúrgicas, 162
      exemplo de caso, 165
      fatores analíticos, 175
         relevantes, 175
      indicações, 162
Retalho
   de pericrânio 159-166
      anatomia cirúrgica, 161
         do couro cabeludo, 161, 162
            inervação sensitiva, 162
            suprimento vascular, 161
      complicações, 163
         soluções técnicas, 163
      etapas cirúrgicas, 162
      exemplo de caso, 165
      indicações, 162
   septal, 95-103
      da AEA, 95-103
         anatomia cirúrgica, 97
         complicações, 102
         etapas cirúrgicas, 99
         exemplos de casos, 102
         fatores analíticos relevantes, 98
         soluções técnicas, 102
Retalho(s) Bilateral(is)
   cross-over, 111-114
      técnica para, 111-114
         considerações pré-operatórias, 113
         etapas cirúrgicas, 113
         exemplo de caso, 114
         indicações, 113
         instrumentação, 113
   mucosos septais, 117-123
      complicações, 122
      exemplo de caso, 122
      indicações, 119
      técnica cirúrgica, 120
         abordagem, 120
         anestesia, 120
         cuidados pós-operatórios, 122

dissecção 120
instrumentação, 120
reparo, 121
tamponamento, 122
técnica para sutura 122
Retalho Unilateral
do assoalho do nariz, 125-132
anatomia, 127
complicações, 130
soluções técnicas, 130
cuidados pós-operatórios, 130
etapas cirúrgicas, 127
exemplo de caso, 131
indicações, 127
vantagens, 131
e limitações, 131
do meato inferior, 125-132
anatomia, 127
complicações, 130
soluções técnicas, 130
cuidados pós-operatórios, 130
etapas cirúrgicas, 127
exemplo de caso, 131
indicações, 127
vantagens, 131
e limitações, 131
mucoso de avanço, 105-110
etapas cirúrgicas, 107
aspectos gerais, 107
cuidados pós-operatórios, 109
enxerto de interposição, 108
inserção da lâmina de Silastic, 109
técnicas de sutura, 108
exemplo de caso, 109
indicações, 107
Rinomanometria
pós-nasal, 15
Rinometria
acústica, 15
Rinossinusite, 14
e HIV, 37
Rostrum
sphenoidale, 4, 5*f*, 7

S

Sarcoidose, 38
Seio
esfenoidal, 1, 5*f*, 7, 8, 0*f*
frontal, 3*f*, 7, 8
maxilar, 6, 7*f*, 20
mucosa do, 20
óstio do, 6*f*
Sella
turcica, 5*f*, 7*f*, 8, 9
Sensibilidade
nasal, 14
inervação, 14
Sífilis
SP e, 36
Silastic
lâmina de, 109, 148
inserção de, 109
Síndrome
de Churg-Strauss, 45

Sinusite(s)
fúngicas, 37
Sistema
venoso, 23
SLA (Artéria Labial Superior), 21*f*, 22
SLE (Lupus Eritematoso Sistêmico)
SP e, 38
SNOT-20 GAV (*Sino-Nasal Outcome Test-20 German Adapted Version*), 170
SO (Supraorbitária)
artéria, 161
nervo, 162
SP (Perfuração Septal), 44*f*, 45*f*
área de sangramento, 44*f*
avaliação clínica, 41-46
pré-operatória, 41-46
algoritmo, 45*f*
com formato oval, 44*f*
doenças sistêmicas associadas a, 33-38
infecciosas, 35
fúngicas, 37
HIV, 37
lepra, 35
sífilis, 36
TB, 35
multissistêmicas, 37
autoimunes, 37
EGPA, 37
GPA, 37
sarcoidose, 38
SLE, 38
vasculites, 37
manejo, 36*f*
reparo endoscópico de, 173-176
algoritmo, 173-176
fatores analíticos, 175
relevantes, 175
retalhos bilaterais para, 117-123
mucosos septais, 117-123
tratamento conservador, 47-52
agentes, 51
hemostáticos, 51
reabsorvíveis, 51
com base nos sintomas, 51
congestão nasal, 51
epistaxe, 51
formação de crostas, 51
irrigação, 50
com solução salina, 50
patogênese, 49
pomadas, 50
sintomas, 49
tampões nasais, 51
ST (Supratroclear)
artéria, 161
nervo, 162
Sutura
cruciforme, 8
técnicas de, 57*f*, 108
em bolsões, 57*f*
retalho unilateral, 108
do assoalho do nariz, 129
do meato inferior, 129
mucoso de avanço, 108

T

Tabaco
  fumaça de, 15
    ciliotóxica, 15
Tampão(ões)
  nasais, 51
TB (Tuberculose)
  SP e, 35
Técnica(s)
  de sutura, 57*f*, 108
    em bolsões, 57*f*
    retalho unilateral, 108
      do assoalho do nariz, 129
      do meato inferior, 129
      mucoso de avanço, 108
  para retalho bilateral, 111-114
    cross-over, 111-114
      considerações pré-operatórias, 113
      etapas cirúrgicas, 113
      exemplo de caso, 114
      indicações, 113
      instrumentação, 113
  retrógrada de extração-reposição, 151-157
    complicações, 155
      exemplos de casos, 155-156
      soluções técnicas, 155
    da cartilagem quadrangular, 151-157
      anatomia cirúrgica, 153
      etapas cirúrgicas, 154
      implicações cirúrgicas, 153
      indicação, 153
      seleção de pacientes, 153
  slide and patch, 143-149
    complicações, 149
      soluções técnicas, 149
    desvantagens, 148
    dicas e truques, 148
    etapas cirúrgicas, 145
    exemplo de caso, 148
    indicações, 145
    vantagens, 148
Tratamento
  conservador, 47-52
    agentes hemostáticos, 51
      reabsorvíveis, 51
    com base nos sintomas, 51
      congestão nasal, 51
      epistaxe, 51
      formação de crostas, 51
    irrigações, 50
      com solução salina, 50
    patogênese, 49
    pomadas, 50
    sintomas, 49
    tampões nasais, 51
Tubercullum
  sellae, 9

U

Ulceração(ões)
  do septo nasal, 30*t*
    causas de, 30*t*
ULCs (Cartilagens Laterais Superiores), 3

V

VA (Artéria Vidiana), 21
Válvula
  nasal, 3
Vascularização
  da parede do nariz, 17-24
    ramos da artéria, 19
      facial, 22
      MA, 19
      OA, 23
  do NS, 17-24
Vasoconstritor(es)
  intranasais, 31
    uso abusivo de, 31
Veia
  facial, 135
Vômer, 4, 5*f*, 8*f*
  asa do, 9

W

Wegener
  granulomatose de, 30*t*, 35, 44, 60, 71